Caroline Bienert
Regina Carstensen

the bodycoach™
personal food coaching

Figuroptimierung ohne Diät
Steigerung der Fitness
Ausstrahlung und Schönheit
Stressbewältigung und Anti-Aging

Krüger Verlag

Originalausgabe

Erschienen im Krüger Verlag, einem Unternehmen
der S. Fischer Verlag GmbH, Frankfurt am Main

Satz: visuellart, München
Druck und Bindung: Kösel, Altusried-Krugzell
Printed in Germany 2007
ISBN 978-3-8105-0297-1

inhalt

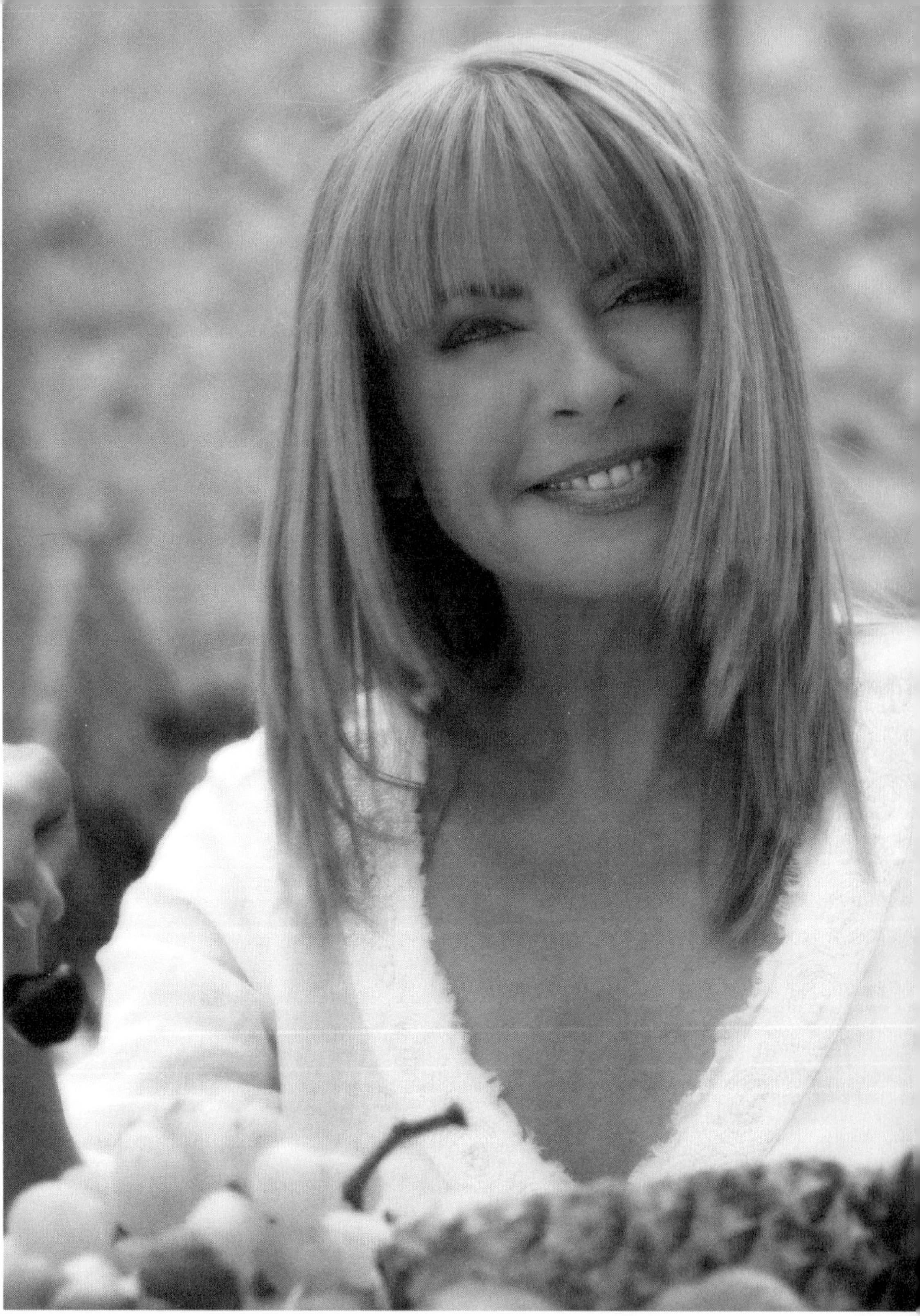

einleitung

Es ist kein Geheimnis: Stars wie Julia Roberts und Robert Redford haben einen Personal-Food-Coach. Und dieser kann uns vitaler und energiegeladener machen als jeder Fitness-Trainer oder Anti-Aging-Guru – allein auf der Basis einer gesunden und ganzheitlichen Ernährung.

Schönheit, Ausstrahlung, Elan und Lebensenergie sind keine Glückssache. Ganz und gar nicht. Entscheidend ist, dass Sie Ihren persönlichen Code zu Ihrem Körper knacken. Nichts anderes haben Mrs. Roberts und Mr. Redford getan – ohne brachiale Abmagerungskuren oder exzessive Jogging-Touren à la Joschka Fischer, die, wie man immer wieder sehen kann, dauerhaft auch keinen Erfolg bringen.

Es geht viel einfacher. Statt zu verzichten oder wie die Callas gar nichts mehr zu essen, um eine Diva-Figur zu bekommen (sie sagte, sie hätte ihren Mund mit einem Reißverschluss verschlossen), beziehungsweise stundenlang auf dem Laufband zu schwitzen, sind es oft nur ein paar wenige Ernährungsgewohnheiten, die umgestellt werden müssen, um das zu erreichen, was Basis eines vitalen Körpers ist, nämlich Ihren Stoffwechsel wieder in Schwung zu bringen. Er ist der Schlüssel zu unserem Körper, weshalb es wichtig ist, dass er gut funktioniert.

Immer wieder hört man Klagen, der eigene Stoffwechsel wäre „zu langsam", deswegen würde man nicht abnehmen, deswegen könnten einige Menschen nur ein Stück Sahnetorte anschauen und schon würden sie dicker werden. Andere dagegen hätten einen „schnellen Stoffwechsel", die Glücklichen, denn sie könnten essen, worauf sie Lust hätten, kein Gramm würden sie zunehmen.

Wenn davon gesprochen wird, dann klingt das jedes Mal wie ein Naturgesetz, als wäre das nun mal so, als könne man nichts daran ändern. Stimmt nicht! Ein Stoffwechsel, der nicht mehr auf Hochtouren läuft, hat sich nur in seiner Trägheit eingerichtet. Falsche Ernährungsformen und Diäten haben ihn über die Jahre zum Stocken gebracht, manchmal nahezu zum Erliegen. Können diese Ernährungsblockaden beseitigt werden, besteht auch eine große Chance, dass er wieder Tempo aufnimmt und für mehr Vitalität sorgt.

Stellen Sie sich die biochemischen Vorgänge des Stoffwechsels als ein Puzzle vor. Fehlen Teile oder sind welche geknickt und passen nicht mehr in die vorgesehene Stelle, kann sich nie ein schönes – in diesem Fall ein gesundes – Gesamtbild ergeben. Bei einem Puzzle ist es relativ einfach, die Störungsstellen zu erkennen, da sie für das Auge offensichtlich sind, anders dagegen beim menschlichen Stoffwechsel. Dennoch ist es entscheidend, diese gezielt zu bestimmen. Genau an diesem Punkt setze ich mit meinem persönlichen Coaching-Programm an.

Sie wollen abnehmen, sich rundum wohler und fitter fühlen. Scheinbar nichts leichter als das, wenn man sich endlich nur mal dazu aufraffen würde, die Melonen- oder Brotsuppen-Diät durchzuhalten. Im ersten Moment, davon gehen die meisten Menschen aus, scheinen sich die Probleme über einen Kamm scheren zu lassen – zu wenig Gemüse, zu viele Kohlehydrate und mangelnder eiserner Wille. Doch da täuschen Sie sich gewaltig. Es gibt keine Kartoffel-Diät, keine „sensationelle“ Brokkoli-Formel, bei der jeder nach einigen Wochen (oder sogar Tagen, wie oft versprochen wird) eine Kleidergröße weniger hat, nach der jeder plötzlich genauso ausdauernd rennen kann wie Bastian Schweinsteiger. Und eigentlich wissen Sie das auch selbst. Wie oft haben Sie schon die Kohlsuppenwoche ausprobiert, die bei Ihrer Freundin wunderbar funktionierte, Sie aber hämisch im Stich gelassen hat. Um nicht allzu frustriert darüber zu sein, haben Sie sich schon irgendeinen Grund zurechtgelegt: Entweder hatten Sie gerade zu viel Stress oder Ihre Regel oder eine Erkältung, da würde der Körper sowieso nicht im Takt sein. Die wahren Gründe dafür, warum jemand trotz Hungerns immer noch verzweifelt von der

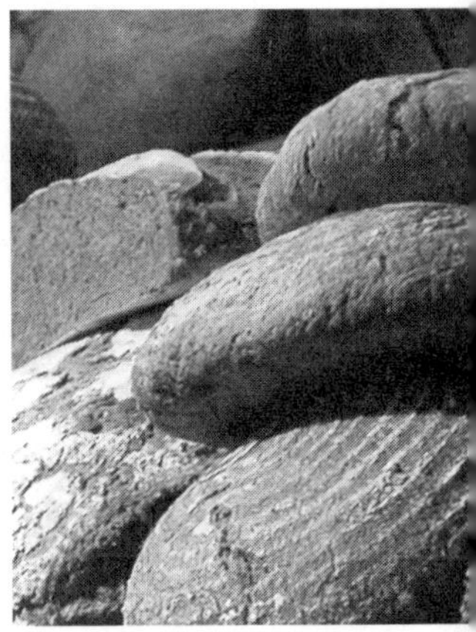

Waage steigt, weil der Zeiger anscheinend zu müde ist, sich in die richtige Richtung zu bewegen, oder warum man trotz Unmengen von Salaten immer noch morgens zerschlagen aufwacht, sind so vielfältig wie die Menschen selbst. Bei tausend Übergewichtigen gibt es tausend verschiedene Ursachen.
Stellen Sie sich den Code zu Ihrem Körper wie eine Autoinspektion vor. Ihr Wagen wird dabei von einem Profi von Grund auf gecheckt, alles muss am Ende reibungslos funktionieren. Sie wissen, wenn man den Wagen öfter mal kontrolliert, dann bleibt er auch nicht so schnell auf der Strecke liegen. Und Sie wissen ebenso, dass ein Porsche einen anderen Check-up braucht als ein BMW oder ein Volkswagen.
Entsprechend individuell und professionell muss die Wartung Ihres Stoffwechsels sein. Wenn er – bildlich gesprochen – scheppert und rumpelt, also die aufgenommene Nahrung nicht mehr richtig transportiert und umwandelt, dann kann es zu diversen „Motor"-Problemen kommen. Mit anderen Worten: hohe Stressanfälligkeit, Erschöpfung, Lustlosigkeit (auch auf Sex), Gewichtszunahme, keine Gewichtsabnahme trotz diverser Diäten und Leistungsabfall sind nur ein paar Beispiele.
Mein Food-Coach-Programm ist auf Ihre persönlichen Bedürfnisse zugeschnitten wie ein Haute-Couture-Kleid oder ein Anzug vom Herrenausstatter. Mit den üblichen Diäten hat das nichts zu tun. Mit Verzicht und Qual ebenso wenig. Es werden Alternativen angeboten, die Ihr Leben nicht auf den Kopf stellen, sondern in Ihren Alltag integriert werden können. Dennoch werden Sie einen großen Effekt feststellen, wenn Sie in Ihrem Dasein kleine Inseln und Auszeiten integrieren. Step by Step können Sie ungesunde Ernährungs- und Lebensgewohnheiten einfach umstellen – Sie werden es kaum bemerken, höchstens den positiven Effekt. Die meisten von uns machen Hunderte von Dingen in der Ernährung falsch. Doch alleine die Befolgung einer einzigen Regel – beispielsweise sollte der tägliche Obst- und Gemüseanteil höher sein als der von Getreideprodukten –, setzt in Kopf und Körper eine Eigendynamik frei, die den nächsten Schritt möglich, den übernächsten schon leichter macht. Nach wenigen Wochen fühlen Sie sich gesund und leistungsstark. Diese Strategie der kleinen

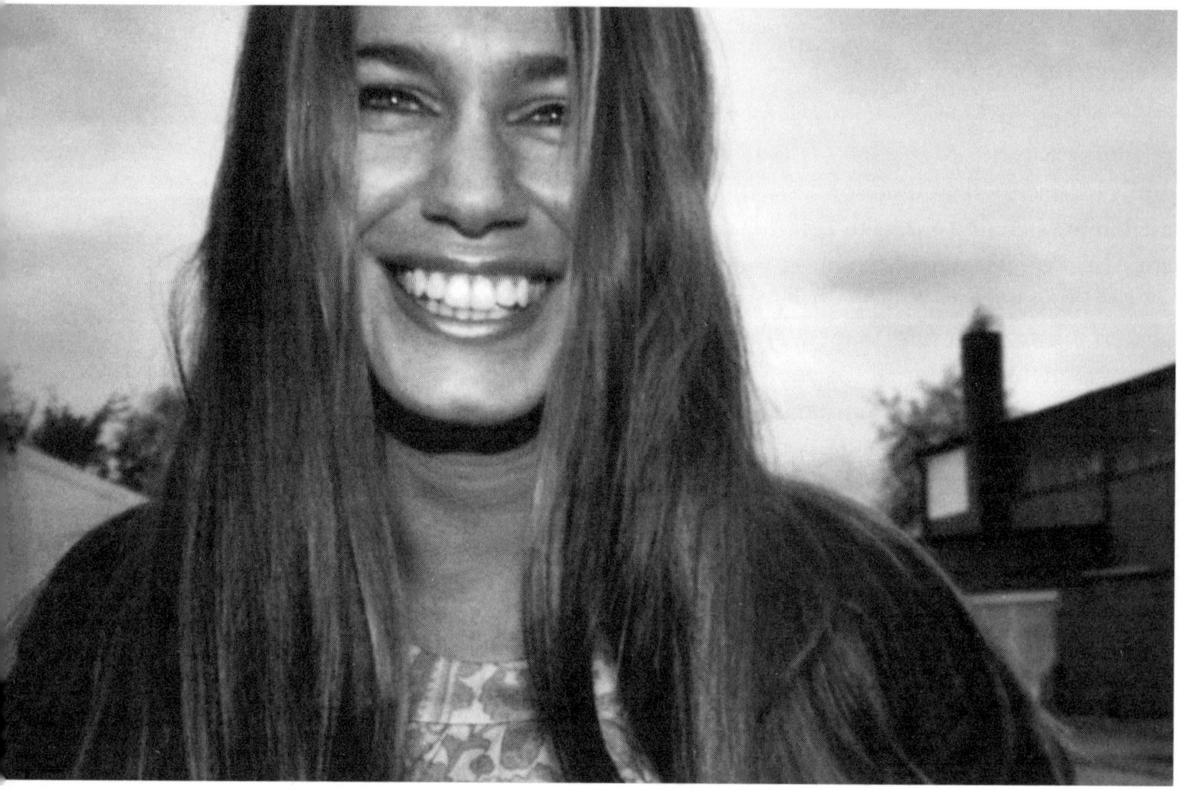

Schritte motiviert nicht nur zum Durchhalten, sondern zum Weitermachen. Und das Erstaunliche ist: Es ist kein Programm mit Jojo-Effekt – es wirkt auf Dauer.
Eine erfolgreiche Nahrungsumstellung setzt eine intensive Analyse voraus, um das Konzept auf die eigene Persönlichkeit abzustimmen. Nur so können Ziele gesetzt werden, die speziell bei Ihnen Wirkung zeigen. Dazu gibt es weiterhin von meiner Seite aus praktische Hilfestellung, etwa einen Kühlschrank-Check, eine umfassende Warenkunde bei den wichtigsten Lebensmitteln, Tipps bei der Speisenauswahl in Restaurants oder Rezepte, die auf den jeweiligen Typus abgestimmt sind.
Jetzt kennen Sie das Geheimnis, warum Julia Roberts so schön und Robert Redford so attraktiv ist. Entschlüsseln Sie Ihren eigenen Bodycode – hören Sie wieder auf Ihren Körper.

1 bodytalk

wir hören auf unseren körper

Was mir guttut

Schon als Kind war das Essen für mich etwas ganz Besonderes. Viele meiner Freundinnen fanden die Mahlzeiten oft lästig, hielten diese sie doch vom Spielen ab. Später wollte man lieber mit Freunden zusammenhocken, als am Familientisch sein Käsebrot zu essen. Für mich gab es nichts Schöneres, als in der Küche zu sitzen, zuzuschauen wie etwas zubereitet wurde, all die schönen Gerüche einzuatmen, die den dampfenden Töpfen entstiegen. Später habe ich erfahren, dass ein Mensch Tausende von Gerüchen identifizieren und im Gedächtnis behalten kann. Sie können neugierig machen, Emotionen auslösen, auch die zwischenmenschliche Kommunikation – insbesondere die Sympathie – hat viel mit dem „sich riechen können" zu tun. Vielleicht verstanden wir uns innerhalb unserer Familie deshalb so gut, weil wir uns und unseren „Stallgeruch" so sehr liebten.
Kochen war eine Leidenschaft, von der besonders viele weibliche Mitglieder in unserer Familie befallen waren. Meine Urgroßmutter kochte einst bei einer Gräfin und eine meiner Tanten hatte während der RTL-Sendung *Mein Morgen* sogar ein eigenes Kochstudio, was unter der Rubrik „Kochen mit Oma Medy" lief, aber auch meine Mutter ist eine hervorragende Köchin. Bei mir musste sie immer Sonderwünsche berücksichtigen: kein Fleisch, keine Wurst, seltsamerweise auch kaum Süßigkeiten. Ich war von Anfang an eine Pikante, mochte stets das Würzige, die salzigen Speisen, aber eben nicht den typischen Fleischgeschmack. Ein Steak ist noch heute kein Muss für mich. Erst als ich später Gerichte kennen-

lernte, bei denen Huhn, Rind oder Kalb eingelegt und mit vielen Kräutern mariniert wurden, konnte ich mich mit dem Essen von Fleisch anfreunden. Und weil ich so heikel bei den Mahlzeiten war und meine Vorlieben deutlich zum Ausdruck brachte, war es kein Wunder, dass ich mich schon früh mit dem Thema Ernährung beschäftigte.
Kochen spielte in unserer Familie also eine große Rolle, und die Küche war natürlich der gemütlichste Platz in unserer Wohnung. Mindestens einmal am Tag saßen meine Eltern, meine Schwester und ich um den Esstisch herum und aßen miteinander. Es war wunderbar, dabei die kleinen und größeren Geschichten des Alltags zu hören, die die Erwachsenen, aber auch wir Kinder erzählten. An diesem Tisch wurde viel geredet, gelacht, gestritten und geweint. Bei den Vorbereitungen zu den Mahlzeiten half ich oft mit, Dressings wurden meine Spezialität, da probierte ich viele ungewöhnliche Mischungen aus. Noch heute existiert, von meiner Mutter aufgeschrieben, folgendes Rezept:

rezept

1 Zitrone
Salz
schwarzer Pfeffer, frisch gemahlen
Cayennepfeffer
1 Avocado
1 Knoblauchzehe
Koriandergrün
Joghurt
gehackte Walnüsse

Knoblauch und Koriander werden fein gehackt. Anschließend Avocadofleisch aus den Schalen lösen. Mit dem Mixer Avocado, Zitronensaft, Knoblauch, Koriander und Joghurt glatt rühren. Mit Salz und Cayennepfeffer abschmecken. Zu guter Letzt zerkleinerte Walnüsse darüberstreuen.

Alles, was ich anrichtete, musste eine bestimmte Qualität haben, gut aussehen und herrlich riechen. Im Prinzip war ich ein kleiner

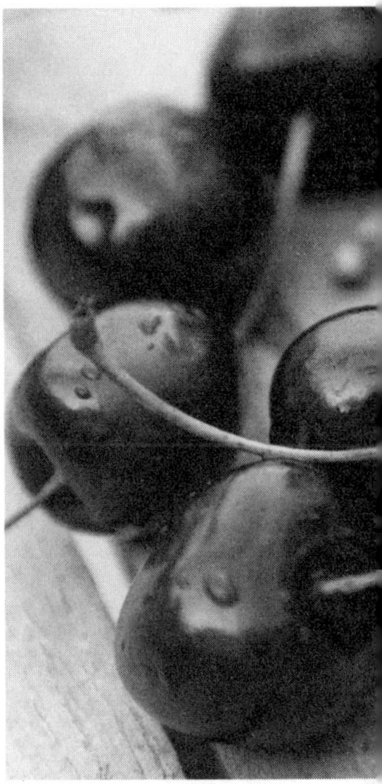

Gourmet. Was mir nicht gefiel oder einen unangenehmen Duft verbreitete, rührte ich nicht an; eher wäre ich verhungert, bevor ich irgendetwas in mich hineingeschlungen hätte. Als ich einmal mit meinen Eltern auf einem Bauernhof Verwandte besuchte, konnte ich den ganzen Tag lang nichts zu mir nehmen, weil es dort deftig nach Schwein, Kuh und Misthaufen stank. Ich war diese Geruchsorgie nicht gewohnt. Auf dem Heimweg mussten meine Eltern irgendwo anhalten und mir etwas zum Essen kaufen. Wahrscheinlich gingen sie mit mir sogar in ein kleines Lokal, denn mit irgendeiner trockenen Semmel konnten sie mich in solchen Fällen auch nicht abspeisen.

Als ich einmal in einem Kinderheim war – ich sollte dort einige Pfund zunehmen –, musste ich jeden Morgen zwei Teller Haferschleim essen. Unter Zwang aß ich erst recht gar nichts – und schon gar nicht diese eklige Pampe. Ich wurde so krank, dass meine Mutter kommen musste. Sie sagte dem Heimpersonal, dass man mich in Ruhe lassen solle, ich würde schon von alleine mehr essen.

Gemüse und Obst waren meine Leidenschaft. Zum Glück war meine Mutter auch ein Fan davon. Immer stand eine riesige Schale mit verschiedensten Früchten auf unserem Küchentisch, und sie bereitete die leckersten Gemüsegerichte zu, die ich mir vorstellen konnte. Stundenlang konnten wir uns darüber unterhalten, ob man den Gurkensalat so oder so zubereiten sollte. Noch heute ist es die selbstverständlichste Sache der Welt, mit ihr oder meiner Schwester über das zu sprechen, was wir gerade gegessen haben. Eine Forelle in einer Mandelkruste wird auf diese Weise mindestens noch ein- oder zweimal durchgekaut, die Vor- und Nachteile sizilianischer Eiertomaten gegenüber römischen Strauchtomaten immer wieder erörtert.

Zu Weihnachten wurde fast einen Monat vorher eingekauft, eine Woche davor wurde nur noch gebacken, gebrutzelt, geschmort, in Essig und Öl eingelegt – und das alles für nur drei Festtage. Aber für uns waren diese Mahlzeiten, die weit bis nach Mitternacht gingen, das größte Geschenk. Nichts war von größerer Bedeutung als das, was zum Essen auf den Tisch kam; Geschenke konnte ich auch noch später auspacken und anschauen.

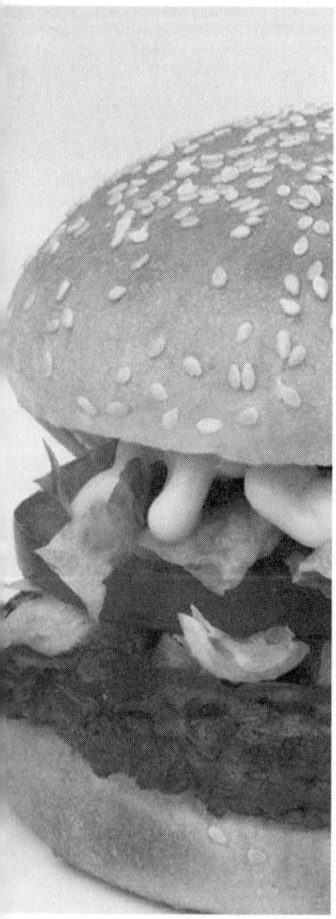

Dann als Studentin – ich wollte Modedesignerin werden –, hätte man mich in Handschellen in die Mensa führen können. Und hätte man mich gezwungen, die matschigen Kartoffeln und das zerkochte Nullachtfünfzehn-Gemüse zu mir zu nehmen, ich hätte nachher alles wieder ausgespuckt. Einmal machte ich jedoch eine Ausnahme. Meine erste große Liebe studierte in Freiburg, und so oft es ging, trampte ich zu ihm von Köln aus in den Schwarzwald, besonders in den Semesterferien. Ich war so sehr verknallt in ihn, dass ich sogar mit ihm in die Mensa ging. Wenn man einen Mann anhimmelte, dann konnte man sich keine Extrawürste leisten, das war sogar mir klar. Da ich in diesem Kantinenbetrieb kaum etwas aß, wurde ich immer dünner und schwächer. Das war auf Dauer absolut keine gute Lösung. Ich erinnerte mich daran, was mir meine Eltern immer gesagt hatten: „Du musst dich gut ernähren, damit du gut beisammen bist." Pizzen in billigen Lokalen wollte ich aber auch nicht essen, ebenso wenig die weich gekochten Nudeln mit irgendeiner undefinierbaren roten Soße. Also ergriff ich die Initiative und fing an, jeden Tag in der kleinen Küche meines Freundes etwas zu kochen. Im ersten Moment war er verwundert, ging es doch gerade darum, sich als Frau von Heim und Herd zu distanzieren. Aber da ihm mein Essen schmeckte, gab es keinen weiteren Widerspruch.

In dieser Zeit fing ich auch an, über den Zusammenhang von Lebensmitteln und Gesundheit nachzudenken. Ich quälte mich mit einer starken Heuschnupfenallergie herum, hinzu kam, dass ich einen angeborenen Herzfehler habe und stets darauf achten muss, dass ich für ausreichend Energie sorge. Da Medikamente bei uns in der Familie nicht in Frage kamen, wenigstens nicht bei solchen Beschwerden, nur wenn es wirklich notwendig war, versuchte ich andere Wege. Zum einen las ich Bücher über diverse mentale Techniken, zum anderen experimentierte ich mit meiner Ernährung herum, um vielleicht auf diese Weise meinen Heuschnupfen loszuwerden. Ich beschäftigte mich mit Vitaminen, Mineralien und Aminosäuren, um herauszufinden, ob es nicht eine bestimmte Kombination gab, die mir helfen könnte. In dieser Zeit begann ich auch, Fleischgerichte zu mir zu nehmen, weil ich herausgefunden hatte, dass sie mit guttun würden. Bei Fisch hatte ich keine Probleme, weil ich vom Hering bis zum Saibling alles mochte. Und tatsächlich: Meine Testmahlzeiten blieben nicht ohne Erfolg. Die Allergie verschwand fast vollständig und mein Herz schlug nicht mehr unregelmäßig. Ich war mit mir und meinem Körper wieder im Takt, es ging mir richtig gut. Nur auf Hochleistungssport sollte ich weiterhin verzichten, was ich aber bislang auch nie wirklich vermisst hatte.

Diese Erfahrung war für mich ein Schlüsselerlebnis. Ich beendete zwar mein Modedesignstudium und arbeitete einige Jahre als Stylistin, aber die Ernährung ließ mich nicht mehr los. Ich wollte mehr über Essen und Fitsein, über den Zusammenhang von Nahrungsaufnahme und körperlichem Wohlbefinden erfahren. Laienhaftes Wissen reichte mir nicht mehr, eine professionelle Lehre sollte es schon sein. In Amerika, in New York, gab es eine Schule, die die beste sein sollte: das IBCMT, International Board of Clinical Metal Toxicology. Hier konnte man sich als Nutrition Consultant ausbilden lassen.

Für mich gab es nun kein Halten mehr. Drei Jahre flog ich immer wieder in die Staaten, um dort an den Unterrichtseinheiten von Jonathan Weiss und Allen Gaby teilzunehmen.

In der Hauptsache wurde dabei die Funktionsweise des Körpers erklärt, die Bedeutung und die biochemischen Vorgänge des Stoffwechsels. Alle nur denkbaren Krankheiten wurden durchgenommen. Eine Zeit lang war ich die reinste Hypochonderin, betrat ich doch nur noch mit Handschuhen eine Subway. Ich hatte das Gefühl, jeden Grippekranken zu erkennen – und schnupfte nur einer, sah ich mich schon am nächsten Tag mit hohem Fieber im Bett liegen. Ich ging durch die Hölle. Und wurden Bilder von verstopften Arterien an die Wand projiziert, war ich fast einer Ohnmacht nahe. Sprach man über Blut, konnte man mich hinaustragen. Zum Glück sagten mir meine Lehrer, dass dies normal sei, nach einigen Wochen würde sich das geben. Sie sollten recht behalten.

Nebenbei erwarb ich Wissen in orthomolekularer Medizin. Das ist ein maßgeblich von dem US-Chemiker und Nobelpreisträger Linus Pauling (1901–1994) beeinflusster Denkansatz. Das Therapieprinzip der orthomolekularen Ernährung beruht auf der

Erkenntnis, dass die bewusste Einnahme von Vitaminen und Mineralstoffen entscheidend ist, um Krankheiten zu vermeiden oder zu behandeln. Pauling formulierte es so: „Orthomolekulare Medizin ist die Erhaltung guter Gesundheit und die Behandlung von Krankheiten durch Veränderung der Konzentration von Substanzen, die normalerweise im Körper vorhanden und für die Gesundheit verantwortlich sind." Bei diesem Ansatz werden ausschließlich Substanzen genutzt, die sowohl in der Nahrung als auch in unserem Körper vorkommen, so genannte Vitalstoffe. Da der Organismus aber nicht alle Vitamine und Mineralstoffe selber herstellen kann, muss er diese von außen zugeführt bekommen. Was ich bei diesem wie für mich geschaffenen Wirkprinzip auch entscheidend fand: War ein Körper aus dem Gleichgewicht geraten, würde es nicht ausreichen, ihn durch eine gesunde und vielseitige Mischkost wieder in Einklang zu bringen. Er braucht zusätzlich orthomolekulare Substanzen in optimaler Dosis. Entsprechend werden meine Entgiftungsmaßnahmen, um auf mein Coaching-Vorgehen schon ein wenig vorzugreifen, mit Algenpräparaten begleitet.
Nach dieser „westlichen" Sichtweise auf die Ernährung wollte ich nun auch die östliche Perspektive kennenlernen. Ich fuhr nach Sri Lanka, um mich dort mit der ayurvedischen Ernährungs- und Kräuterlehre zu beschäftigen. Ayurveda, „das Wissen vom Leben", ist eine sanfte Heilmethode, die schon seit über 5000 Jahren angewendet wird, besonders in Indien und eben auf Sri Lanka. Bei dieser Denk- und Behandlungsmethode steht der gesamte Mensch im Blick, wodurch es ein ganzheitliches wie auch individuelles Konzept ist. Die ayurvedische Ernährungslehre besagt, dass es grundsätzlich keine schlechten Nahrungsmittel gibt – das gilt auch für Cracker oder Pommes frites. Wenn Sie Lust darauf haben, sie nicht jeden Tag essen und diese Dinge für Sie auch bekömmlich sind, warum nicht? Im Aryurveda existieren nur Lebensmittel, die für eine Person in einer bestimmten Lebensphase gut sind, für eine andere dagegen aber überhaupt nicht. Natürlich zeichnet sich der einzelne Mensch durch eine spezielle Grundkonstellation aus, zugleich befindet er sich aber in jeweiligen Stadien und Entwicklungsprozessen, in denen diese

oder jene Nahrungsmittel gut oder weniger gut sind – und nur darauf sollte man achten.
In Deutschland setzte ich mich weiterhin mit der chinesischen Heilkunde sowie der Naturheilkunde insgesamt auseinander. Ich wollte das ganze Spektrum ernährungswissenschaftlicher Ansätze erfahren, um mit diesem Wissen meinen eigenen Weg zu finden. Begriffen habe ich dabei, dass viele Ernährungsexperten in Deutschland zwar wissen, welche Vitamine und in welcher Menge in einem Apfel stecken, dass sie aber keine Ahnung haben, wie man ihn zubereiten muss, um diese wertvollen Stoffe für den menschlichen Organismus bestmöglich aufzubereiten. Da ich weiterhin viel gekocht habe, konnte ich das, was ich vermitteln wollte, auch durch Eigenerfahrung untermauern.

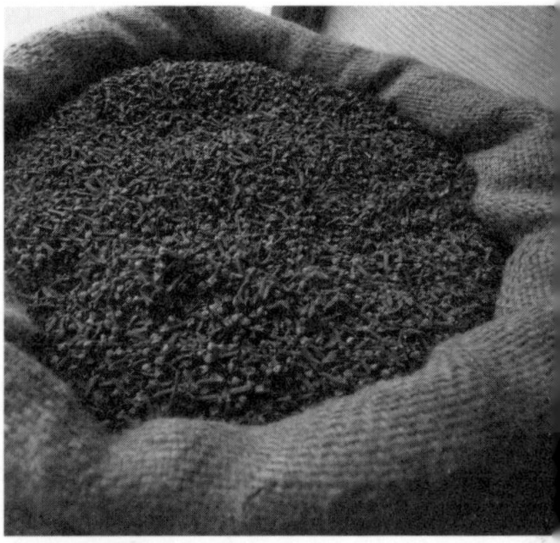

Im Prinzip geht es mir darum, die Menschen dafür zu sensibilisieren, was ihnen wirklich guttut. Aus meiner Erfahrung haben aber die wenigsten Menschen ein Gefühl dafür, was ihrem Körper bekommt. Ich hatte das Glück, dass mir meine Eltern dies beigebracht haben, sonst hätte ich gar nicht so auf mich hören können, Verbesserungen oder Verschlechterungen meiner Physis auch in einem geringeren Umfang gar nicht registriert. Die meisten Menschen nehmen ihren Körper als eine automatisch funktionierende Maschine wahr, erst wenn Schmerzen nicht mehr ignoriert werden können, fangen sie an, sich ernsthaft mit ihm auseinanderzusetzen.
Entscheidend war für mich geworden, nachdem ich westliche und östliche Ernährungsformen kennengelernt hatte, dass ich ein Konzept entwickeln wollte, bei dem keiner ein Leben lang eine unveränderbare Diät oder ein starres Ernährungskonzept verfolgen sollte. Mein Motto musste sein: „Essen soll Spaß machen, Essen soll schmecken.“ Wenn mir Austern zu schlabbrig sind und Kaviar zu salzig, dann ist es das Beste, diese Sachen aus dem Ernährungsprogramm zu werfen, auch wenn sie als überaus gesund und schlank machend in den Medien gehypt werden. (Austern und Kaviar stehen hier nur stellvertretend für alle möglichen Diätwunder.)

Jeder Mensch sollte seine Essleidenschaften ausfindig machen, spüren, was ihm Energie und Wohlgefühl bringt. Dabei ist es wichtig, diese Erfahrungen für eine Weile zu ritualisieren. Im Winter trinke ich beispielsweise morgens gerne Ingwertee, im Sommer eher biologische Säfte, gegen zehn, elf Uhr meinen Cappuccino. Zum Frühstück gibt`s bei mir Obst, abhängig von den Jahreszeiten. Zum Mittagessen mache ich mir gern einen Salat, Rote Beete mit Rucola und Ziegenkäse. Wenn ich mittags nichts zu mir nehmen kann, dann wird`s kritisch, ich habe dann nachmittags einen solchen Tiefpunkt, dass ich zu nichts mehr fähig bin. Was heißt: Leistung und Lebensfreude gleich null. Abends bereite ich mir verschiedene Gemüsesorten, zusammen mit Pasta oder einem Risotto. Eine Weile hatte ich eine Curry-Phase, in der ich mir unentwegt Gerichte mit diesem Gewürz und anderen orientalischen Zutaten gekocht habe, es konnte gar nicht exotisch genug sein. Wenn ich jetzt an Curry denke, dann fällt mir auf, dass ich seit mindestens einem halben Jahr nicht ein einziges Mal diese Gewürzmischung verwendet habe.

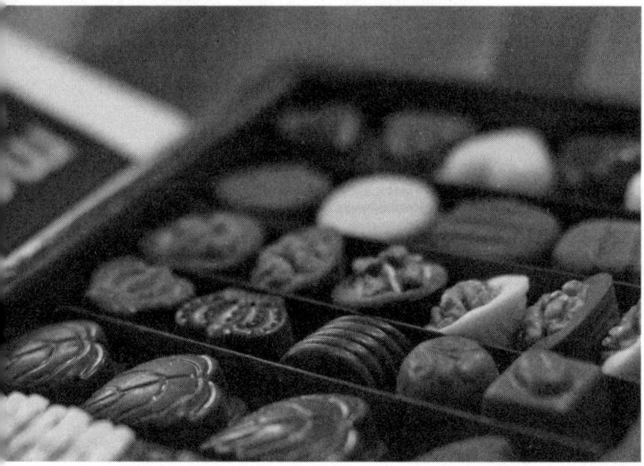

Ich gehe beim Essen nach dem Lustprinzip, frage mich, worauf ich Hunger verspüre, und kaufe danach auch ein. Natürlich nur frische Sachen, die ich frisch zubereite – wofür ich mir auch Ruhe und Zeit nehme. Je älter ich werde, desto schneller merke ich, wenn ich mich einige Tage nur mit Junk-Food oder Ähnlichem ernähre. Es ist wirklich so, wie der deutsche Ayurveda-Experte Dr. Ulrich Bauhofer einmal feststellte, dass manche Menschen mehr auf die Qualität ihres Motoröls achten, als bei ihrem Essen auf die Qualität ihres Salatöls. Und der Stoffwechsel des menschlichen Organismus ist wie ein Motor, der anfängt zu stottern oder nur noch auf dem niedrigsten Level läuft, weil er nicht mehr richtig verbrennen kann. Grund dafür ist dann, dass er nicht mit Qualität gespeist worden ist.

Im Diätendschungel

Ernährungsansätze sind eigentlich gleichbedeutend mit einer Diät, wenigstens wenn man dem griechischen Begriff *diatia* folgt, der im Sinne von Lebensweise benutzt wurde, der auch die Ernährung mit umfasste. Seit dem griechischen Arzt Hippokrates wird Diät auch als eine Kost verstanden, die Teil der Behandlung einer Krankheit ist. Eine Diät zur alleinigen Gewichtsabnahme wäre genau genommen eine Reduktionsdiät. Somit ist es kein Wunder, dass Diäten wichtig beim Coachen sind, aber im Sinne einer ganzheitlichen Lebensweise.

Dennoch wollen viele meiner Klienten abnehmen, kommen immer wieder mit dieser oder jener Wunderdiät, und wollen meine Meinung dazu wissen, wollen wissen, wodurch sich mein Programm von den gängigen Diäten abhebt.

Meine Antwort darauf: Da jeder Stoffwechsel individuell ist, muss sich auch jeder Mensch individuell ernähren – das ist es, was ich durch meine Ausbildung erfahren hatte. Und da der Körper nichts Statisches ist, sind einheitliche Ernährungs- oder Diätprogramme völlig unnütz. Diäten, das ist meine Erfahrung, funktionieren nicht. Unser Stoffwechsel macht diese kleinen zeitbegrenzten Hungerspielchen nicht mit, nicht nur, weil er bei jedem Menschen so verschieden ist, sondern weil seine Umstellung, abhängig vom jeweiligen Organismus, einfach viele Monate dauert, ebenso wiederum seine Stabilisierung nach der Umstellung.

Kein Wunder, dass Diäten zwar im ersten Moment oft etwas nützen, aber durch das Eintreten des Jojo-Effekts letztlich allesamt fehlschlagen. Und noch fataler ist es, wenn die versprochenen fünf Kilo in zwei Wochen mit einer Kohlsuppen- oder Müslikur weder auf der Waage noch im Spiegel ihren Niederschlag gefunden haben (man am Ende sogar noch ein Pfund mehr auf den Hüften hat). Auch eine Woche auf Bärlauchbasis, um Körper und Geist fit zu halten, nützt wenig, wenn der Stoffwechsel nicht funktioniert und die schon seit alters her heilenden Inhaltsstoffe des wilden Knoblauchs nicht aufgenommen und aufgespalten werden können.

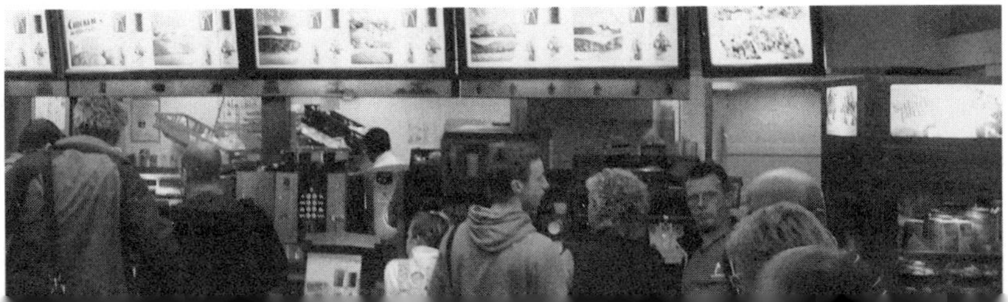

Nicht allen hilft alles gleich gut. Deshalb ist es besonders wichtig, herauszufinden, was für einen selbst der richtige Weg zu einer guten Figur, blendender Ausstrahlung und höchster Lebensenergie ist. Nicht der Verzicht bewegt etwas, sondern eine natürliche, einzigartige und ganzheitliche Ernährungsweise, die auf eine dauerhafte Lebensumstellung abzielt. Darauf muss man sich schon einlassen, wenn man sich von mir coachen lässt.
Dass es so viele verschiedene Diäten gibt, zeigt, wie immer wieder etwas gesucht wird, was eine lang anhaltende Wirkung hat. Gäbe es die einzige, die optimale Diät, sozusagen den Engelsweg unter den Teufelskreisläufen, würde jeder die Schlagzeilen von einer neuen Wunderdiät ignorieren. Das Gegenteil ist aber der Fall.
Aus meiner Erfahrung will ich kurz darstellen, warum einige der bekannteren Diäten nicht funktionieren können:

Atkins-Diät: Der Begründer dieser Diät ist der amerikanische Arzt Robert C. Atkins, der damit in den siebziger Jahren Furore machte. Übergewicht, so Atkins damals, entstehe nicht durch zu hohen Fettverzehr, sondern schuld daran seien zu viele Kohlehydrate. Folglich entwickelte er eine Diät, die extrem kohlehydratarm und sehr eiweiß- und fettreich ist. Der Nachteil aus meiner Perspektive: Ich lehne die Atkins-Diät aus gesundheitlichen Gründen ab, da der Mensch zu viele tierische Fette zu sich nimmt, was ein Ansteigen der Blutfett- und Harnsäurewerte auslösen kann. Das wiederum bedeutet: ein erhöhtes Risiko für Herz-Kreislaufkrankheiten. Da diese Diät zwischen „verbotenen“ und „erlaubten“ Lebensmittel unterscheidet, begünstigt sie einen Wechsel, der von Diätphasen und zügellosem Essen begleitet wird – Regelverstöße sind also vorprogrammiert. Eine sinnvolle, langfristige Ernährungsumstellung lässt sich damit nicht erreichen.
Dinner-Cancelling: Hierbei wird empfohlen, das Abendessen ausfallen zu lassen, manchmal zweimal, manchmal dreimal die Woche. Durch das abendliche Fasten wird die Hormonproduktion begünstigt, Muskelmasse wird auf- und Fettgewebe abgebaut, die Immunabwehr stimuliert. Generell ist dieses abendliche Fasten in Ordnung, aber äußerst sozialfeindlich. Wer zwei- oder dreimal nicht abends mit am Familientisch sitzt oder mit Freunden oder

Bekannten zusammen isst, vernachlässigt den kommunikativen Aspekt von Essen, der für mich unbedingt dazugehört. Essen ist nicht nur Schmecken, Riechen, Tasten, sondern auch Hören – was andere an Erlebnissen und Begegnungen erzählen. Was auch fehlt: Es findet keine Umstellung der Ernährung statt.

F.-X. Mayr: Der österreichische Arzt F.-X. Mayr ging davon aus, dass der Schlüssel zu Gesundheit und Wohlbefinden in einer gesunden, leistungsfähigen Verdauung liegt. Diese Diät ist eigentlich eine Kur, die in Kliniken oder entsprechenden Instituten durchgeführt wird und vorwiegend auf Brötchen und Milch aufgebaut ist. Die Brötchen darf man nur in kleinen Bissen zu sich nehmen, wobei auf jedem endlos gekaut werden muss. Man nimmt dabei sehr schnell ab, aber auch sehr schnell wieder zu. Der Jojo-Effekt ist groß. Zudem ist diese zeitintensive Kur im Alltag nicht geeignet und als Dauerkost auch nicht zu empfehlen, weil die Ernährung sehr einseitig ist.

FDH: Bei dieser Diät geht es darum, wie gewohnt weiter zu essen, aber von allem nur die Hälfte. Durch die Halbierung der Essmenge wird auch nur die Hälfte der Kalorien aufgenommen. Der Nachteil: Wenn schlechte Essgewohnheiten vorherrschen, werden diese weiterhin bestehen bleiben, da es keine wirkliche Nahrungsumstellung gibt. So einfach der Diät-Plan klingt, bedeutet er auch einen hohen psychologischen Druck, der oft mit Verzichtsgefühlen einhergeht.

GLYX-Diät: Hier liegt der Schwerpunkt auf Lebensmitteln mit niedrigem glykämischem Index (GI). Dieser gibt die blutzuckersteigernde Wirkung der Kohlehydrate auf Lebensmittel in Zahlen an. Das bedeutet, es gibt Lebensmittel mit einem hohen Einfach-Zuckergehalt und welche, die einen niedri gen Einfach-Zuckerwert haben. Zucker sollte immer langsam ins Blut gelangen, denn alles, was auf einmal und damit zu viel ankommt, verwandelt unser Körper in Fett. Der Nachteil: Man muss sich bei dieser Diät sehr genau an den Plan halten, welche Nahrungsmittel einen hohen GI oder einen niedrigen GI haben. Es bedarf geradezu der Fähigkeiten eines Wissenschaftlers, um selbst analysieren zu können, welche Lebensmittel für einen gut sind und welche nicht.

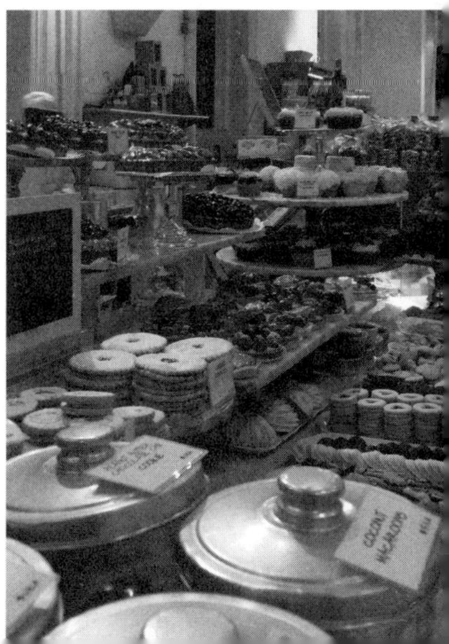

Hollywood-Diät: Bei dieser Diät werden eiweiß- und kohlehydratreiche Lebensmittel getrennt voneinander gegessen. Es wird viel Wert gelegt auf exotische Früchte wie Ananas, Papayas, Mangos und dergleichen. Auch gibt es Fisch, mageres Fleisch und Gemüse. Streng verboten dagegen sind fetthaltige Speisen, Zucker und Salz. Ich denke, dass es sehr schwer ist, eine Diät durchzuhalten, die nur eine bestimmte Auswahl an Lebensmitteln zulässt. Langfristig können bestimmte Mangelerscheinungen auftreten.
Low Fat: Eine Reduktion von tierischem Fettkonsum ist generell gesund, aber von einer fettfreien Ernährung, wie bei dieser Diät vorgeschrieben, ist abzuraten, da es sonst zu Mangelerscheinungen von essenziellen Fettsäuren kommen kann. Weiterer Nachteil: Wenn die Kohlehydrate im Körper zu viel werden, kann er sie nicht mehr verarbeiten und wird diese in Zucker und dann in Fett umwandeln.
Mittelmeer-Diät: Diese mediterrane Diät bietet von allem etwas. Zudem ist sie reich an Kräutern, Fisch und Gemüse; die fettarme Zubereitung macht sie deshalb zur gesündesten Diät überhaupt. Sie kann demzufolge als wirklich gesundheitsfördernd eingestuft werden, da sie im eigentlichen Sinn keine Diät, sondern eine wirkliche Ernährungsumstellung beinhaltet. Sie kann über Jahre fortgeführt werden.
Null-Diät: Sie ist die strengste Form des Fastens und erlaubt ausschließlich kalorienfreie Getränke wie Mineralwasser, ungesüßte Tees und Kaffee. Angesichts des völligen Verzichts auf Nahrung hat diese Fastenform im Grunde genommen nichts mit einer Diät zu tun. Durch den erhöhten Wasserverlust und den gesteigerten Abbau von Muskelmasse lässt sich schnell eine starke Gewichtsreduktion erzielen. Durch diese Einschränkung der Nahrungszufuhr reduziert zunächst der Körper seine Funktionen, die Energie verbrauchen, somit sinkt auch der Grundumsatz. Nachteil: Wird die Diät über einen längeren Zeitraum durchgeführt, kommt es zu einem Vitamin- und Mineralstoffmangel. Auch bleibt ein langfristiger Erfolg aus, da die Gewichtsreduzierung einzig auf den Wasserverlust und den Muskelabbau zurückzuführen ist. Diese Diät ist stark belastend für Kreislauf und Herz und es kann zur Bildung von Nieren- und Gallensteinen kommen. Eine Ernährungsumstellung erfolgt auch nicht.

Saftfasten: Während dieser weiteren Form des Fastens dürfen nur 300 kcal pro Tag in Form von Gemüse- und/oder Fruchtsäften, Tees und Gemüsebrühe zu sich genommen werden. Zusätzlich sollte man eineinhalb bis zwei Liter Wasser trinken. Im Anschluss folgen zwei Aufbautage. Beim Saftfasten wird der Stoffwechsel extrem heruntergefahren, um ihn jedoch wieder hochzufahren und aufzubauen, benötigt man die doppelte Zeit. Nachteil: Saftfasten ist nicht zu empfehlen, wenn man arbeiten muss, weil es zu Kreislaufproblemen kommen kann. Der Jojo-Effekt ist immens. Ich kann nur abraten, diese Diät mehrmals im Jahr zu machen, da dadurch das Immunsystem stark belastet wird.
South-Beach-Diät: Diese Diät führt in drei Schritten zum Wohlfühlgewicht. In Phase 1 darf man nur Fleisch, Geflügel, Fisch und etwas Gemüse zu sich nehmen. Phase 2 beinhaltet sämtliche aus Phase 1 genannten Lebensmittel plus Beilagen aus der mediterranen Küche. In der dann folgenden Phase 3 darf man alles genießen. Wenn das Gewicht wieder steigt, beginnt man erneut mit Phase 1. Nachteil: Ein zu hoher Fettanteil kann zu erhöhten Cholesterinwerten, Verdauungsstörungen und ebenso zu Herz- und Kreislaufproblemen führen. Der Anteil an Kohlehydraten ist zu gering. Ein langfristiger Erfolg bleibt aus, da nach Phase 3 wieder mit Phase 1 begonnen wird. Kein Lerneffekt.

Dann gibt es auch noch die Moppel-Ich-Diät von Susanne Fröhlich, die eigentlich keine Diät ist, mehr ein Fazit, dass man auch mit mehr Pfunden glücklich sein kann. Die Karl-Lagerfeld-Diät können sich eigentlich nur die Reichen leisten, mit persönlichem Chauffeur, Assistenten und Koch, ist also im normal-sterblichen Leben nicht zu verwirklichen. Gegen das Prinzip der Weight Watchers kann ich im Grunde wenig sagen, damit können zweifellos Erfolge erziehlt werden, es gibt nur einen für mich wirklich entscheidenden Negativaspekt: Sie praktizieren in Gruppen. Dieser Ansatz steht konträr zu meinem: Ich gehe auf die Verschiedenheit eines jeden Menschen ein.

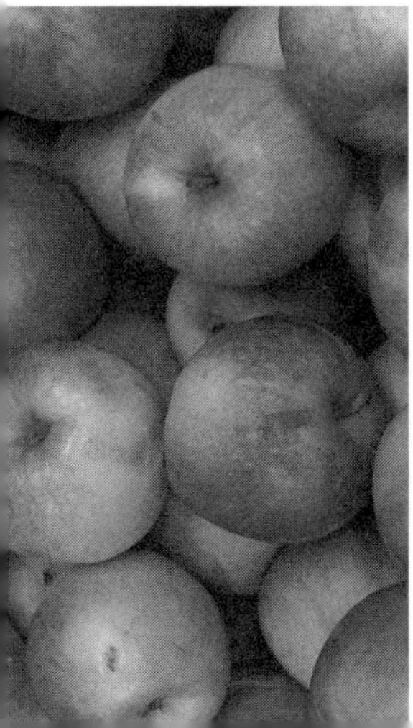

interview

Alexandra, Berlin, 27 Jahre

Mein Vater war sehr übergewichtig und hatte mit der Methode von Caroline Bienert tolle Erfolge erzielt. Eines Tages sagte er zu mir: „Wie wäre es, wenn du es auch versuchen würdest!“ Ich brachte zu dieser Zeit auch zu viele Kilos auf die Waage, zudem litt ich seit acht Jahren an unangenehmen Darmproblemen. Sie waren die Folge einer chronischen Schleimbeutelentzündung in meiner Schulter, die ich nur mittels starker Schmerzmittel aushalten konnte. Doch letztlich halfen die Tabletten nicht viel. Ich bekam die Entzündung nicht unter Kontrolle, mein Immunsystem wollte einfach nicht mehr richtig funktionieren. Meine vertrackte Verdauung wies mich jeden Tag darauf hin.

Ich leitete gerade in Berlin ein kleines Varieté und dachte, Künstler sind innovativ, warum sollte ich nicht auch mal einen neuen Weg ausprobieren. Also setzte ich mich mit Caroline Bienert in Verbindung. In einem mehrstündigen telefonischen Beratungsgespräch – Anfang April 2003 – wurde ich nach meinen Essgewohnheiten gefragt, ob ich mich mit Tiefkühlkost oder frischen Lebensmitteln ernähre, ob ich selber für mich kochen würde. Vielen Menschen bereitet es ja große Schwierigkeiten, am Herd zu stehen, aber da meine Mutter eine professionelle Köchin ist, habe ich von klein auf gelernt, wie wichtig gutes Essen ist. Deshalb habe ich mir auch immer die Zeit genommen, nach der Arbeit eine warme Mahlzeit für mich zuzubereiten – auch wenn es nur für mich alleine war. Anschließend sollte ich erzählen, zu welcher Uhrzeit ich aufstehe und wie mein Frühstück aussieht. Die Uhrzeit war schnell gesagt: Meist sitze ich gegen acht am Küchentisch. Was ich dann zu mir nahm, das war dann schon etwas komplizierter. Ich wuchs in Kolumbien auf, und da gab es morgens nur Obst. Es war das herrlichste Früchteparadies. Als ich dann im Jahr 2000 mit meinen Eltern nach Deutschland zog – es war Winter –, entdeckte ich eigentlich nur ein paar öde Äpfel. Also passte ich mich der hiesigen Brötchenkultur an, aß Schrippen, gerne auch mal mit dick Nutella drauf. Zur Abwechslung hielt ich mich an Müsli mit Milch.

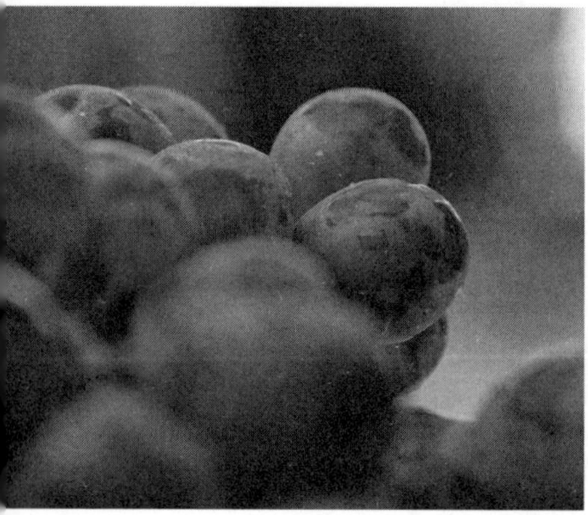

Am Ende des Gesprächs wurde ich gebeten, jeden Tag genauestens aufzuschreiben, was ich zu mir nahm, nichts sollte ich auslassen. Nachdem ich das eine Woche lang getan hatte, erhielt ich die ersten Hinweise für meinen neuen Essensplan. Beim Frühstück hieß es nun: zurück zu den Ursprüngen. Ich sollte wieder nur Obst zu mir nehmen, am besten Äpfel, klein geschnitten und für kurze Zeit im Wasser gedünstet. So würden sie weicher, aber auch bekömmlicher sein. Mein Verdauungstrakt würde es mir danken. Na gut, dachte ich, wenn es hilft, dann esse ich eben die für mich eher langweilig schmeckenden Äpfel. Weiterhin sollte ich zur Entgiftung des Körpers jeden Tag drei Liter Wasser trinken, eineinhalb Liter vor zwölf Uhr und die restlichen eineinhalb Liter danach, möglichst Zimmertemperatur. Als ich fragte, warum denn genau drei Liter, bekam ich zur Antwort: „Zwei Liter Flüssigkeit braucht der Mensch täglich, um sich generell gesund zu halten, drei Liter zur Entgiftung, dadurch würde er gefordert werden, vier oder fünf Liter wären jedoch wieder zu viel – außer an heißen Sommertagen –, das würde zu einer Belastung der Nieren führen."

Auf grünen Tee sollte ich verzichten, ebenso auf Zitrusfrüchte, Kiwis und Bananen, überhaupt wäre es für mich besser, nach elf Uhr kein Obst mehr zu essen. Süßungsmittel waren grundsätzlich tabu. Ganz wichtig: Ich sollte ganz viel Gemüse zum Mittag oder Abend essen: Gemüseravioli oder Nudeln mit einer Gemüsesoße, Kartoffeln mit Tomaten und Spinat, Artischocken mit einer Vinaigrette.

In den ersten zwei Monaten telefonierte ich mit Caroline Bienert jede Woche, danach nur noch einmal im Monat. Nach und nach wurde meine Ernährung komplett umgestellt. Bei unserem zweiten Gespräch bekam ich folgende Direktiven: keine Eier, keine Margarine, nur Pflanzenöl (also je flüssiger, desto besser), keine Wurstwaren, Nüsse oder Samen. Brot wurde ebenfalls gestrichen, außer Essener Brot, das aus drei Tage angekeimten Samen hergestellt wird und deshalb vitaminreich und sehr bekömmlich ist (das bekam ich dann in einem Naturkostladen). Dann empfahl man mir, Erdmandelflocken (aus den Knollen von Riedgrasgewächsen gewonnen, sind natursüß und schmecken nussig) mit Honig und Leinöl oder Sanddornöl zu essen, chemische Süßigkeiten zu ignorieren (außer Bitterschokolade mit einem Kakaoanteil von mindestens 70 Prozent, alternativ Sojaschoko-

pudding oder Sesamhonigschnitten). Sushi durfte ich höchstens einmal in der Woche essen, Brot und Pasta nicht an ein und demselben Tag, keine Kuhmilchprodukte, die nur aufblähen würden.
Beim dritten Gespräch wurde mir gesagt, dass ich ab 17 Uhr keine Rohkost essen sollte, also auch keine Salate, kein Essig und auch kein Essener Brot. Und meine Mahlzeiten sollten aus zwei Dritteln gedünstetem Gemüse und einem Drittel Kohlehydrate bestehen. Die nächsten sieben Tage nahm ich dann auch Magnesium zu mir. In dieser Zeit ging es mir nicht gut, ständig war mir übel, was aber ein Zeichen für die Grundreinigung meines Organismus war.
Einfach war die Umstellung nicht, aber ich begriff, dass ich zuvor viel zu schwer Verdauliches gegessen hatte. Und da mein Leiden mehr äußerlich als innerlich war, hielt ich mich strikt an meine Anweisungen. Ich wollte einfach nicht mehr diese Schmerzen haben.
Nach sieben Monaten ging es mir wesentlich besser. Ich spürte, wie sich mein Körper eingependelt, einen eigenen Rhythmus gefunden hatte. Ich hatte meinen Stoffwechsel und mein Immunsystem wieder auf Trab gebracht. Endlich konnte ich wieder normal aufs Klo gehen, meine Armbeschwerden sind weg. Noch heute frühstücke ich nur Früchte, habe Pastinaken kennengelernt und liebe Karotten in Ghee (gereinigte Butter). Ich esse jetzt auch wieder Fleisch, aber ich schaue ganz genau, was ich esse. An einem Tag in der Woche haben Kohlehydrate nichts auf meinem Speiseplan zu suchen.
Das klingt nach Disziplin und steckt auch tatsächlich dahinter. Aber mein Körper reagiert sofort negativ, wenn ich einen Schokopudding esse. Schon beginnt der Teufelskreislauf von Verdauungsschwierigkeiten und Schmerzen. Ich habe nicht viel abgenommen (ich wiege bei einer Körpergröße von 1,75 Meter rund 65 Kilogramm), aber meine ganze Körperform hat sich geändert. Ich bin längst nicht mehr aufgeschwollen, was bei meinen Blähungen ständig der Fall war. Auch habe ich eine sehr schöne Haut bekommen.
Solange man zu Hause kocht, klappt alles prima. Schwieriger wird es bei Einladungen oder Verabredungen in Lokalen. Aber da habe ich einige Tricks entwickelt. Bei einem offiziellen Frühstückstermin wende ich meine Croissant-Methode an: Während des Sprechens zerfleddere ich das Hörnchen immer mehr, sodass ich am Ende höchstens drei Bissen zu mir genommen habe, zurück bleiben viele Krümel. Mein

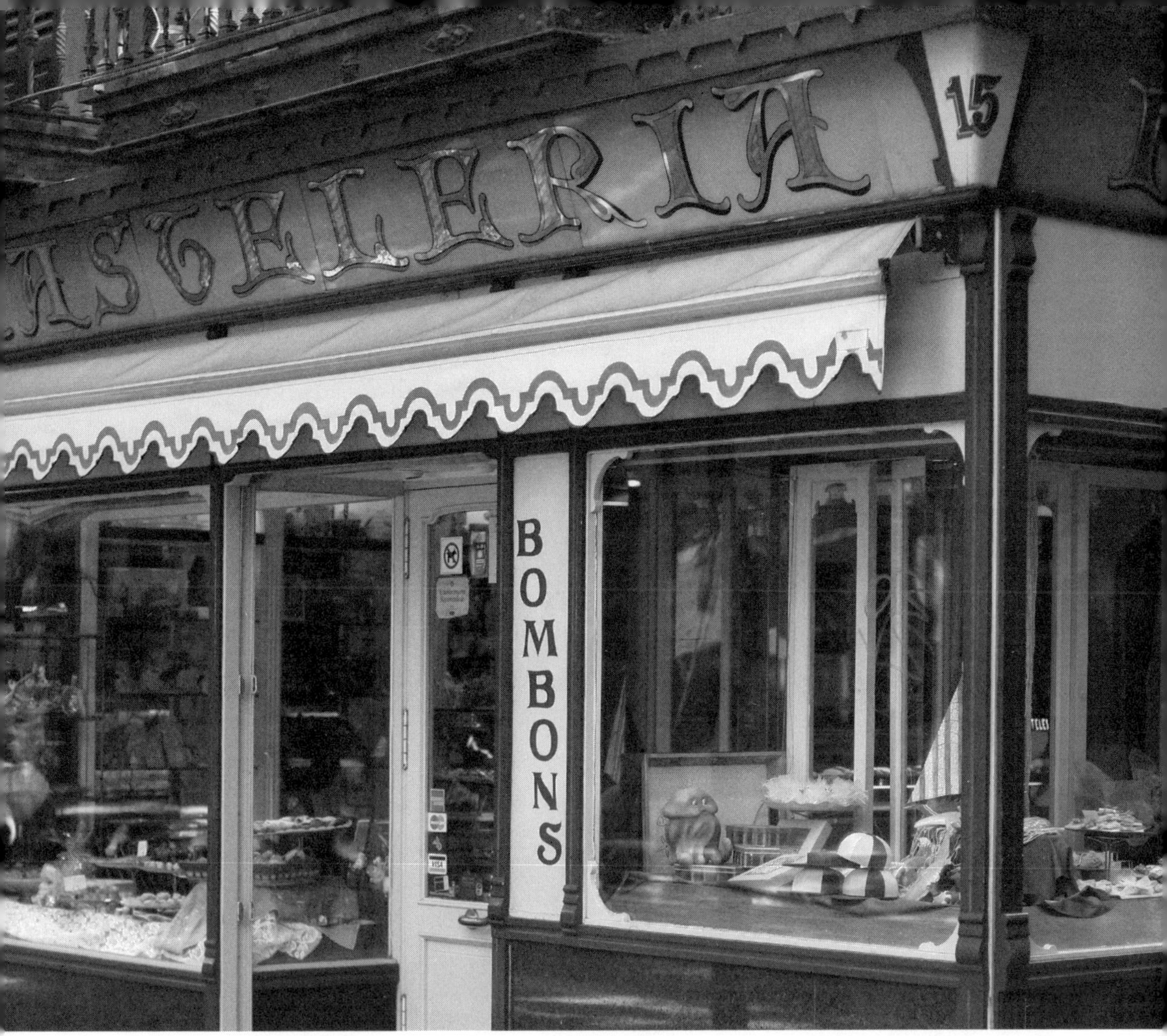

Gegenüber denkt dann, ich könne nicht richtig ein Croissant essen, er käme aber nie auf die Idee, dass ich keines wollte. Zum Glück gibt es jetzt fast überall Obstsalate auf der Karte. Wenn ich auf Reisen gehe, nehme ich mir oft Soja-H-Milch oder andere Dinge mit, und im Internet schaue ich nach, wenn ich in den Urlaub nach Spanien oder Frankreich fahre, wo es vegetarische Restaurants gibt.
Nach diesem Programm war ich tabletten- und schmerzfrei, obwohl ich zuvor zehn Jahre lang Schmerztabletten genommen habe. Nicht immer fiel es mir leicht, alles durchzuhalten, aber je besser es mir ging, umso motivierter wurde ich. Letztlich geht es ja darum, wie wichtig einem ein gesundes Körpergefühl ist. Das hat nichts mit Schönheitswahn zu tun, sondern ist eine Frage von Lebensqualität.

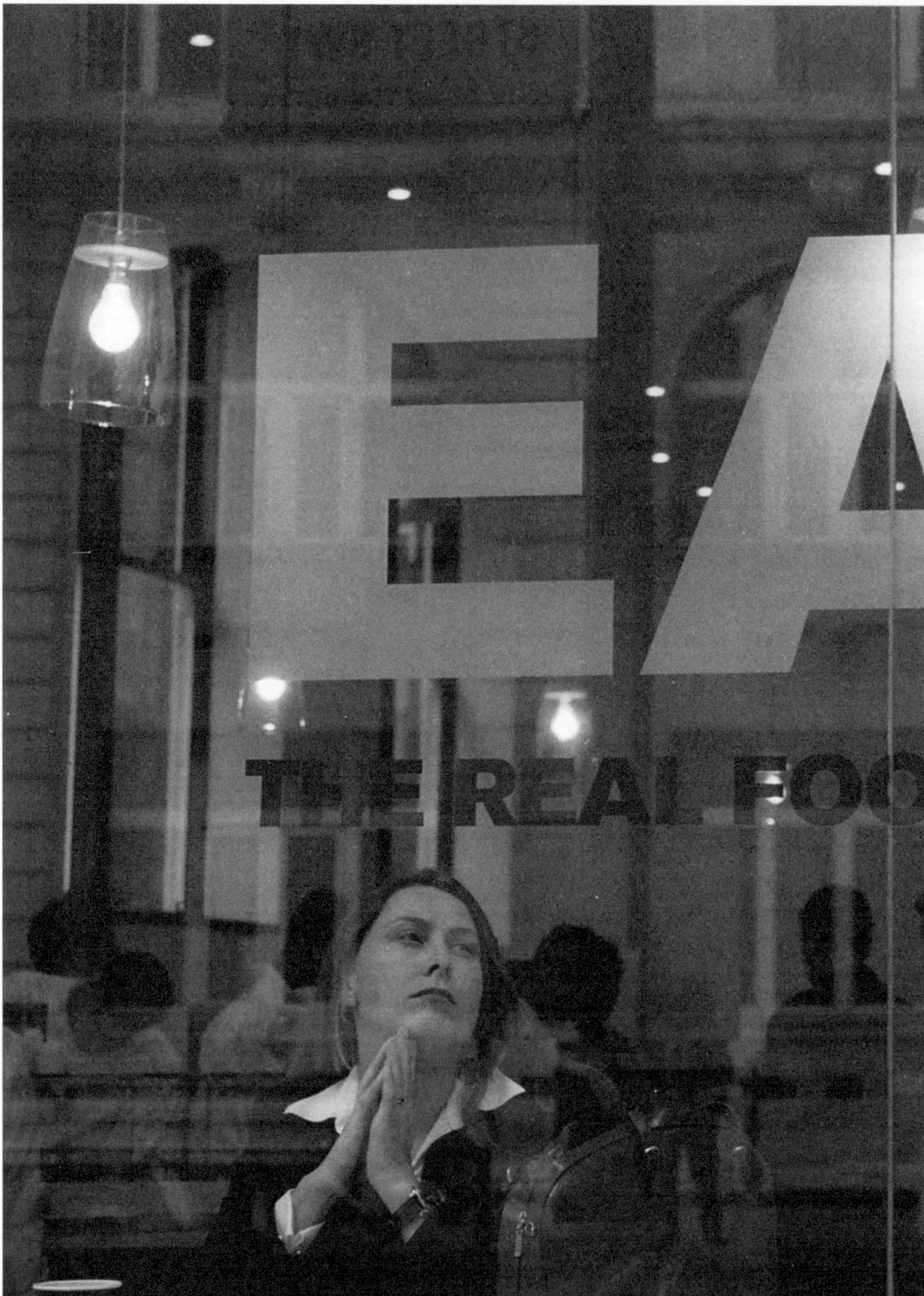
THE REAL FOO

2 bodytest

wir fragen gründlich nach

Seit fünfzehn Jahren arbeite ich als Food-Coach, und in dieser Zeit begleitete ich die unterschiedlichsten Menschen mit mal größeren, mal kleineren Problemen. Je mehr Erfahrungen ich gewann, umso klarer verstand ich, dass es nie möglich sein wird, ein Patentrezept auszustellen – wie es beispielsweise viele Diäten tun. Immer wieder musste ich feststellen, dass es nicht einfach damit getan war, die Ernährungs- und Lebensgewohnheiten nach bestimmten Vorgaben oder einem nur noch abzuhakenden Schema zu verändern, dann würde man etwa Gewicht verlieren oder sich wieder rundherum fit fühlen. Nein, so einfach ging es nicht, denn was bei dem einen funktionierte, bedeutete noch lange nicht, dass es auch bei dem nächsten klappte. Selbst wenn viele Grundvoraussetzungen scheinbar identisch waren. Immer wieder musste ich meinen Klienten klarmachen, dass es bei mir nicht nur um eine gute Beratung gehen würde, sondern man sich auch darauf einstellen müsse, dass einige Wege für eine kurze Zeit manchmal ins Leere laufen können, bis man den richtigen findet, was ein Vorgehen nach dem Trial-and-Error-Prinzip mit sich bringen würde. Mit anderen Worten: Viel wichtiger noch als die Beratung ist qualitative und fachliche Motivation. Ich möchte, dass meine Klienten am Ball bleiben, was umso wichtiger ist, wenn die ersten Anfangserfolge und positiven Entwicklungen spürbar geworden sind.

Coaching ist eine Form, ein individuelles Programm mit einem Menschen zu starten, um Veränderungsprozesse einzuleiten. Im Laufe dieser körperlichen und auch seelischen Weiterentwicklung entstehen neue Bedürfnisse, auf die ich kontinuierlich eingehe. Im

Grunde werden die vorhandenen Potenziale einer Person, die zu mir kommt, ganz gezielt gefördert, um letztlich eine Umstellung zu erreichen, so gesund und so lustvoll wie möglich.
Wie beim Fitness-Training arbeite ich immer auf ein ganz bestimmtes Ziel hin: Die Schauspielerin möchte sich nach ihren Theaterauftritten nicht mehr erschöpft fühlen, der Manager will seinen Bluthochdruck in den Griff kriegen, die selbstständige Friseurin strebt einen Gewichtsverlust an, die Lifestyle-Redakteurin hat es satt, mit Hautproblemen herumzulaufen, die sie erst mit Mitte vierzig bekommen hat, der berühmten Altersakne, die besonders erfolgreiche Frauen verstärkt betrifft, die durch zu viel Stress eine „dickere" Haut entwickeln, damit aber auch zu Unreinheiten neigen, die sonst nur Pubertierende kennen. Die Kosmetikindustrie hat darauf schon reagiert, indem sie Anti-Pickel-Produkte ab Dreißig kreierte.
In einem Anfangsgespräch, das zwei, drei Stunden dauern kann, und mittels eines auszufüllenden Fragebogens (siehe unten) versuche ich die ersten großen Stolpersteine und Blockaden aufzudecken, um neue Verhaltensweisen in der Ernährung aufzeigen zu können. Der Fokus liegt darauf, die jeweilige Person auf ihre Fähigkeiten aufmerksam zu machen und sie zu stärken, damit sie diese nach einiger Zeit selbstständig und eigenverantwortlich umsetzen kann – passend zu ihrem spezifischen Lebens- und Berufsalltag. Ein gelungenes Coaching bedeutet auch, dass es immer Wahlmöglichkeiten gibt. Es gibt für einen Menschen kaum etwas Deprimierenderes, als das Erlebnis, in einem Korsett gefangen zu sein. Ganz gleich ob in der Beziehung, im Job oder bei einem Ernährungsprogramm.
Beim Coaching geht es mir aber nicht nur um aktuell anstehende Probleme. Ganz wichtig ist für mich, dass ich mit meinen vorgeschlagenen Maßnahmen auch unerwünschten Entwicklungen entgegenwirken will. Damit meine ich aber nicht nur die Rückfälle in alte Ernährungsgewohnheiten – manchmal muss das Tiramisu eben sein oder die Currywurst. Diese kleinen Sünden gehören selbstverständlich dazu und sind für mich kein Problem. Für den Gecoachten sollte es auch keines sein, Schwamm drüber, einfach vergessen und am nächsten Tag zum „Business as usual" zurück-

kehren. Wer sich darüber endlos den Kopf zerbricht, fällt viel leichter wieder dauerhaft in alte Food-Verhaltensmuster zurück als jemand, der den „Ausrutscher" auch als solchen zu nehmen weiß. Es geht mir beim Coaching auch darum, den Körper insgesamt für das, was auf ihn zukommt, nämlich das Älterwerden, zu rüsten, ihn sozusagen präventiv fit zu machen. Die neuen Erkenntnisse und Erfahrungen, die jemand macht, sollten also zugleich auch als Handlungsoptionen für die nächsten Jahre, ja Jahrzehnte verstanden werden.

Coaching ist eine äußerst sensible Angelegenheit, die Kooperation und sehr viel Feingefühl erfordert. Es sollte dabei keine Kontroll- und Bewertungsfunktion ausgeübt werden, sondern vor allem eine Wahrnehmungs- und Feedbackfunktion. Da der Gecoachte selbst als Experte der anstehenden Veränderungen gilt, ist er es, der Richtung und Geschwindigkeit des Prozesses bestimmt. Ich als Coach bin dabei sein Begleiter, der gezielte Fragen stellt und die Antworten reflektiert. Meine Praxiserfahrungen haben gezeigt, dass ein Erfolg von meiner Flexibilität als Coach abhängig ist. Als eine Form der Prozessbegleitung verstehe ich mein Tun, als Hilfe zur Selbsthilfe.

Um es noch einmal zu betonen: Personal-Food-Coaching bedeutet für mich, nicht nur die Essensgewohnheiten zu durchleuchten, sondern auch das soziale Umfeld, mit allem, was dazugehört. Viele der Menschen, die mich aufsuchen, sind anfangs irritiert, wenn

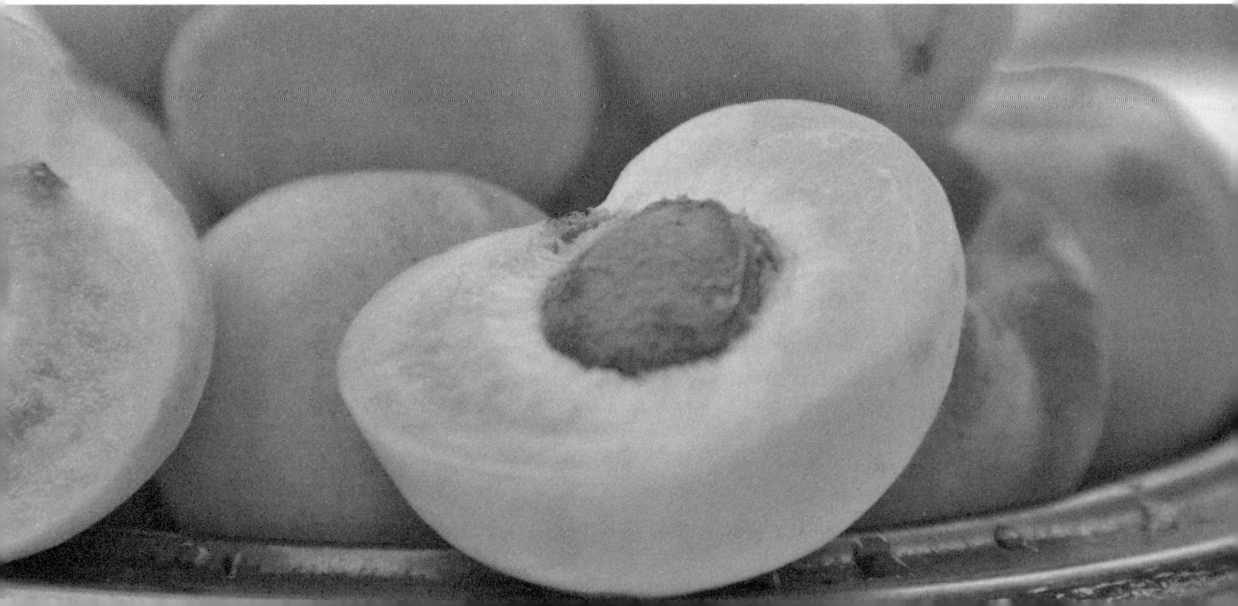

ich sie nach sehr persönlichen Verhaltensweisen befrage, können es anfangs gar nicht fassen, dass ein vorhandener Esstisch (oder auch keiner) beziehungsweise mit wem sie täglich zusammen essen (oder auch nicht), entscheidend für ihre physischen Probleme sein könnten. Aber jede Information kann wichtig sein, um den vorhandenen Schwierigkeiten auf den Grund zu gehen. Und vielfach sind die anzustrebenden Veränderungen nur mit Hilfe des sozialen Umfeldes zu realisieren. Bekannte, Freunde und Arbeitskollegen müssen Verständnis dafür aufbringen, wenn man bestimmte Dinge nicht essen oder trinken will. Da ist es wichtig, dass man damit richtig umgehen kann, um nicht als „spinnert" oder „komisch" abgestempelt zu werden. Ein Essen unter Freunden oder mit Geschäftspartnern, bei dem man Extrawünsche anmeldet, kann unvorhergesehene negative Auswirkungen haben. Hier müssen Gegenmaßnahmen entwickelt werden, um am Ende nicht doch alles zu essen, was aufgetischt wird, weil man um keinen Preis auffallen möchte.
Im ersten Gespräch frage ich speziell nach den Zielen, die der jeweiligen Person vorschweben. Geht es um Gewichtsabnahme, Hautprobleme oder will man rundum fitter werden? Danach frage ich nach bestimmten biographischen Details. Ich möchte wissen, wie die Ernährung als Kind aussah, mit welchen Ritualen die Mahlzeiten zelebriert wurden, wurde immer im Familienkreis gegessen oder aß jeder für sich allein? Nahm man sich Zeit beim Essen oder wurde es schnell und möglichst nebenbei absolviert? Zum Schluss des Gesprächs überreiche ich dann meinen Fragebogen.

Dieser Fragebogen wurde von einer Klientin ausgefüllt, sie ist Anfang 20 und Studentin. Sie suchte mich auf, weil sie seit einiger Zeit unter einem allgemeinem Unwohlsein litt, sehr häufig erkältet war und immer wieder mit Herpes zu kämpfen hatte. Ich habe extra keinen Extremfall ausgewählt, weil die meisten Frauen und Männer mit diffusen, kaum benennbaren Schwierigkeiten zu mir kommen (was sich besonders in den Antworten zu der Frage 42 und 43 zeigt, in der nach dem eigenen Befinden gefragt wird), daher die größte Gruppe repräsentieren.

Fragebogen zum Food-Coaching

1. Wie oft essen Sie Fleisch?

( ) täglich
(x) mehrmals die Woche
( ) einmal die Woche
( ) nie

2. Leben Sie

( ) ohne Milch und Milchprodukte, ohne Eier (also vegan)?
(x) mit Milch und Milchprodukten, ohne Eier (also laktovegetarisch)?
(x) mit Eiern, Milch und Milchprodukten (also ovo-lakto-vegetarisch)?
( ) teilweise vegetarisch (also kein konsequenter Verzicht auf Fleisch)?
( ) ohne rotes Fleisch also (ovo-lakto-Fisch-Geflügel-vegetarisch)?

3. Wann haben Sie das letzte Mal Fleisch gegessen?

vor 4 Tagen

4. Gab es ein bestimmtes Erlebnis, das Sie vom Vegetarismus überzeugt hat?

nicht Vegetarier

5. Glauben Sie, dass sich Ihre Ernährungsweise auf Ihre Gesundheit auswirkt?

(x) ja
( ) nein

6. Wie leben/lebten Ihre Eltern?

( ) vegetarisch
( ) fleischarm
(x) keine Kostverächter

7. Verfolgen Sie Fleischskandale wie Schweinepest oder BSE?

(x) ja
( ) nein
( ) interessiert mich nicht

8. Wie oft steht Gemüse auf Ihrem Speiseplan?

( ) mehrmals täglich
(x) täglich
( ) mehrmals in der Woche
( ) einmal in der Woche
( ) mehrmals im Monat
( ) einmal im Monat
( ) nie

9. Achten Sie auf das Angebot von saisonalem Gemüse, d.h. verzichten Sie auf Erdbeeren im Winter?

(x) ja
( ) nein
( ) weiß ich nicht

10. Wie oft essen Sie Obst?

( ) mehrmals täglich
( ) täglich
( ) mehrmals in der Woche
(x) einmal in der Woche
( ) mehrmals im Monat
( ) einmal im Monat
( ) nie

11. Nicht jede Obstsorte wächst bei uns zu jeder Zeit. Verzehren Sie frisches Obst, das aus südlichen Ländern importiert wurde?

(x) ja
( ) nein

( ) weiß ich nicht

12. Ernähren Sie sich auch von Sojaprodukten?

( ) ja
(x) nein

13. Welche Sojaprodukte nehmen Sie zu sich?

( ) Sojabohnen
( ) Sojabohnensprossen
( ) Sojaquark
( ) Sojaaufstrich
( ) Sojafleisch (Tofu)
( ) Sojamilch

14. Wie oft stehen Eier auf Ihrem Speiseplan?

( ) mehrmals täglich
( ) täglich
( ) mehrmals in der Woche
( ) einmal in der Woche
(x) mehrmals im Monat
( ) einmal im Monat
( ) nie

15. Achten Sie auf fettarme Ernährung?

( ) ja
( ) nein
(x) ein wenig
( ) gar nicht

16. Wo kaufen Sie überwiegend Ihre Lebensmittel ein?

(x) Supermarkt
( ) Wochenmarkt

( ) Reformhaus
( ) Bioladen
( ) Bauernhof
( ) Selbstanbau

17. Sie gehen Einkaufen. Welche drei Lebensmittel kaufen Sie spontan?

Brot, Nudeln, Tomaten

---

18. Haben Sie ein Lieblingsgericht?

(x) ja
( ) nein

19. Welches ist Ihr Lieblingsgericht?

Tapas (spanische Vorspeisen)

---

20. Wie oft im Monat gehen Sie auswärts essen (Restaurants, Kantine, Mensa etc.)

( ) täglich
( ) fast täglich
( ) mehrmals pro Woche
(x) einmal pro Woche
( ) mehrmals pro Monat
( ) einmal pro Monat
( ) selten
( ) nie

21. Wenn Sie essen gehen, wohin gehen Sie dann?

(x) Restaurant
(x) Kantine / Mensa
(x) Fast-Food-Restaurant

( ) Imbiss
( ) Sonstiges

22. Rauchen Sie (Zigaretten, Zigarillos, Zigarren)?

( ) ja
(*x*) nein

23. Wie viel rauchen Sie?

_____ – _____ Stück pro Tag

24. Stufen Sie sich bitte bei den folgenden Punkten selbst ein von Skala 1: trifft zu bis 2: trifft nicht zu und 3: weiß nicht

Ich nehme mir am Wochenende:	trifft zu	trifft nicht zu	weiß nicht
mehr Zeit zum Essen	(*x*)	( )	( )
Ich koche am Wochenende: aufwändiger	(*x*)	( )	( )
Ich esse am Wochenende vermehrt: in Gesellschaft bzw. Familie	(*x*)	( )	( )
Ich gehe am Wochenende öfter: auswärts essen	( )	(*x*)	( )
Ich gönne mir am Wochenende: exklusiveres Essen als werktags	( )	(*x*)	( )
Ich esse am Wochenende: mehr Fleisch als in der Woche	(*x*)	( )	( )

25. Treffen folgende Aussagen auf Sie zu?

( ) Ich esse hastig.
( ) Ich kaue alles gut durch.
(x) Ich unterhalte mich gern beim Essen.
(x) Ich gucke gern Fernsehen beim Essen.
( ) Ich lese gerne ein Buch beim Essen.

26. Wie oft verwenden Sie Zutaten zum Süßen?

	täglich	mehrmals pro Woche	1 x pro Woche	selten	nie
Zucker	( )	( )	( )	(x)	( )
Fruchtzucker	( )	( )	(x)	( )	( )
brauner Zucker	( )	( )	( )	(x)	( )
Süßstoff	( )	( )	( )	( )	(x)
Honig	( )	( )	( )	( )	(x)
Marmelade, Konfitüre	( )	(x)	( )	( )	( )
Nuss-Nougat-Aufstrich	( )	( )	( )	(x)	( )
Sonstiges ...	( )	( )	( )	( )	( )

27. Wie oft essen Sie folgende Süßwaren?

Schokolade	( )	(x)	( )	( )	( )
Pralinen	( )	( )	( )	(x)	( )
Bonbons	( )	( )	( )	(x)	( )
Pudding	( )	( )	( )	(x)	( )
Eiscreme	( )	( )	( )	(x)	( )
Fruchteis	( )	( )	( )	(x)	( )
Kekse/Kuchen	( )	( )	(x)	( )	( )
Vollkorn-/Müsliriegel	( )	( )	( )	( )	(x)
Sonstiges ...	( )	( )	( )	( )	( )

28. Wie oft verzehren Sie folgende Milchsorten und Milchprodukte?

	täglich	mehrmals pro Woche	1 x pro Woche	selten	nie
Roh-/Vorzugsmilch	( )	( )	( )	( )	(x)
Trinkmilch 3,5 %	( )	( )	(x)	( )	( )
Trinkmilch 1,5 %	( )	(x)	( )	( )	( )
H-Milch 3,5 %	( )	( )	( )	( )	(x)
H-Milch 1,5 %	( )	(x)	( )	( )	( )
Dosenmilch	( )	( )	( )	( )	(x)
Buttermilch	( )	( )	( )	(x)	( )
Joghurt	( )	( )	(x)	( )	( )
Schlagsahne	( )	( )	( )	(x)	( )
Saure Sahne	( )	( )	( )	(x)	( )
Frischkäse	( )	(x)	( )	( )	( )
Quark	( )	( )	( )	(x)	( )
Hart-,Schnitt-,Weichkäse	( )	(x)	( )	( )	( )
Schmelzkäse	( )	( )	( )	(x)	( )
Sonstiger Käse	( )	( )	( )	(x)	( )
Sonstiges ...	( )	( )	( )	( )	( )

29. Wie oft essen Sie folgende Fleischsorten? Bei konsequenten Vegetariern bitte immer „nie“ ankreuzen.

Rind	( )	( )	( )	(x)	( )
Schwein	( )	( )	(x)	( )	( )
Geflügel	( )	( )	(x)	( )	( )
Wild	( )	( )	( )	( )	(x)
Innereien	( )	( )	( )	( )	(x)
Sonstiges ...	( )	( )	( )	( )	( )

30. Wie oft essen Sie folgende Fischsorten und Fischprodukte? Wenn Sie grundsätzlich keinen Fisch essen, kreuzen Sie bitte „nie" an.

	täglich	mehrmals pro Woche	1 x pro Woche	selten	nie
Salzwasserfisch	( )	( )	( )	( )	(x)
Süßwasserfisch	( )	( )	( )	(x)	( )
Fischdosenwaren	( )	( )	(x)	( )	( )
tiefg.Fischprodukte	( )	( )	(x)	( )	( )
Sonstiges ...	( )	( )	( )	( )	( )

31. Welche pflanzlichen und tierischen Fette verwenden Sie? Bitte antworten Sie mit „ja" oder „nein".

	ja	nein
Margarine	(x)	( )
Butter	(x)	( )
Pflanzliches Öl	(x)	( )
Sonstiges	( )	( )

32. Wie oft essen Sie folgende Fertiggerichte?

	täglich	mehrmals pro Woche	1 x pro Woche	selten	nie
Tiefkühlkost (kein Eis)	( )	(x)	( )	( )	( )
Mikrowellengerichte	( )	( )	( )	( )	(x)
Dosengerichte	( )	( )	( )	(x)	( )
Sonstiges ...	( )	( )	( )	( )	( )

33. Wie oft trinken Sie folgende Getränke?

	täglich	mehrmals pro Woche	1 x pro Woche	selten	nie
Früchte- oder Kräutertee	(x)	( )	( )	( )	( )
Kaffee	(x)	( )	( )	( )	( )
Malzkaffee	( )	( )	( )	( )	(x)
Mineral-/Leitungswasser	(x)	( )	( )	( )	( )
Erfrischungsgetränke	( )	(x)	( )	( )	( )
Alk. Erfrischungsgetränke	( )	( )	(x)	( )	( )
Spirituosen	( )	( )	( )	(x)	( )
Sonstiges ...	( )	( )	( )	( )	( )

34. Gehen Sie regelmäßig zum Arzt?

( ) ja
(x) nein

35. Haben Sie schon einmal gefastet?

(x) ja
( ) nein

36. Wie häufig benutzen Sie öffentliche Verkehrsmittel?

(x) täglich
( ) mehrmals in der Woche
( ) einmal in der Woche
( ) mehrmals im Monat
( ) einmal im Monat
( ) selten
( ) nie

37. Wie häufig fahren Sie mit dem Auto?

( ) täglich
(x) mehrmals in der Woche
( ) einmal in der Woche
( ) mehrmals im Monat
( ) einmal im Monat
( ) selten
( ) nie

38. Treiben Sie Sport?

(x) ja
( ) nein

39. Wie oft treiben Sie Sport?

( ) täglich
( ) mehrmals pro Woche
(x) einmal pro Woche
( ) selten

40. Welche Sportart(en) betreiben Sie?

( ) Ballsport
( ) Schwimmen
( ) Gymnastik
( ) Walking
( ) Jogging
( ) Radfahren
(x) Fitness
( ) Sonstiges

41. Betreiben Sie eine oder mehrere dieser Übungen?

( ) Yoga
( ) Autogenes Training
( ) Meditation
( ) Sonstiges

42. Wie oft leiden Sie unter den folgenden Beschwerden?

	häufig	gelegentlich	selten	nie
Zahnschmerzen	( )	( )	(x)	( )
Blasenentzündungen	( )	( )	( )	(x)
Halsschmerzen	(x)	( )	( )	( )
Schlafstörungen	( )	(x)	( )	( )
Müdigkeit, Schlappheit	( )	( )	(x)	( )
Nervosität	( )	( )	(x)	( )
Sodbrennen	( )	( )	(x)	( )
Erkältung	( )	(x)	( )	( )
Herpesbläschen	( )	(x)	( )	( )
Pilzinfektion	( )	( )	( )	(x)
Durchfall	( )	( )	(x)	( )
Blähungen	( )	( )	(x)	( )
Verstopfung	( )	( )	(x)	( )
Sonstiges ...	( )	( )	( )	( )

43. Wie beurteilen Sie folgende Aussagen?

Stufen Sie sich bitte bei den folgenden Punkten selbst ein von Skala 1: trifft zu bis 2: trifft nicht zu und 3: weiß nicht

	trifft zu	trifft nicht zu	weiß nicht
Mir wächst alles über den Kopf	( )	(x)	( )
Ich stehe permanent unter Zeitdruck	(x)	( )	( )
Ich habe keinen Antrieb	( )	(x)	( )
Ich kann nicht nein sagen	(x)	( )	( )
Ich kann mich schwer entspannen	(x)	( )	( )
Ich könnte ständig schlafen	( )	(x)	( )
Ich kann mich oft nicht entscheiden	(x)	( )	( )
Ich habe ein schwaches Nervenkostüm	( )	(x)	( )
Ich habe keinen Spaß an der Arbeit	( )	(x)	( )
Ich bin unkonzentriert und vergesslich	( )	(x)	( )

Die Gesamtheit aller Antworten zeigte mir, dass diese junge Frau viel zu viele Kohlehydrate zu sich nahm und zu wenig Obst und Gemüse, wodurch es in ihrem Körper Ansätze zur Übersäuerung gab. Hätte sie ihre Ernährungsweise ohne Änderung fortgesetzt, wären ihre Probleme in zehn bis 15 Jahren noch wesentlich massiver geworden, da sich gerade Viren in einem übersäuerten Milieu besonders wohl fühlen und vermehren.

Zu den einzelnen Fragen konnte ich ihr sagen:

- Es ist völlig okay, mehrmals in der Woche Fleisch zu essen, wenn es mager und biologisch einwandfrei ist (Frage 1).
- Zu viele Milchprodukte oder zu viel Fleisch könnten den Organismus übersäuern; wichtig wäre es, nicht eine Woche nur Eier und in der nächsten Woche einzig Schnitzel zu essen. Möglichst darauf achten, dass jeden Tag ausgewogen kombiniert wird (Frage 2).
- Es ist schon sehr gut, dass Gemüse täglich auf dem Speiseplan steht, dennoch reicht es nicht aus, wenn es sich nur um kleine Mengen handelt – dazu werden zu viele Kohlehydrate (insbesondere Brot) zu sich genommen. Faustregel: Wer viele Kohlehydrate isst, sollte noch mehr Gemüse auf den Speiseplan setzen (Frage 8).
- Es ist definitiv zu wenig, nur einmal in der Woche einen Apfel oder eine Birne zu essen (Frage 10).
- Wichtig ist es, stärker auf die Qualität und Herkunft der Produkte zu achten; in vielen Ländern (z. B. Asien) werden in der Landwirtschaft noch sehr viele Pestizide eingesetzt (Frage 16).
- Die Ernährung ist eindeutig zu kohlehydratreich (Frage 17).
- Kein Wunder, dass Tapas als Lieblingsgericht genannt wurden, als Kind waren es Spaghetti mit Thunfisch gewesen: die spanischen Vorspeisen bestehen vielfach aus Kartoffeln und Öl – die Neigung zu Kohlehydraten hat sich also fortgesetzt (Frage 19).
- Das ist typisch: Die meisten Menschen ernähren sich am Wochenende anders als während der Woche. Es wäre jedoch wichtig, sich an jedem Tag genügend Zeit für die Mahlzeiten zu nehmen (Frage 24).
- Auf das Essen vor dem Fernseher verzichten – die Speisen sollen bewusst eingenommen werden, damit ein Genussgefühl entstehen kann. Auch wenn niemand da ist, der mit einem isst, sollte man sich an einen gedeckten Tisch setzen und sich nur auf die Speisen konzentrieren. Statt Fernseher lieber eine Lieblingsmusik in den CD-Player legen (Frage 25).

- Marmelade mit Brot übersäuert! Während der Entgiftung grundsätzlich darauf verzichten (Frage 26).
- Die Antworten auf die Fragen 27 bis 29 sind völlig okay, ebenso 30, da die Studentin zu wenig Geld hat, um sich öfter frischen Fisch zu kaufen.
- Auf Margarine verzichten, da sie gesättigte Fettsäuren enthält; der Körper braucht mehr ungesättigte Fettsäuren, die den Stoffwechsel arbeiten lassen, am besten sind pflanzliche Öle wie Olivenöl (Frage 31).
- Tiefkühlkost ist immer noch besser als ein Burger; am besten keine eingefrorenen Fertiggerichte kaufen, sondern nur Monoprodukte (Spinat, Erbsen) verwenden – sonst besteht die Gefahr von chemischen Zusätzen (Frage 32).
- Erfrischungsgetränke sind nicht zu empfehlen, da sie einen hohen Zuckeranteil (und damit auch viele Kalorien) haben (Frage 33).
- Fitnessprogramm ist in Ordnung, nur darauf achten, dass wirklich regelmäßig Sport gemacht wird (Frage 38 bis 41).

Mein Coachziel war es gewesen, die Klientin ganz langsam von den Kohlehydraten wegzubekommen, sie an mehr Gemüse (nicht nur die einzelne Karotte nebenbei!) und Obst – was sie hasste – heranzuführen. Es gelang – Herpes, Erkältungen und das Gefühl, überfordert zu sein, waren nach einem dreiviertel Jahr kein Thema mehr.
Ich schaue mir die Antworten immer sehr genau an. So weiß ich, dass beispielsweise eine Person, die zu viel Fleisch isst (Frage 1), sich der Gefahr aussetzt, Gicht und Rheuma zu bekommen. Grundsätzlich achte ich hier bei einer Entgiftung darauf, dass der Fleischkonsum reduziert wird. Sehe ich dagegen, dass der Verbrauch von Gemüse zu gering ist (Frage 8), versuche ich entsprechend entgegenzuwirken. Nichts entschlackt und entsäuert so sehr wie stark basisches Gemüse. Menschen mit Lieblingsgerichten (Frage 18) haben überhaupt eine Neigung, immer nur das Gleiche zu essen. Ihnen versuche ich Lust auf vielfältige Gerichte zu machen. Und wer keine Zeit erübrigt, in Ruhe seine Mahlzeiten zu sich zu nehmen (Frage 25), dem kann ich beim Wunsch einer Gewichtsreduktion sofort sagen, dass dies nur dann gelingen wird, wenn er nichts mehr hastig runterschlingt und damit seinen Körper übersäuert.

Die neue Ess-Klasse

Ich kann einem Menschen, der zu mir kommt, nicht ein Leben lang sagen, was er zu essen hat. Daher gehe ich mit vielen meiner Kunden auf den Markt, in Supermärkte und Naturkostläden. Dann geht`s los mit richtiger Warenkunde – und zwar erst ganz praktisch: Obst und Gemüse werden angefasst, angeschaut und miteinander verglichen, natürlich wird auch daran gerochen. Verpackte Waren werden genauestens inspiziert, was steht auf den Labels drauf, welche Inhaltsstoffe haben die jeweiligen Lebensmittel. Ich habe dabei festgestellt, dass viele das kaufen, was sie seit Kindertagen kennen. Dass sich aber das Produkt seitdem verändert hat, dass da vielleicht nur noch Konservierungsstoffe drin sind, das wird von den meisten nicht wahrgenommen.
Es gibt bei mir keine Verbote, kein Schwarz-Weiß-Denken. Leben ist ein Zusammenspiel aus vielen Nuancen. Wenn es unbedingt Dosentomaten sein sollen, bitte schön! Dennoch weise ich darauf hin, dass Tomaten im Glas möglicherweise besser sind. Eine Dose wird aus Metall hergestellt. Zwar heißt es immer, sie sei mit einer schützenden Legierung ausgekleidet, aber dennoch weiß man nie, wie viele schädliche Partikelchen den Weg in die Dose gefunden haben. Glas ist da in jedem Fall neutraler. Mein Königsweg lautet verständlicherweise: „Mach`s dir doch frisch".
Ich will aber die Leute nicht bekehren oder ihnen Dogmen servieren. Freiheit, die ich auch für mich in Anspruch nehme, bedeutet, in jeder Sekunde auswählen zu können, ob ich Tomaten in Dosen, im Glas oder frische Tomaten kaufe. Ich greife selber hin und wieder zu Dosentomaten, wenn ich etwa keine Zeit habe, um einen Sugo aus frischen Tomaten zu machen. Aber ich mache es nur in Ausnahmefällen. Ich koche auch zusammen mit meinen Kunden und zeige ihnen zum Beispiel, wie unterschiedlich Tomatengerichte schmecken, wenn man aromatische frische Sorten wählt oder blasse, wässrige aus dem Blechbehälter.
Lust auf einen Hamburger? Kein Problem! Sie sollten nur nicht vierzig Jahre lang jeden Tag einen verspeisen.

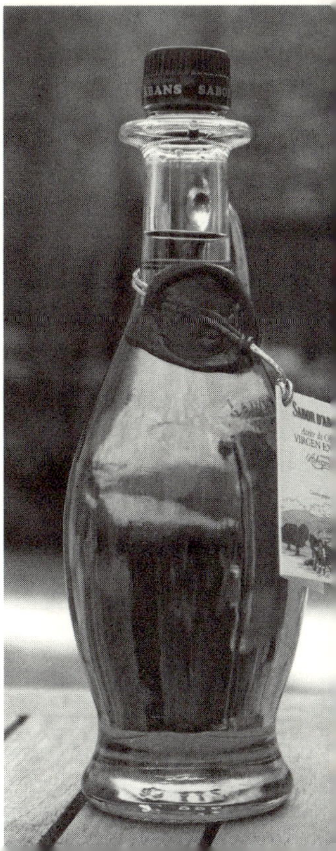

interview

Katja, Stuttgart, 30 Jahre

Eine Arbeitskollegin empfahl mir Caroline Bienert. Sie hatte sie während einer Ayurveda-Kur auf Sri Lanka kennengelernt. Für mich war das wie eine Vorherbestimmung. Seitdem bei mir mit 23 Jahren eine chronische Polyarthritis ausbrach, war ich nach einem langen Leidensweg sehr verzweifelt. Diese rheumatische Erkrankung ist wohl erblich, sie greift das körpereigene Gewebe an, insbesondere richtet sich die körpereigene Abwehr gegen die Gelenkinnenhaut. Innerhalb von vier Monaten konnte ich mich nicht mehr bewegen, meine Arme kaum noch anheben. Manche Leute sagten, ich solle mich nicht so anstellen, aber es ging wirklich nicht. Ich wurde dann mit Medikamenten vollgestopft, erst Cortison, dann spritzte ich mir Methotrexat und nahm danach noch ein weiteres Basismedikament ein (Pleon). Es wurde zwar besser, aber ich dachte, dass dies nicht mein Weg war, ich wollte nicht mein Leben lang mit Chemie vollgepumpt werden.

Ich versuchte es mit homöopathischen Mitteln, aber die Globuli und das Bienengift, die ich mir in die Gelenke spritzen ließ, brachten auch nichts. Alles wurde nur immer schlechter. 2001 ließ ich mir von einem Zahnarzt meine Amalgamfüllungen herausnehmen, bei einem Osteopathen machte ich anschließend eine Amalgamausleitung. Doch auch dies brachte kaum Besserung. Ein Jahr später fühlte ich mich körperlich so elend, dennoch versuchte ich voller Hoffnung in die Zukunft zu schauen. Leider beging ich den Fehler, meine Medikamente eigenhändig abzusetzen, sodass sich mein geschwächter Zustand eigentlich nur noch verstärkte. Ich kam von der Arbeit nach Hause, aß noch etwas und ging dann schlafen. Von Lebensqualität konnte da keine Rede sein. 80 Prozent meiner Energien fehlten mir, ich saß nur da und heulte. Aber aufgeben wollte ich nicht. Ich versuchte es weiter in einer Darmklinik mit Darmspülungen, dann bei einer neuen Heilpraktikerin mit Psychokinesiologie. Diese Therapie ist eine Verbindung von Körperarbeit und Psychotherapie. Mit Hilfe eines kinesiologischen Muskeltests versuchte die Heilpraktikerin einen „Dialog" mit meinem Unterbewusstsein zu führen. Zudem befragte sie auch mit einem Pendel mein Inneres und empfahl mir Chlorella-Algen, die eine entgiftende Wirkung haben sollen. Drei Jahre ging ich regelmäßig zu den psychokineologischen Sitzungen. Meiner Seele tat das gut, aber die erhofften positiven Auswirkungen auf meinen Körper hatten sie nicht. Langsam fing ich an, meinen Zustand zu akzeptieren, bis mir 2005 meine ehemalige Arbeitskollegin von Caroline Bienert erzählte.

In einem ersten Telefonat berichtete ich ihr von meiner Geschichte. Sie schickte mir daraufhin Algen, ich ihr einige Haare, die sie analysieren lassen wollte. Zwei Wochen später hatte ich ein weiteres Gespräch mit ihr. Sie sagte mir sofort, was die Haaranalyse ergeben hätte: Ich sei mit Quecksilber vergiftet, auf einer Skala von eins bis sechs würde ich auf dem Level vier sein. Das Quecksilber würde im Bindegewebe sitzen und die Stoffwechselvorgänge im Körper blockieren, es sei mithin kein Wunder, dass mein Körper nicht regenerieren könne. Ebenso sei mein ganzes Verdauungssystem in Mitleidenschaft gezogen, insbesondere meine Bauchspeicheldrüse. Das erklärte, warum ich nichts essen mochte, mich nach jeder Mahlzeit unwohl fühlte und am liebsten nur noch gefastet hätte. Zudem war mein Hämoglobinwert (Hämoglobin ist der rote Blutfarbstoff, ein wichtiger Bestandteil der roten Blutkörperchen) viel zu niedrig. Normalerweise sollte er bei einer Frau zwischen zwölf und 16 g pro 100 ml betragen, bei mir war er weit darunter, was auch ein Hinweis für Entzündungen im Körper war.

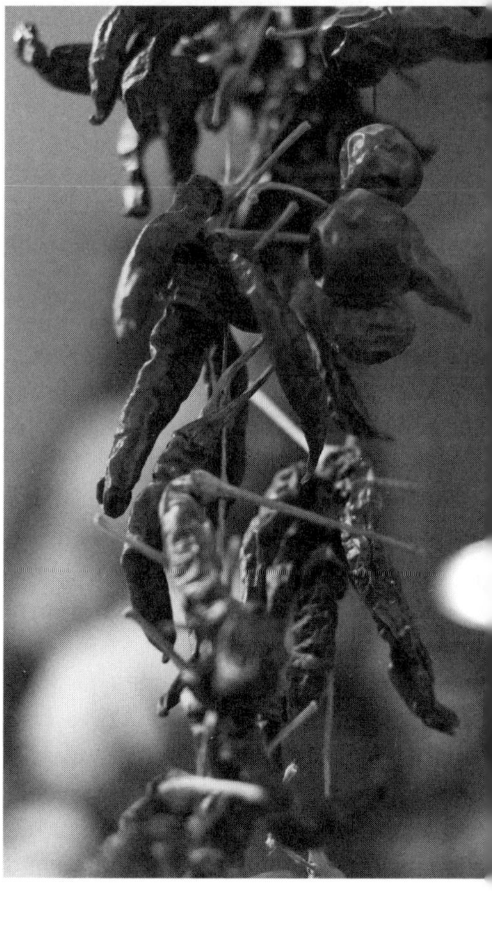

Neben den Algen bekam ich nun Enzyme, Vitamin C und Magnesium – und einen neuen Ernährungsplan: jegliches Brot wurde gestrichen, nur gekeimtes Essener Brot durfte ich essen. Kuhprodukte durfte ich nur anschauen, Kaffee war nicht erlaubt, nur Espresso. Morgens sollte ich Sojajoghurt mit saisonalen Früchten essen, insbesondere Äpfel, Birnen, tiefgefrorene Himbeeren und Heidelbeeren (wenn es keine frischen gab). Ab 12 Uhr durfte ich überhaupt kein Obst mehr essen – und sowieso nur gekochte oder gegarte Lebensmittel. Nach der Arbeit bereitete ich mir dann Vollkornnudeln mit Schafskäse und Gemüse zu

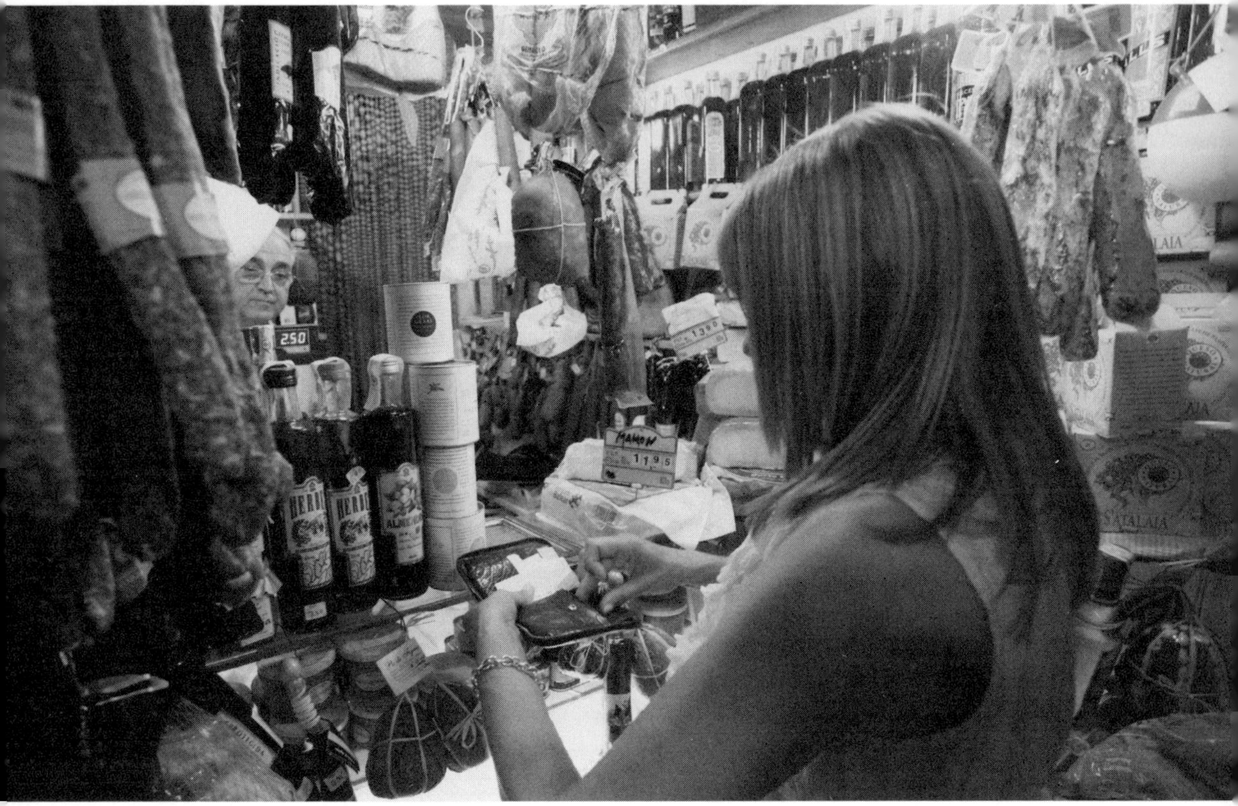

oder gebratenen Reis mit Zucchini, Auberginen und Tomaten. Meist kochte ich mir eine größere Portion, sodass ich mir am nächsten Tag davon etwas mit ins Büro nehmen konnte. Ich mache es heute noch immer so. Es macht mir nichts aus, die Nudeln kalt zu essen, Hauptsache, ich fühle mich hinterher nicht mehr völlig schlapp und unwohl. Früher ging ich gern in der Mittagspause in der Nähe des Büros zu einem Stehthailänder, aber seitdem ich weiß, dass er Glutamat verwendet und ich es nicht vertrage, bin ich ganz auf Hauskost umgestiegen. Eisern koche ich jeden Abend. Hatte ich damals Heißhunger auf etwas Süßes, dann aß ich Sojaeis oder zwei, drei Reihen schwarzer Schokolade. Immerhin durfte ich das, ohne ein schlechtes Gewissen haben zu müssen. Zwischenzeitlich gab es bei mir ein Entgiftungstief, aber als diese Phase vorüber war, ging es wieder aufwärts. Ich spürte, wie nach und nach meine Energie wiederkam, sich mein übersäuerter Körper zu regenerieren begann. Früher hatte ich viel Sport gemacht. Schwimmen, Laufen, Handball, Tennis – seit meiner Polyarthritis ging das nicht mehr, diese Sportarten waren viel zu belastend für meine Gelenke. Dennoch spürte ich wieder Lust, mich zu bewegen. Wenn das Wetter schön war, fuhr ich langsam mit dem Fahrrad umher oder machte immer längere Spaziergänge.

Mein Ziel war es, von den harten Medikamenten loszukommen, die ich in der Zwischenzeit wieder eingenommen hatte. Innerhalb eines Jahres schaffte ich es, das Methotrexat nun nicht mehr jede Woche spritzen zu müssen, sondern nur noch im Abstand von zwei Wochen, und das Pleon konnte ich von vier auf drei Tabletten täglich reduzieren. Auch mein Hämoglobinwert war nach dieser Zeit wieder hochgeklettert, mal hatte ich 11, 7, mal 11, 8, einmal sogar über zwölf. Meine Handgelenke konnte ich zwar immer noch nicht zum rechten Winkel biegen, doch sie waren insgesamt wieder beweglicher und weniger druckempfindlich geworden. Ich habe jetzt auch wieder die Kraft gefunden, weiter mit einer Krankengymnastin zu trainieren. Aber das Beste war: Die Schmerzen gingen deutlich zurück. Auf einmal gab es für mich wieder eine Lebensperspektive. Ich konnte mir vorstellen, einmal umzuziehen, ohne dabei einzig auf die Hilfe von anderen Menschen angewiesen zu sein, sogar eine Partnerschaft war keine Utopie mehr, auch wenn ich im Moment noch keine Familie gründen kann. Ich hatte wieder Freude daran, mich mit anderen Menschen zu treffen. Nur Einladungen zum Abendessen bereiten mir Kopfschmerzen. Entweder esse ich schon vorher, was auch nicht gerade gemütlich ist, oder ich bringe was mit, was ich bei den Freunden aufwärmen kann.

Wenn ich mal ein Stück Pizza esse, kriege ich gleich die Quittung präsentiert – mir geht es dann hinterher nicht so toll. Aber im Großen und Ganzen habe ich endlich einmal das Gefühl, dass mein Körper auch mal so nebenher läuft. Er ist immer weniger Zentrum meines Denkens und Fühlens. Und da ich noch mittendrin bin, das Coaching noch längst nicht beendet ist, ist das schon eine ganze Menge, was ich erreicht habe – zumal ich es nicht mehr für möglich hielt.

3 bodycheck

wir schauen genau hin

Normalerweise denken wir wenig über unseren Körper nach, da er lange Zeit schnurrt wie eine elektrische Nähmaschine. Doch wenn etwas nicht stimmt, dann macht er sich bemerkbar. Er muckt, schreit auf oder schweigt bedrohlich, etwa in Form von Schmerzen, Unwohlsein, Krankheiten, Vergiftungen, Mangelerscheinungen, brüchigen Nägeln, stumpfen Haaren, trockener, fettiger oder pickliger Haut.

Wer lernt, auf die Sprache seines Körpers zu hören und sie ernst nimmt, wer sich für den eigenen Bodytalk sensibilisiert, der erkennt die Ursachen immer besser – und kann sie entsprechend interpretieren. Grundlage dafür ist das Verständnis unseres Stoffwechsels (Metabolismus), der so individuell und einzigartig ist wie ein Gencode, und – wie ich schon erwähnte – als Schlüssel zu unserem Körper angesehen werden kann. Wenn er fehlerfrei abläuft, geht es uns gut, wir nehmen ab, ohne auf eine Mahlzeit verzichten zu müssen, sehen toll aus und leben voller Energie und damit besser.

Um mehr über ihn zu erfahren, bringt die Auswertung meines Fragebogens erste Ergebnisse, zeigt, wo Handlungsbedarf besteht. Es ist der gelungene Beginn zu einer Lebensumstellung. Eine Vertiefung dieses Einstiegs wird aber erreicht von einer Haar-Mineral-Analyse.

Haar-Mineral-Analyse

Eine Haar-Mineral-Analye kann Ihnen spannende Geschichten erzählen. Geschichten über Ihren Körper, Ihre Ernährung, Ihre

Umwelt, Ihren Arbeitsplatz, also über Dinge, die für Ihre Gesundheit wichtig sind. Wenn das Haar glanzlos und spröde ist und die Frisur nicht richtig sitzt, dann schafft der Gang zum Friseur nicht unbedingt Abhilfe. Was wir oft vergessen: Das Haar ist unter anderem ein Ausscheidungsorgan des Organismus und kann daher auch Aufschluss über Ernährungsstörungen, Stoffwechselerkrankungen und Schwermetallbelastungen geben. Eine chemische Analyse der Haare kann somit die Versorgung mit Mineralstoffen und Spurenelementen oder eine eventuelle Belastung des Organismus durch toxische Schwermetalle feststellen. Da Mineralstoffe und Spurenelemente für die Aufrechterhaltung der Stoffwechselfunktionen in jeder einzelnen Körperzelle sorgen, liefert eine Haar-Mineral-Analyse wertvolle Hinweise über die Qualität unseres Stoffwechsels. Mangelt es an lebenswichtigen Stoffen oder sind schädliche Substanzen erhöht, kann das zu vielen Störungen führen, etwa zu Konzentrationsschwäche, Müdigkeit, Infektanfälligkeit oder Hautproblemen.

Wenn nur ein Teil dieser komplexen Kette versagt, können Probleme auftreten, die manchmal nur schwer zu erkennen sind. So kann etwa ein Mangelzustand verzeichnet werden, obwohl man sich vollwertig ernährt hat: Wenn beispielsweise unserem Körper die benötigten 100 bis 300 Milligramm von dem essenziellen Mineralstoff Kalium fehlen (der tägliche Bedarf des Menschen liegt bei ungefähr zwei Gramm, kaliumreiche Lebensmittel sind unter anderem Pilze, Bananen, Bohnen, Chili, Käse, Spinat und Kartoffeln), wird unsere Haut trocken, die Verdauung streikt, Schlaflosigkeit und Nervosität können sich bemerkbar machen.

Ein solches Ungleichgewicht bedeutet permanenten Stress für den Körper, oft gerät das ohnehin schon überlastete Immunsystem eines Menschen vollends ins Schleudern. Im Blut ist dieser „Stress" meist nicht zu erkennen. Der Organismus kann solche Fehlentwicklungen nämlich relativ lange kompensieren, indem er benötigte Stoffe aus eingelagerten Reserven abbaut, wie etwa fehlendes Eisen aus Leber und Muskeln zieht.

Aber viele Menschen haben nicht nur einen gestörten Mineralhaushalt, sondern sind obendrein mit Schwermetallen wie Blei, Aluminium, Nickel oder Quecksilber belastet, die durch Luft,

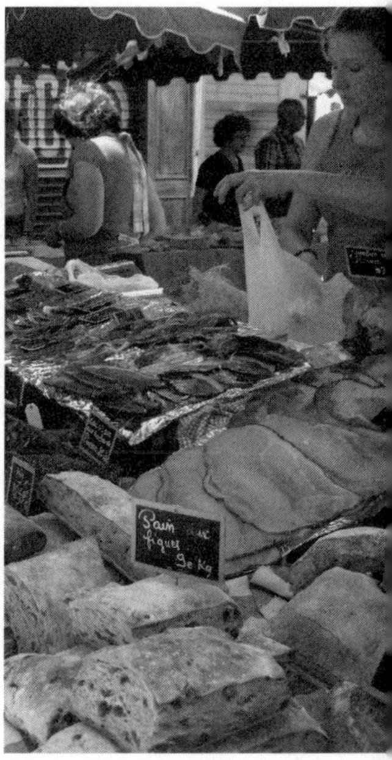

Wasser und die Nahrung aufgenommen werden. Und durch eine Haar-Mineral-Analyse lassen sich exakt die Werte des Mineralhaushalts und der Belastung durch Schadstoffe im Körper feststellen. Aus diesen ermittelten Werten lassen sich, zusammen mit den feststellbaren Symptomen, gewisse untrügliche Rückschlüsse auf die körperliche Verfassung ziehen.
Mit der Haar-Mineral-Analyse, einer Spektralanalyse, steht ein einfacher Test zur Verfügung, der mir als Food-Coach also zusätzliche Ergebnisse liefert. Wer sich von mir coachen lässt, kann ihn machen, er ist aber keine notwendige Voraussetzung. Dieser Test ist ein Instrument, um meine Arbeit einfacher und gezielter angehen zu können, es reicht aber auch das meist zweistündige Analysegespräch. Danach habe ich mir ein Bild von dem Menschen gemacht, und es entwickelt sich eine Vorstellung von einem Programm, das speziell zu der entsprechenden Person passt. Habe ich aber beispielsweise den Verdacht, dass die Person unter Schwermetallen im Körper leidet, dann kann die Haar-Mineral-Analyse diesen bestätigen. Aber nicht nur das, sie kann mir auch noch detailliert darüber Auskunft geben, welche Schwermetalle in welcher Kombination vorliegen, gerade wenn sie sich über einen längeren Zeitraum angesammelt haben.
Eine Klientin, die zu mir kam, sagte, ihr Arzt hätte festgestellt, dass sie unter Eisenmangel litte und ihr deshalb Eisentabletten verschrieben. Seit sie diese nehmen würde, ging es ihr aber überhaupt nicht besser, im Gegenteil, eher noch schlechter. Ständig würde sie sich müde, schlapp und kaputt fühlen. Die Haaranalyse brachte das Ergebnis, dass sie nicht an Eisenmangel litt, sondern ihre Eisenspeicher komplett voll waren, diese das Metall also gar nicht mehr resorbieren konnten. Folglich verschlimmerte sich dadurch die ohnehin bestehende Schieflage in ihrem Mineralienhaushalt.
Haare haben die Fähigkeit, bestimmte Stoffe über lange Zeit zu speichern, sie sind in ihnen gleichsam eingeschweißt. Insbesondere die Farbstoffe beziehungsweise die Pigmente reichern körperfremde Substanzen, die dem Organismus zugeführt werden, in hohem Maße an. So weiß man: Wer dunkles Haar hat, kann einige Stoffe besonders gut einlagern, Reste von Drogen etwa, in dieser

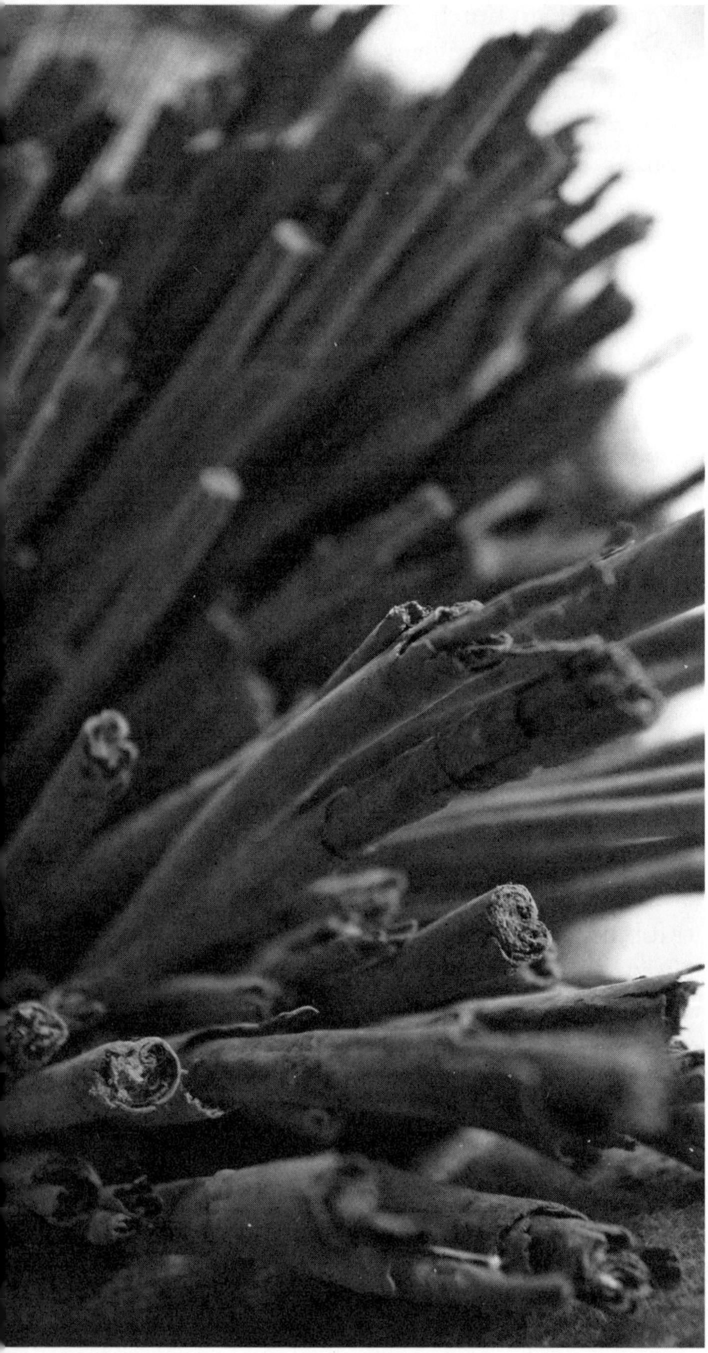

Hinsicht haben Blonde bessere Chancen, bei einem entsprechendenden Nachweis ungeschoren davonzukommen. Mit jedem Zentimeter Haar wächst dieses Informationsarchiv. Besonders in der Gerichtsmedizin konnte sich die Haaranalyse durchsetzen, denn mit Hilfe der Haare kommt sie Drogensündern und so manchem Giftmord auf die Spur.

Aber nicht nur hier wirkt die Haar-Mineral-Analyse hilfreich. Gerade Menschen, die jahrelang an chronischen Beschwerden leiden, ahnen oftmals nicht, dass die Ursache ihres Leidens an einem gestörten Mineral- und Spurenelementhaushalt liegt. Wichtig ist dabei natürlich, dass man über das Zusammenspiel dieser Elemente genügend Wissen mitbringt, um die Daten auszuwerten und im positiven Sinne korrigierend eingreifen zu können. Denn wenn das Gleichgewicht im Körper nicht wiederhergestellt wird, kommt es zu weiteren „Entgleisungen“. So weiß man heute etwa, dass über 70 Prozent aller Kinder, die an Neurodermitis erkranken, Aluminiumwerte im toxischen Bereich haben. Die Haar-Mineral-Analyse wurde vor über 30 Jahren in den USA entwickelt. Sie ist dort wesentlich populärer als in Deutschland, und wird von vielen Ärzten angewendet, um bestimmte Substanzen, die sich im Gewebe angesammelt haben, nachzuweisen. Der Vorteil bei dieser Analyse ist, dass sie gegenüber den üblichen medizinischen Laboruntersuchungen wie ein Archiv oder ein chemisches Tagebuch funktioniert, da sie über gespeicherte Langzeitinformationen Aufschluss gibt. Blut und Urin beispielsweise können immer nur den Ist-Zustand eines körperlichen Zustands aufzeigen, einschließlich der tagesaktuellen Schwankungen der vorhandenen Nährstoffe. Ein Blutspiegel kann also völlig unauffällig sein, obwohl den Knochen Kalzium fehlt oder zu viel Quecksilber im Gewebe eingelagert ist. Haare können dagegen Auskunft geben, etwa über einen Mangel an dem Spurenelement Zink – und zwar über die letzten Wochen, Monate, sogar Jahre hinweg. Ärzte haben dadurch auch eine hervorragende Grundlage, um präventiv vorzugehen. Sie können also ihre Aufmerksamkeit darauf richten, Krankheiten oder Beschwerden vorzubeugen, anstatt einfach die Symptome einer Krankheit zu behandeln.

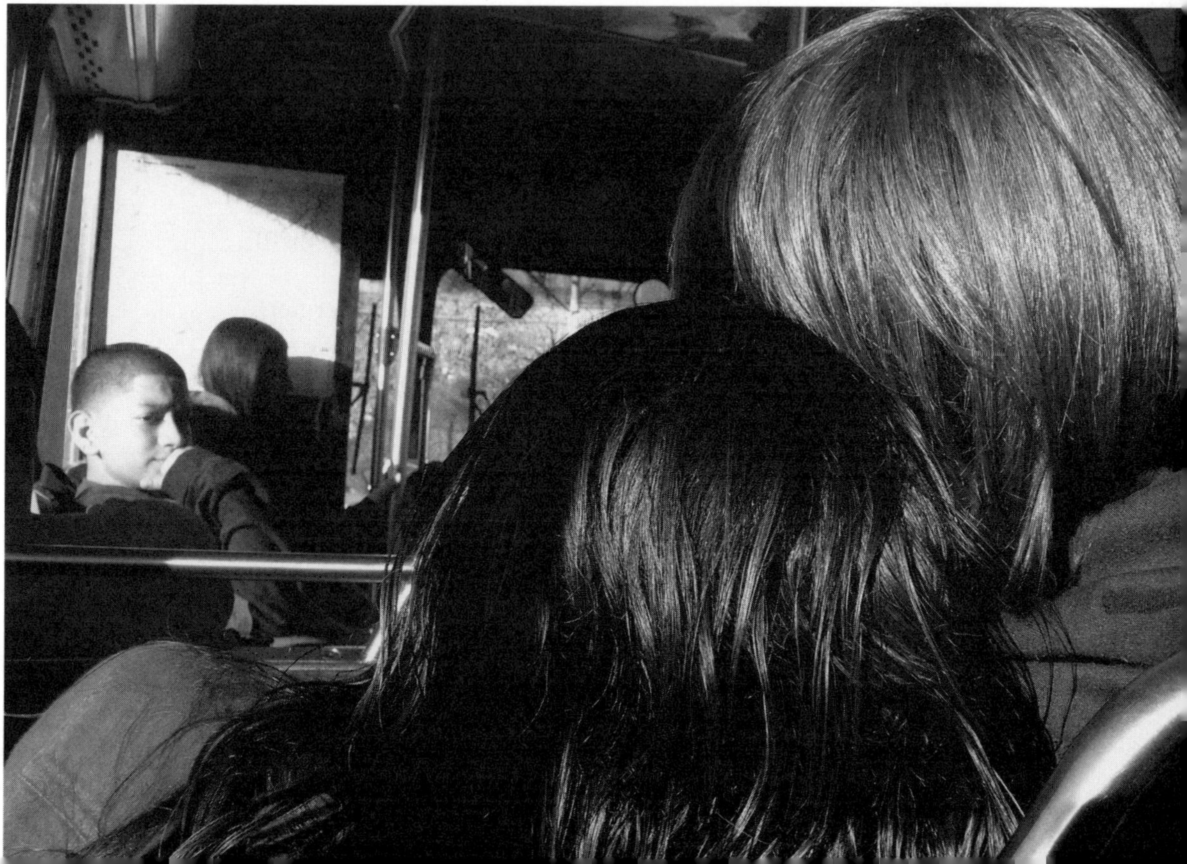

Die Untersuchung wird in einem Speziallabor gemacht, ich arbeite mit einem Institut in England zusammen. Insgesamt benötigt man für die Analyse ungefähr 250 Milligramm Haare, sie sollten drei Zentimeter lang sein und als Strähne (es können auch mehrere Stellen sein) hautnah an einer Stelle am Hinterkopf abgeschnitten werden. Die Probeentnahme für eine Haaranalyse ist also absolut einfach und schmerzfrei. Sind die Haare gefärbt oder dauergewellt, kann dies die Ergebnisse verfälschen, weil die verwendeten Chemikalien Eingang in die Analyse finden. Im Labor werden die Haare gewaschen, in Salpetersäure oder mit Mikrowellen aufgelöst, anschließend verflüssigt in ein Spezialgerät gegeben. Die so genannte Emissions-Spektralanalyse ergibt dann Daten über das Vorhandensein und die Menge der im Körper abgelagerten Mineralstoffe und Spurenelemente wie Kalzium, Magnesium, Eisen, Zink, Jod, sie gibt Auskunft über Schwermetalle und Schadstoffe wie Quecksilber, Blei oder Arsen, aber auch über Vitamine, Hormone, Aminosäuren, Verdauungsenzyme, Allergene, Lebensmittel-Zusatzstoffe (wie Natriumaluminiumphospat, Benzolsäure und Amminoglutamat), Umweltgifte (Amalgam), Elektrosmog. Hinzu kommt eine Analyse der Mikrobiologie, also der aufzufindenden Bakterien, Pilze, Viren, Parasiten, des Säure-Basen-Haushalts, des Harnhaushalts, des Lymphsystems, der Verdauungsorgane, des Bewegungsapparates sowie von Haut, Haaren und Nägeln.

Meine Klienten erhalten die Auswertung meist zehn bis vierzehn Tage nach Abgabe der Haare. Diese wird dann von mir in einem Gespräch Punkt für Punkt interpretiert.

Die Ursachen vieler Beschwerden wie Schlaflosigkeit, Allergien, chronische Müdigkeit, Unwohlsein, diffuse Schmerzen können nicht immer schulmedizinisch begründet werden. Oft wird dies erst durch den Nachweis toxischer Elemente erklärbar. Da zahlreiche Studien gezeigt haben, dass Mineralstoffe und Spurenelemente in einer gegenseitigen Abhängigkeit stehen, kann die Einnahme von Mineral- und Spurenelementprodukten (zum Beispiel Kalzium, Magnesium und Selen), ohne die genauen Werte des körpereigenen Mineralstoff- und Spurenelementehaushalts zu kennen, nutzlos oder sogar schädlich sein. Auf den ersten Blick

mag es sinnvoll erscheinen, zusätzlich zur Nahrung täglich eine Hand voll Vitamin- und Mineraltabletten zu schlucken, auf den zweiten Blick stellt sich jedoch die Frage nach dem Zusammenwirken dieser mit all den anderen Elementen im Körper – und schon sollte man vorsichtiger werden. Außer Zweifel steht, dass Mineralstoffe wie Kalzium, Magnesium, Natrium, Kalium, Eisen, Kupfer, Jod, Zink und Chrom für das ordnungsgemäße Funktionieren der biochemischen Abläufe im Körper notwendig sind, bei verschiedenen anderen Elementen wie Molybdän (ein Spurenelement und wie Eisen ein Schwermetall), Phosphor, Selen, Silizium und Zinn wurde zwar eine biologische Wirksamkeit festgestellt, aber die Erkenntnisse sind immer noch sehr spärlich. Elemente wie Arsen, Cadmium, Quecksilber, Nickel, Blei und Thallium sind eindeutig toxisch, wobei letztlich die Dosis entscheidend ist, wann ein Stoff im Körper zum Gift wird.

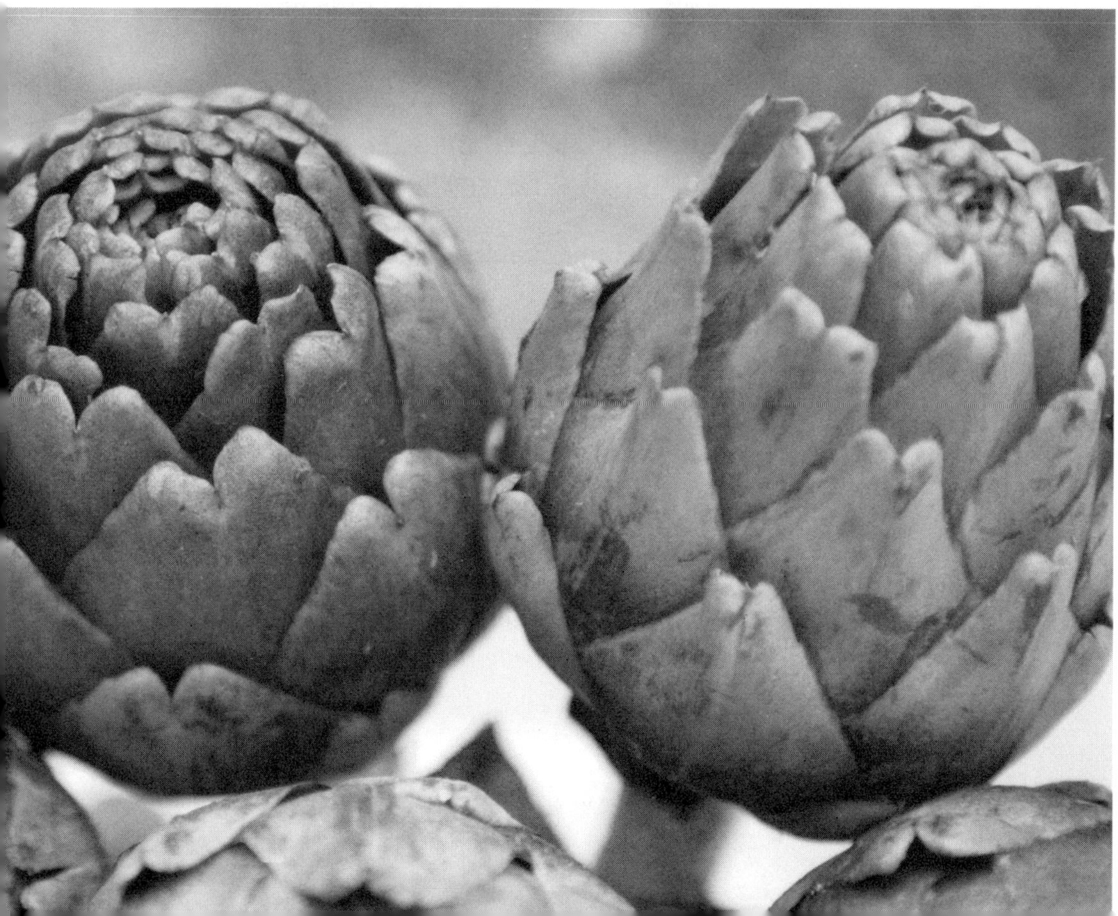

Worüber kann die Haar-Mineral-Analyse Aufschluss geben?

Kalziummangel	kann zu Menstruationsbeschwerden, Nervosität, Knochenschwund und Schlaflosigkeit führen
Magnesiummangel	verursacht möglicherweise Herzprobleme, nervöse Erkrankungen, Magen-/Darmerkrankungen; kann auch eine Begleiterscheinung einer Schilddrüsenerkrankung sein
Kaliummangel	verursacht Energielosigkeit, Muskelschwäche, Verdauungsschwierigkeiten, Nervosität; kann im Zusammenhang mit Magnesiummangel zu Herzrhythmusstörungen führen
Eisenmangel	kann durch Kupfermangel oder -überschuss verursacht werden und führt in schwereren Fällen zu Atemlosigkeit und Schwächeanfällen
Kupfermangel	kann unter anderem Schwächeerscheinungen, Lebererkrankungen, Wachstumsstörungen und Bauchspeichelfunktionsstörungen bedingen
Manganmangel	verringert unter anderem die Zuckertoleranz; Mangan reduziert die Allergieanfälligkeit und führt zu einer Verdauungsschwäche
Molybdänmangel	kann die Krebsanfälligkeit, insbesondere bei Speiseröhrenkrebs, erhöhen
Zinkmangel	verringert die Widerstandskraft und ist ein Faktor bei allergischen Erkrankungen wie zum Beispiel Asthma und Bronchitis; beobachtet wurden bei Männern Prostata-, bei Frauen menstruelle-, generell emotionelle Beschwerden

Selenmangel	kann Herzrhythmusstörungen verursachen, die Krebsanfälligkeit erhöhen und die Widerstandskraft gegenüber Allergien reduzieren
Aluminiumüberschuss	kann zu Verdauungsbeschwerden, Energieverlust, übermäßiger Körperausdünstung und Verhaltensänderung führen
Bleiüberschuss	mögliche Folgen: Koliken und Erbrechen, Apathie, Überreizbarkeit, Magersucht, Lernschwierigkeiten, Hyperaktivität, Kopfschmerzen, Gelenkschmerzen, epileptische Anfälle
Kadmiumüberschuss	verursacht hohen Blutdruck und Arteriosklerose, kann zu Nierenerkrankungen führen, zu Hyperaktivität bei Kindern, zu einer reduzierten Widerstandskraft, zu verringerter Stillfähigkeit; nicht selten treten Hauterkrankungen auf
Nickelüberschuss	löst Kopfschmerzen, Brechreiz, Hauterkrankungen und Asthma aus; erhöht aller Wahrscheinlichkeit nach die Krebsrate und wurde mit Herzinfarkt und Gebärmutterkrebs in Verbindung gebracht
Quecksilberüberschuss	führt vielfach zu Appetit- und Gewichtsverlust (oder zur Gewichtszunahme), Zahnfleischentzündung und Zahnverlust; verursacht starkes Zittern, emotionelle Störungen, Depressionen, Erbrechen, Hauterkrankungen und Nierenschwäche

Der Stoffwechsel ist alles

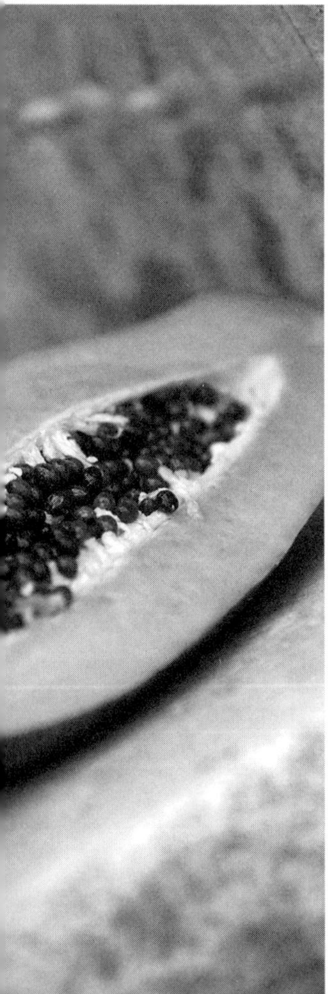

Alle Vorgänge im Körper beruhen auf biochemischen Reaktionen. Ständig werden Stoffe aufgenommen, abgebaut oder ausgeschieden. Alles ist auf ein Kommen und Gehen ausgerichtet, nichts wird für die Zukunft gehamstert. Da ist der Körper anders als der Mensch in seinem Handeln. Der Stoffwechsel umfasst die Gesamtheit dieser biochemischen Umwandlung von Stoffen sowie die Ausscheidung von Stoffwechselendprodukten. Vorgänge wie die innere und äußere Atmung, Transportvorgänge im Organismus und Ernährung dienen dem Aufbau und der Erhaltung der Körpersubstanz (Baustoffwechsel) wie auch der Energiegewinnung (Energiestoffwechsel) – und damit der Aufrechterhaltung der Körperfunktionen. Motoren für alle Stoffwechselvorgänge sind die Enzyme, wobei jedes eine spezielle Funktion hat. Klingt kompliziert, ist es auch.

Es ist deshalb nur zu verständlich, dass bei dieser wunderbaren Hightech-Maschine auch immer mal wieder etwas schiefgehen kann. Das „Puzzle" Mensch muss sich nämlich ständig wieder neu zusammensetzen. Sind einzelne Teile kaputt oder fehlen, so ergibt sich eine andere Situation – der Mensch kann von einem Tag auf den anderen an Konzentrationsunfähigkeit oder an einem plötzlichen Gefühl von Hinfälligkeit leiden. Jeder kennt die spontanen und oft nicht erklärbaren Umschwünge in seinem Körper. Oder denken Sie auch daran: Einer der wichtigsten Risikofaktoren für koronare Herzkrankheiten wie Herzinfarkt oder Schlaganfall ist ein ungünstiger Fettstoffwechsel im Blut.

Je „kontaktfreudiger" also unsere biochemischen Verbindungen sind, die wir mit der Nahrung aufnehmen, desto effektiver funktioniert alles im Körper, alles ist im Lot. Auf der Basis eines solchen Stoffwechsels bereitet es kaum Schwierigkeiten, beispielsweise die eigene Figur zu optimieren, und zwar ganz ohne Hungern und Darben. Mit dem Schlüssel zu Ihrem persönlichen Bodycode können Sie Ihren Stoffwechsel auf Fettverbrennung schalten, die Eiweißenzyme motivieren, lebenswichtige Vorgänge zu beschleunigen, den Metabolismus grundsätzlich anregen und ankurbeln, um die Arbeit der Nerven- und Muskelzellen zu

beeinflussen. Die Bedeutung des Stoffwechsels für unser Wohlbefinden wird oftmals so grundsätzlich missachtet, obwohl ohne ihn überhaupt nichts geht.
Eine lange Reise über unwegsames Gelände kann Ihr Auto überstrapazieren – falls es nicht gerade ein Landrover oder ein anderer Tourenwagen ist. Ist es also zu gewissen „Überreizungen“ gekommen, muss genau geklärt werden, was zu tun ist, um den Wagen wieder auf Vordermann zu bringen. Ähnlich sollten Sie Ihren Bodycode analysieren. Gibt es da nicht etwas, über das Ihr Stoffwechsel außer Fahrt geraten ist? Etwas, das Ihnen nicht guttut, wie etwa ein Hamburger einem Vegetarier? Nur mit dem Unterschied, dass Sie es nicht unmittelbar merken? Wir alle kennen Situationen, die Hektik verbreiten, sie werden eher mehr als weniger: Im Büroalltag gibt es deshalb zum Mittag nur ein Sandwich, und das auch nur im Stehen. Und wenn man sich doch dazu hingesetzt hat, dann möglichst keinen halben Meter vom Schreibtisch entfernt. Man will durch das Essen keine Zeit verlieren und erledigt noch so manche Dinge nebenher. Da telefoniert man mit der Buchhaltung, liest im Computer noch mal die angestrebten Bilanzzahlen oder geht die letzten Präsentationsvorschläge durch. Sie können sicher sein, dieses Sandwich wird keinen Benefit für Sie haben. Selbst der ausgeklügeltste Salatteller wäre reinste Verschwendung. Auf diese Weise findet nämlich nicht das statt, was Nahrungsverwertung genannt wird, die Ihnen und Ihrem Körper von Nutzen sein könnte. Nicht einmal Ihr Hungergefühl wird gesättigt, das haben Sie sicher auch schon bemerkt, irgendwie denken Sie in den nächsten Stunden immer an ein schönes Steak oder an Parmaschinken mit Melone. Und schon gar nicht werden durch ein solches Verhalten Ihre Batterien aufgeladen.
Ein Körper benötigt mehr als nur die schlichte Aufnahme von Nahrung. So kann ein kleines Mittagessen im Sitzen und außerhalb der Büroräume Ihren gesamten Tagesablauf verbessern, sodass Sie sich durchgehend fitter und energiegeladener fühlen. Einen Business-Lunch können Sie als Erholungs- und Konzentrationssteigerungsphase vergessen. Er ist meist anstrengend und führt nicht dazu, dass Ihr Körper beim Essen regeneriert. Doch

erst dann ist er in der Lage, die wichtigen Stoffe, die durch das Essen aufgenommen werden, zu absorbieren. Nur so wird es Ihnen möglich sein, den ganzen Nachmittag hindurch ohne das berühmte Leistungstief kreativ zu sein.

Gerade Männer haben, wenn sie nicht mehr 20 sind, oftmals unter Müdigkeit, verstärkt sogar unter dem Burn-out-Syndrom zu leiden. Der unausgeglichene Blutzuckerspiegel wird gern mal mit der schnell verfügbaren Tafel Schokolade oder einem Riegel, der angeblich die verbrauchte Energie sofort zurückbringt, auf Touren gebracht. Ein junger Mensch kann das wunderbar kompensieren, zumal Männer von Natur aus einen besseren Stoffwechsel haben als Frauen. Sicher ein Vorteil, aber nicht ohne die berühmte Schattenseite. Denn das führt dazu, dass sie sich jahrelang um die „Inspektion“ drücken. Man merkt ja nicht unbedingt, dass im Innern etwas falsch tickt. Aber jahrelanger Missbrauch kann bedeuten, dass plötzlich die Feuerwehr gefragt ist: Beispiel Bluthochdruck – ein Zeichen dafür, dass der Körper nicht mehr optimal versorgt ist, der „Druck“ insgesamt zu groß geworden ist.

Aber auch junge Frauen, die einem Dauerstress ausgesetzt sind, fühlen sich immer mehr wie Greisinnen. Ein Anti-Aging-Mittel muss her, ist dann oftmals der erste Gedanke. Wahllos werden dann beispielsweise in der Folge bestimmte Vitamine und Mineralstoffe eingenommen, die von den Medien als Jungbrunnen deklariert werden. „Zellerneuerung“ ist das Zauberwort der Stunde – und keiner denkt darüber nach, dass es diese gar nicht geben kann. Ei- und Spermazelle haben sich einmal zu einer Zelle vereinigt, daraus sind Kopien von Kopien von Kopien entstanden. Plötzlich „neu“ entstehende Zellen – das ist kompletter Humbug.

Frauen haben einen langsameren Stoffwechsel als Männer, was daran liegt, dass sie Kinder zur Welt bringen können. Wäre ihr Metabolismus schneller, würde sich das auf die Zellteilung des Fötusses negativ auswirken. Entsprechend können Männer auch mehr trinken, ohne gleich die fatalen Konsequenzen zu spüren.

Meine Erfahrung hat gezeigt, dass es bei Männern einfacher ist, ihren Stoffwechsel umzustellen als ihre Gewohnheiten, bei Frauen ist es dagegen eher umgekehrt. Doch wenn er bei Ihnen einmal in die Gänge gekommen ist, dann können auch Sie viel erreichen.

Einmal kam ein Paar zu mir, das gecoacht werden wollte. Beide wollten um die zehn Kilogramm abnehmen. Der Mann hatte zuvor einen leichten Schlaganfall gehabt, was ihn sehr motivierte, etwas für sich zu tun, entsprechend locker ging er die ganze Sache an – eine ideale Voraussetzung für mein Programm. Die Frau wiederum war noch von einer Chemotherapie gezeichnet, der sie sich aufgrund einer Krebserkrankung unterziehen musste. Durch dieses schwere Leid der vergangenen Zeit war sie sehr angespannt.

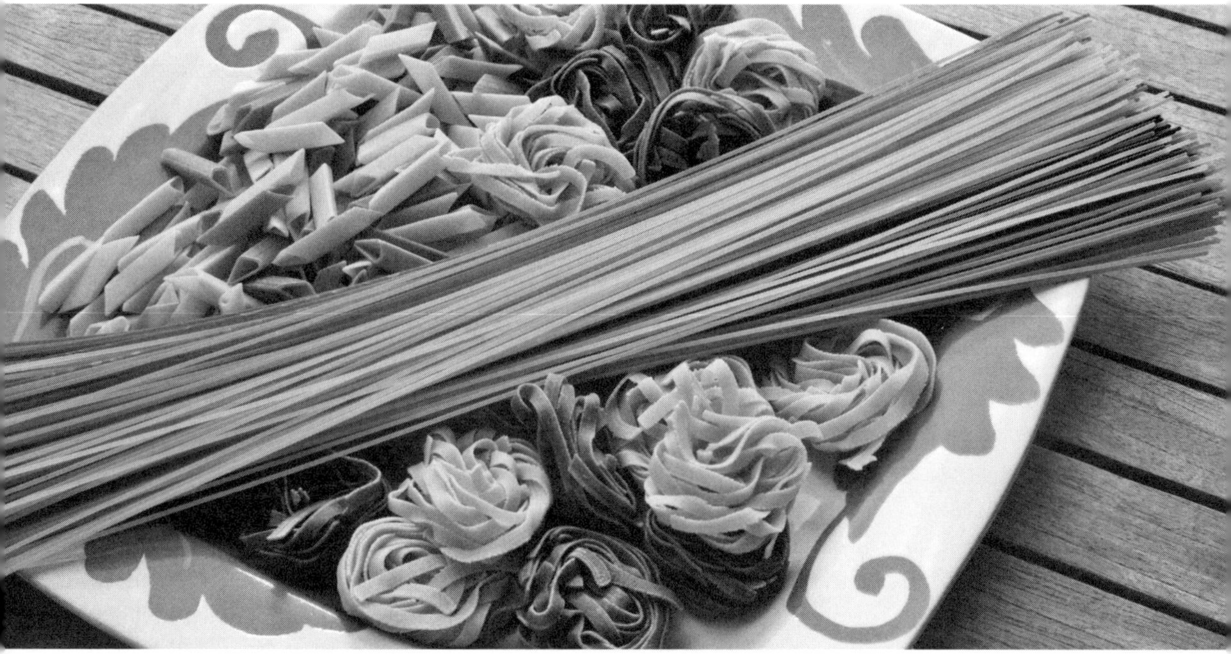

Nach zwei, drei Monaten hatte der Mann etliche Kilos verloren, die Frau dagegen kein einziges. Sie stoppte das Programm, obwohl sie mit Sicherheit auch ihr Ziel erreicht hätte, wenn sie noch etwas Geduld gehabt hätte. Leider durfte auch ihr Mann nicht mehr zu mir kommen, dabei hatte es ihm so gutgetan. Es passiert aus meiner Erfahrung aber sehr selten, dass eine Frau ihren Mann nicht weiter unterstützt, meist sind es eher die Männer, die auf das Durchhaltevermögen ihrer Partnerinnen neidisch sind.

Retter in turbulenten Zeiten: Enzyme

Das Wort „Enzym" kommt aus dem Griechischen und bedeutet übersetzt „Sauerteig". Früher gebrauchte man auch den Begriff „Ferment". Ein Enzym ist ein Protein, das eine chemische Reaktion katalysiert, also beschleunigt, deshalb spielen sie im Stoffwechsel eine Hauptrolle. Fast sämtliche biochemischen Reaktionen – von der Verdauung bis zum Kopieren der Erbinformation – werden von Enzymen gesteuert. Fehlt ein Enzym oder ist es etwa durch einen Vitaminmangel nicht aktiv, kann es zu schweren Stoffwechselstörungen (wie etwa Fettleibigkeit) kommen. Viele Vergiftungen sind auf die Hemmung von Enzymen zurückzuführen, insbesondere Vergiftungen durch Schwermetalle.

Wenn die Nahrung unseren Darm passiert, dann sollen genau die für die Verdauung notwendigen Enzyme produziert werden. Aber das ist graue Theorie. In der Praxis wird nämlich ein erheblicher Anteil der Nahrung nicht abgebaut, weil entsprechende Enzyme fehlen. Die unverdauten Reste schaffen Probleme, weil der Dünndarm nur vollständig Verdautes resorbiert und diese Reste Gärungsprobleme im Körper verursachen. Man bemerkt dies ganz einfach an Blähungen beziehungsweise Durchfall.

Damit der Verdauungsprozess gut funktioniert und entsprechend Energie produziert wird, sollten Sie jede Spaghetti und jedes Paprikastück gut zerbeißen und einspeicheln. Sie müssen nicht gerade fünfzigmal auf jedem Bissen herumkauen, aber Sie sollten sich einfach mehr Zeit zum Essen nehmen. Wer seine Mahlzeit einfach nur herunterschlingt, dem fehlen im Nachhinein die Vitalstoffe, die zum geordneten Stoffwechsel nötig sind. Gewichtszunahme ist die Folge. Gleichzeitig signalisiert der Körper Hunger, weil ihm einiges fehlt, obwohl es an „Futter" nicht mangelt. Fangen Sie jetzt an, Kalorien einzusparen, weil Sie Ihre ideale Bikini- oder Badehosenfigur im Hinterkopf haben, dann können Sie noch so wenig Kalorien zu sich nehmen – der Zeiger Ihrer Waage schlägt keinen Millimeter nach links aus. Ihr Stoffwechsel ist in Turbulenzen geraten, verdauungsmäßig ist er nahezu am Nullpunkt angelangt, Fette und Kohlehydrate können nicht abgebaut werden. Und je weniger Sie essen, umso mehr gerät Ihr gesamter Organismus ins Stocken.

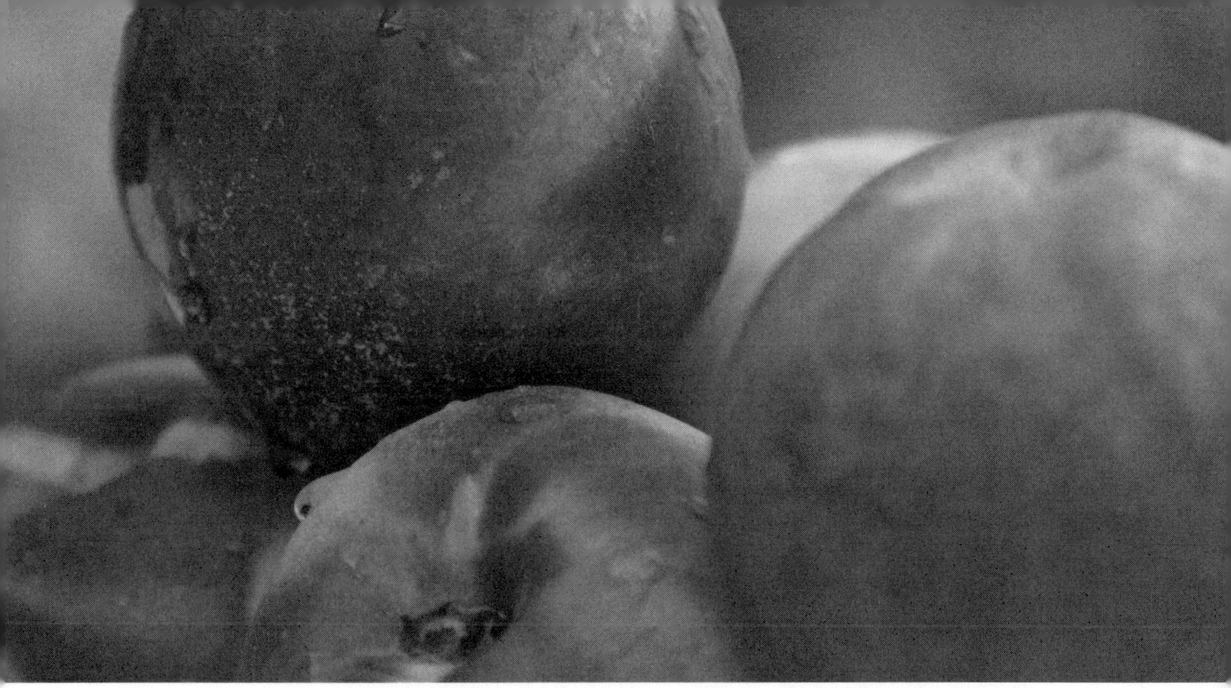

Enzyme kommen aber nicht nur im Verdauungstrakt vor, sondern auch in der Nahrung. Papain ist ein solches Enzym, das insbesondere in Papayas vorkommt und bei der Verdauung von Proteinen sehr förderlich ist. Dünsten, Frittieren, Erhitzen in der Mikrowelle, also Kochen überhaupt, zerstört leider vielfach die Aktivität der natürlichen Lebensmittelenzyme. Ernährungswissenschaftler haben aus diesem Grund den Begriff der „toten Nahrung" geprägt. Heißt das nun, man sollte ganz auf Rohkost umsteigen? Nein. Salate und rohes Gemüse sind in einer bestimmten Menge und zu einer bestimmten Tageszeit (dazu später mehr) ganz okay, aber als Soloprogramm für den Organismus eher eine Zumutung. Die Verdauung der pflanzlichen Fasern ist ein Kraftakt, eine Verschwendung an Energie. Der Körper braucht aber ausreichend Enzymreserven, um in Stresssituationen reagieren zu können, beispielsweise um eine einwandfreie Immunabwehr zu gewährleisten.

Eine elegante und wenig bekannte Alternative sind Nahrungsenzyme, die rein pflanzlichen Ursprungs sind (meist eine Mischung aus Amylasen, Lipasen, Proteasen und Cellulasen) und in einer vegetarischen Kapsel angeboten werden. Viele meiner Klienten nehmen sie während ihrer Entgiftung ein. Sie helfen, den Stoffwechsel zu erhöhen und tragen somit zu einer natürlichen, gesunden und andauernden Gewichtsreduktion bei.

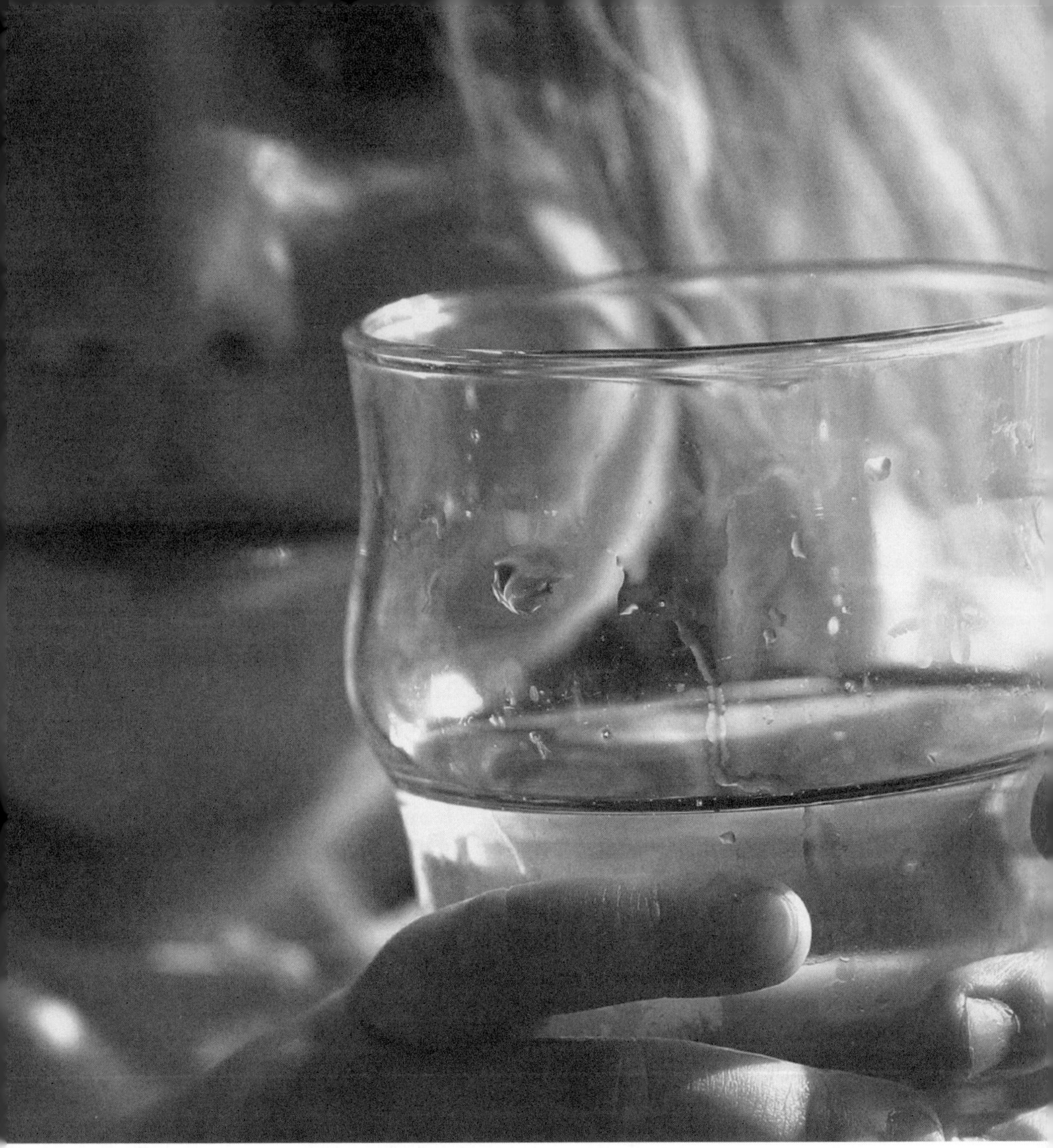

4 bodydrink

wir lassen es uns gut gehen

Reines Wasser für die Pool-Position

Um den Stoffwechsel wieder in Gang zu bringen, gibt es bei der Basisarbeit nur eines: Wasser. Alles dreht sich um dieses Element, ohne Wasser läuft gar nichts. Es gibt Lebewesen, die ohne Licht oder ohne Sauerstoff existieren können, aber keines ist in der Lage, dies ohne H_2O zu tun. Der menschliche Körper besteht – wie unser blauer Planet – aus ungefähr 70 Prozent Wasser, bei der Geburt ist es etwas mehr, im Alter etwas weniger. In unserem Organismus hat Wasser eine Transportfunktion für Sauerstoff und Nährstoffe, ebenso reguliert es die Körpertemperatur, hält das Gewebe straff und elastisch und schwemmt giftige Stoffwechselschlacken aus. Wasser, die Quelle allen Lebens, gehört zur Ernährung, was oft nicht bedacht wird. Dabei sind die meisten von uns chronisch dehydriert, weil wir nicht genügend Wasser zu uns nehmen.
Der Erfolg meines Coachings ist erst dann garantiert, wenn Sie Ihren Körper zuvor entgiften, nur durch eine gezielte Entschlackung kann er optimal und gesund funktionieren. Ihr Organismus kann aber wiederum nur grundlegend gereinigt werden, wenn Sie ihm viel und gutes Wasser zuführen. Lassen Sie beispielsweise schmutziges Wasser in der Badewanne ablaufen, dann haben Sie nachher das Problem, dass ein Rand zu sehen ist. Ähnlich bleiben Ablagerungen zurück, wenn Sie Ihrem Körper nicht ausreichend optimales, also sauberes Wasser zuführen. Sie können sich noch so gut ernähren, wenn Sie kein reines Wasser trinken, wird er niemals entgiftet. Wenn die Qualität des Zellwassers gering ist, dann sind sämtliche Abwehrkräfte des Körpers im Ungleichgewicht.

Was aber ist reines, optimales Wasser? Der Japaner Masaru Emoto untersucht seit den neunziger Jahren die biophysikalischen Eigenschaften von Wasser. Er hat nachgewiesen: Wasser ist nicht gleich Wasser. Aber er hat auch gezeigt, dass Wasser lebt und die Fähigkeit besitzt, Informationen weiterzutragen.
Dabei geht Emoto folgendermaßen vor: Er verteilt einzelne Wassertropfen aus Haushalten und unterschiedlichsten Gewässern auf kleine Schälchen und friert sie bei minus 20 Grad Celsius ein. Das Wasser gefriert auf diese Weise zu kleinen Halbkugeln mit einer winzigen Erhebung. Unter einem Mikroskop ist dann die jeweilige Wasserstruktur erkennbar: Gesundes Wasser bildet, wie Emoto herausgefunden hat, sechseckige Kristallstrukturen, krankes Wasser tut dies nicht. Gesund ist reines Quellwasser, krank fast jedes Leitungswasser, Wasser aus umgekippten Seen, Wasser, das Gifte und Medikamente enthält, das in eine Mikrowelle gestellt wurde. Einzig in Manhattan stellte der Forscher mehrfach Leitungswasser fest, das zu einer vollständigen Kristallbildung fähig war – was möglicherweise darauf zurückzuführen ist, dass dort das Wasser oft in Zisternen aus Pinienholz auf den Dächern der Häuser gelagert wird. In Japan diagnostizierte Emoto durchgehend schlechtes und verunreinigtes Leitungswasser, bedingt durch den hohen Anteil von Chlor.
Seine Annahme, dass Wasser Botschaften beinhalte, ist auch die Grundlage naturheilkundlichen Denkens. Die Homöopathie geht seit über 200 Jahren davon aus, dass Wasser in der Lage ist, Informationen zu speichern und zu transportieren. Die heilenden Substanzen werden so hoch verdünnt, dass oft kein einziges Molekül des Wirkstoffs mehr enthalten ist. Dennoch, so auch eine Studie des Schweizer Chemikers Louis Rey, habe das Wasser ein „Gedächtnis" für zuvor enthaltene Moleküle. Wenn das Wasser demnach Informationsträger ist, bedeutet das letztlich, dass in dem Kanalsystem des Körpers auch beispielsweise sämtliche Infos von verchlortem Leitungswasser, verabreichten Hormonen oder Medikamenten „gelagert" werden. Da das Wasser im Körper sich nicht von allein reinigen kann, braucht es zugeführtes, das wie eine Kläranlage dabei hilft, die giftigen Ablagerungen auszuscheiden. Je besser dieses Wasser ist, umso besser kann es diesen Ausfilterungsprozess bewerkstelligen.

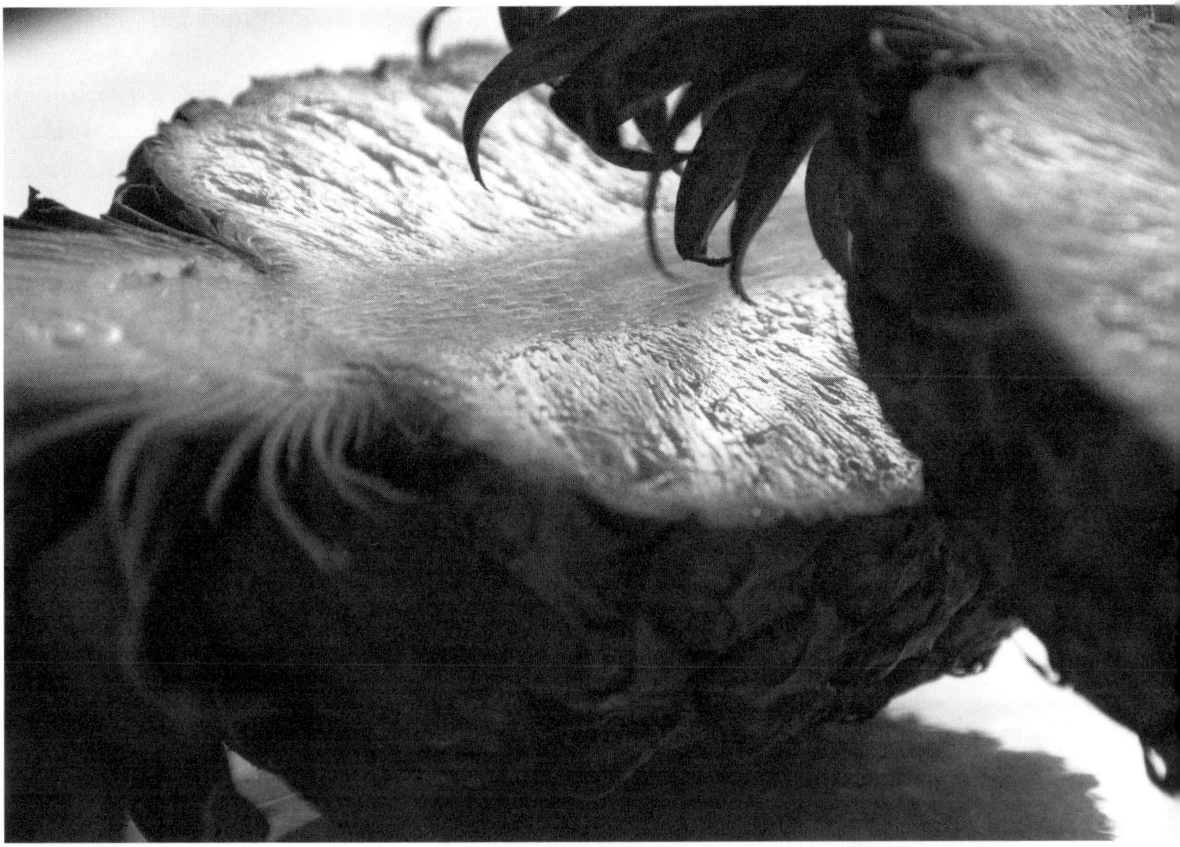

Stellen Sie sich ein Aquarium vor. Die Fische darin sind Ihre Organe. Irgendwann einmal machen die Fische schlapp, sie werden aus dem Becken genommen und in einem Nebenbehälter behandelt. Werden die geheilten Fische wieder in das Aquarium mit dem alten Wasser gesetzt, werden die Tiere eine Weile munter dort herumschwimmen – bis zum nächsten Schwächeanfall. Die Fische regenerieren sich erst dann richtig, wenn auch das Wasser im Aquarium ständig erneuert wird.

Wer es sich finanziell leisten kann, sollte bei meiner Basisentgiftung reines Quellwasser trinken. Aber auch Quellwasser ist nicht gleich Quellwasser. Wenn Sie sich näher damit beschäftigen, dann entdecken Sie im Internet kleine Abfüller von Quellwasser, die mit den großen Namen wie Evian oder Vittel auf jeden Fall konkurrieren können. Und Sie werden merken, wie unterschiedlich Quellwasser schmecken kann. Probieren Sie einfach mal verschiedene Sorten aus, Sie werden sicher ein „Lieblingswasser" darunter entdecken.

Ich hatte einmal einen Klienten, der nie Wasser trank, sondern immer nur Cola, Fanta, Kaffee, schwarzen Tee und Unmengen von Prosecco. Als er mir sagte, Quellwasser komme nicht in Frage, aber er könne sich vorstellen, mal ein Glas Leitungswasser zu testen, da war ich über diesen Fortschritt schon froh. Als Coach möchte ich die Leute, die mich aufsuchen, nicht verschrecken oder gar missionieren. Man kann höchste Qualitätsansprüche beim Wasser entwickeln, aber mir reicht es erst einmal, wenn die Menschen sich selbst antrainieren, diese klare Flüssigkeit überhaupt zu sich zu nehmen. Das Feintuning kommt später von allein.

Und Wasser mit Kohlensäure versetzt? Das Wort sagt es selbst: Kohlensäure enthält Säure, und Säuren müssen wie Gifte verarbeitet werden. Es kommt zu einer Gärung im Körper, Sie kennen das als Aufstoßen oder Sodbrennen. Das ist auch der Grund, warum viele Menschen Champagner, Sekt oder Prosecco eigentlich nicht besonders gut vertragen – es aber nicht wagen, sich dies einzugestehen.

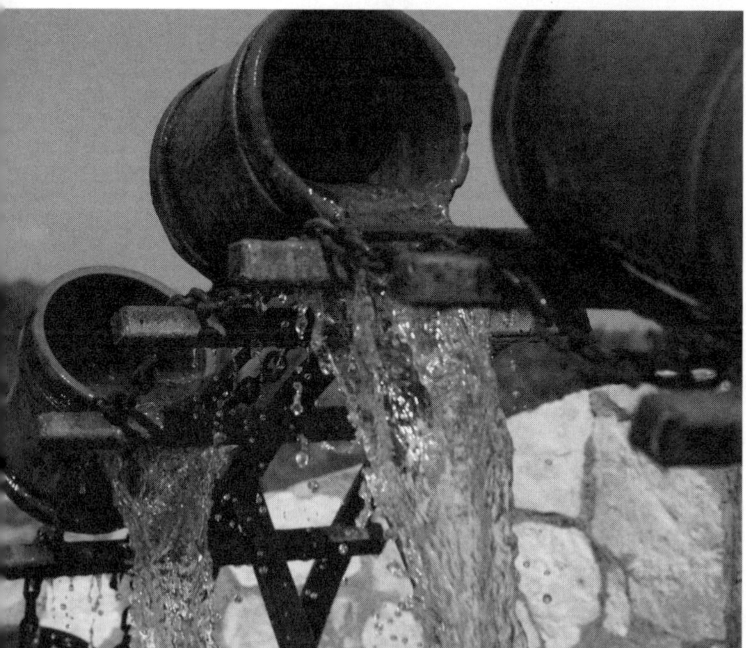

Der Klient, der nie zuvor Wasser getrunken hatte, fing seine Entgiftung dann mit drei Litern Cola und einem Glas Leitungswasser an. Das konnte er akzeptieren, zumal es ihm ziemlich schlecht ging und er schon wegen vieler Probleme diverse Ärzte aufgesucht hatte. Wir kämpften anschließend um jeden Milliliter Wasser. Jede Pille hätte er geschluckt,

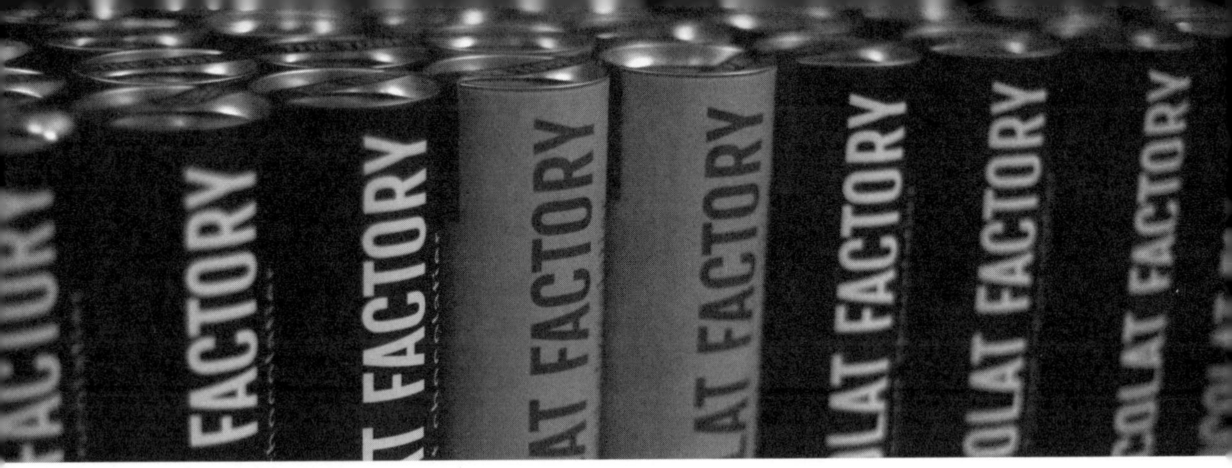

nur nicht klares Wasser. Für ihn war ein solches Verhalten völlig ungewohnt. Er wollte sich auch aus der Affäre ziehen, indem er sagte, er hätte bei seinem Job als Filmregisseur überhaupt keine Zeit zur Toilette zu gehen. Ich erwiderte ungerührt, wenn er so weitermache, dann würde er unweigerlich im Krankenhaus landen, dann hätte er genügend Zeit, das Klo aufzusuchen. Zähneknirschend gab er klein bei. Anschließend sagte ich ihm, er solle versuchen, sich zu steigern, toll wäre es, eineinhalb Liter vor dem Mittagessen zu schaffen, danach dann noch einmal eineinhalb.

Ich habe bei meinen Klienten die Erfahrung gemacht, dass sie beim Trinken eine Struktur benötigen. Als ich ihnen anfangs empfahl, jede Stunde ein Glas Wasser zu trinken, hatten viele das Gefühl, in einem Korsett gefangen zu sein, so kam ich auf die Idee mit der Mittagseinteilung. Dahinter steckt das Prinzip, dass man die drei Liter Wasser nicht innerhalb kürzester Zeit hinunterstürzt. Eine vertrocknete Pflanze kann man nicht damit retten, dass man ihr eine ganze Gießkanne Wasser zuführt. Sie kann das ganze Nass überhaupt nicht aufnehmen. Gute Chancen hat man, damit es wieder grünt, bei einer beständigen Berieselung. So ist es auch mit dem menschlichen Körper. Dieser liebt Harmonie. Wenn er in einem gleichmäßigen Rhythmus etwas zu trinken bekommt, ist er total happy (auch bei regelmäßigen Mahlzeiten, wie Sie sicher schon bemerkt haben). Wenn Sie erst zu trinken anfangen, wenn Sie einen trockenen Mund haben, also Durst spüren, dann ist das bereits ein Zeichen dafür, dass der Organismus nicht mehr ideal funktioniert.

Heute ist es für diesen Regisseur übrigens die normalste Sache der Welt, Wasser zu trinken. Er weiß, was das für seinen Körper bedeutet, und er spürt selber, wenn er an mehreren Tagen hintereinander zu wenig Wasser getrunken hat und er sich nicht richtig fit fühlt.

Tee

Immer wieder fragen mich meine Klienten, ob sie statt Wasser nicht auch Kräutertees trinken können, immerhin würden sie davon schon täglich mehrere Tassen trinken. Meine Antwort darauf: „Trinken Sie Kräutertee niemals literweise." Der Grund: Kräuter, insbesondere Salbei und Kamille, sind ihrerseits Drogen und Therapeutika. Bei dem Genuss von einem Liter Salbeitee kann eine Beunruhigung des Nervensystems eintreten, wer mehr als zwei Tassen Kamillentee trinkt, reizt die Schleimhäute zu sehr. Dadurch kann es zu einem Ungleichgewicht im Stoffwechsel kommen. Und wer zu viel Pfefferminztee zu sich nimmt, kann den Magen durch den relativ hohen Anteil an ätherischen Ölen in Unruhe versetzen. Eher zu empfehlen sind ayurvedische Teesorten, weil sie angesichts ihrer Zusammensetzungen wesentlich milder sind.

Am gesündesten ist jedoch zehn Minuten lang abgekochtes Quellwasser, dieses entschlackt noch besser als zimmertemperiertes Wasser. Je kühler das Wasser, desto mehr Energie muss der Körper aufbringen, um den Unterschied zur Körpertemperatur auszugleichen. Also niemals Wasser trinken, das direkt aus dem Kühlschrank

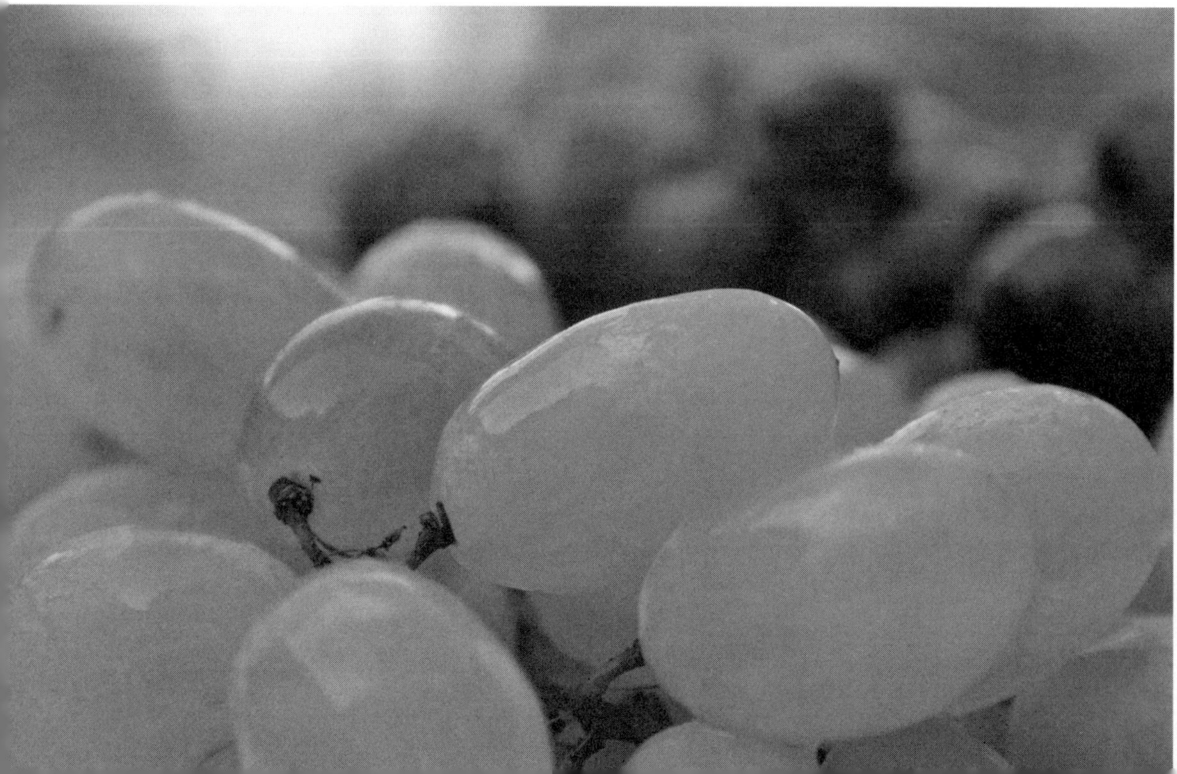

kommt. Sollten Sie das trotzdem tun, dann wird sofort die Verdauung gestoppt, gleichsam schockgefroren. Trinken Sie vor einem Schweinsbraten mit Knödeln und Rotkohl eiskaltes Wasser, können Sie sicher sein, dass Sie einige Verdauungsprobleme haben werden. Bei einem Wasser, das nahezu Körpertemperatur hat, kann dagegen die Ausgleichsarbeit eingespart werden und für die sinnvollere Entgiftungstätigkeit ausgenutzt werden. Mit anderen Worten: Der Stoffwechsel kann nur optimal bei warmen Temperaturen arbeiten. Durch das Erwärmen des Wassers verändern sich die Moleküle, wodurch es einen leicht süßlichen Geschmack bekommt. Europäer sind es überhaupt nicht gewohnt, abgekochtes Wasser zu trinken, außerdem ist den meisten Menschen ein solches Verfahren viel zu aufwändig. Dennoch: Es gibt nichts Besseres für Ihren Körper. Wenn Sie in das heiße Wasser auch noch für zehn Minuten ein Stückchen frischen Ingwer zugeben, dann schmeckt Ihnen das erwärmte Lebenselixier vielleicht sogar und Sie merken bald, wie wohltuend es ist.
Die Gifte, die sich in Ihrem Körper im Lauf der Zeit angesammelt haben, können nur durch das Transportmittel Wasser aus dem Organismus herausgezogen und durch den Urin und den Stuhl wieder ausgeschieden werden. Ohne eine derartige Wasserzufuhr nutzen die Gifte jede Chance, sich wieder zu verstecken, dort, wo es für sie so schön kuschelig und warm ist.
Wie lange man diese drei Liter trinken muss, hängt ganz von dem individuellen Programm ab, zu dem man sich entschieden hat. So manche Entgiftung dauert ein Jahr, bei einer Frau habe ich sie sogar auf zwei Jahre angesetzt. Das mag lang erscheinen, aber wenn der Körper über 40, 50 Jahre Gifte deponiert hat, dann stellt sich der Stoffwechsel nicht so schnell um. Nach einer grundlegenden Entgiftungsphase reichen zwei Liter täglich, außer im Sommer, wenn es sehr heiß ist.

Säfte & Co

Fruchtsäfte sind bei einer Entgiftung noch weniger zu empfehlen als Kräutertees. Wenn Sie Obst in Saftform zu sich nehmen, dann ist das biochemisch ungefähr so, als würden Sie puren Zucker trinken. Aus diesem Grund bin ich ein großer Obstsaftgegner.

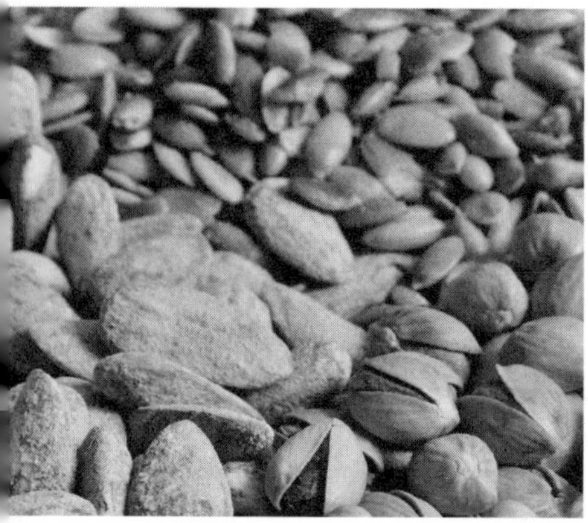

Essen Sie einen Apfel, wird er allein durch das Beißen und Kauen ganz anders verstoffwechselt als ein Glas Apfelsaft.
Wenn Sie entgiftet sind und ansonsten eine gesunde, ausgeglichene Ernährung mit viel frischem Gemüse zu sich nehmen, dann können Sie ruhig das eine oder andere Glas Fruchtsaft trinken. Aber bitte nicht mehr! Und wenn Experten noch so oft den Tipp verbreiten, dass man statt Wasser auch Obstsäfte trinken könnte, dann kann ich Ihnen nur raten, vergessen Sie ihn sofort wieder. Haben Sie beispielsweise eine leicht unreine Haut, dann werden Sie Schwierigkeiten haben, diese mit drei Liter Kirsch- oder Ananassaft wegzubekommen. Ändern Sie jedoch Ihr Trinkverhalten in Richtung klaren, gesunden Wassers, dann werden Sie feststellen, dass sich Ihr Hautbild nach einigen Wochen extrem verbessert. Auch für mich ist das immer wieder verblüffend, wenn ich das bei meinen Klienten beobachten kann.
Ich bin davon überzeugt, dass viele körperliche Probleme mit unserem Trinkverhalten zu tun haben. Wir trinken entweder nicht das Richtige oder das Richtige zur falschen Zeit. Wenn Sie erst ab 18 Uhr mit dem Trinken anfangen, belasten Sie Ihren Organismus über die Maßen, weil er irgendwann abschaltet und keine große Aufnahmebereitschaft mehr zeigt, Unmengen von Flüssigkeiten zu sich zu nehmen. Was nicht heißt, dass man noch in den späteren Abendstunden das eine oder andere Glas trinken kann.
Es gibt regelrechte Milchfans, ich gehöre nicht dazu, wenigstens nicht, wenn Erwachsene sie trinken sollen. Wenn Sie Milch gut vertragen und Ihre Biochemie stimmt, Sie also nicht mit Pilzen, Bakterien und Viren belastet sind, dann können Sie ruhig Milch zu sich nehmen. Aber bitte nicht unbedingt einen Liter am Tag. Einen Cappuccino mit etwas Milch, das ist schon in Ordnung. Mit Sicherheit ist es gesünder, auf Sojamilch auszuweichen, allein wegen der in ihr vorhandenen Phytoöstrogene. Dies sind aus Pflanzen stammende Verbindungen, die im menschlichen Organismus hormonähnliche Effekte auslösen. Phytoöstrogene sind ein natürliches Anti-Aging-Mittel, sie helfen auch gegen Wechseljahrbeschwerden (s. S. 100).

Espresso-Stunde
Auf Kaffee verzichten? Nur weil dieses wunderbare Getränk Gift für den Körper sein soll? Muss man auch nicht. Zwar übersäuert dieses koffeinhaltige Getränk generell, aber durch seine sehr schonende Röstung ist Espresso beispielsweise viel sanfter als Filterkaffee – auch wenn er stärker schmeckt. Zwei Tassen Espresso am Tag sind kein Problem, mehr sollten es aber auch nicht sein.

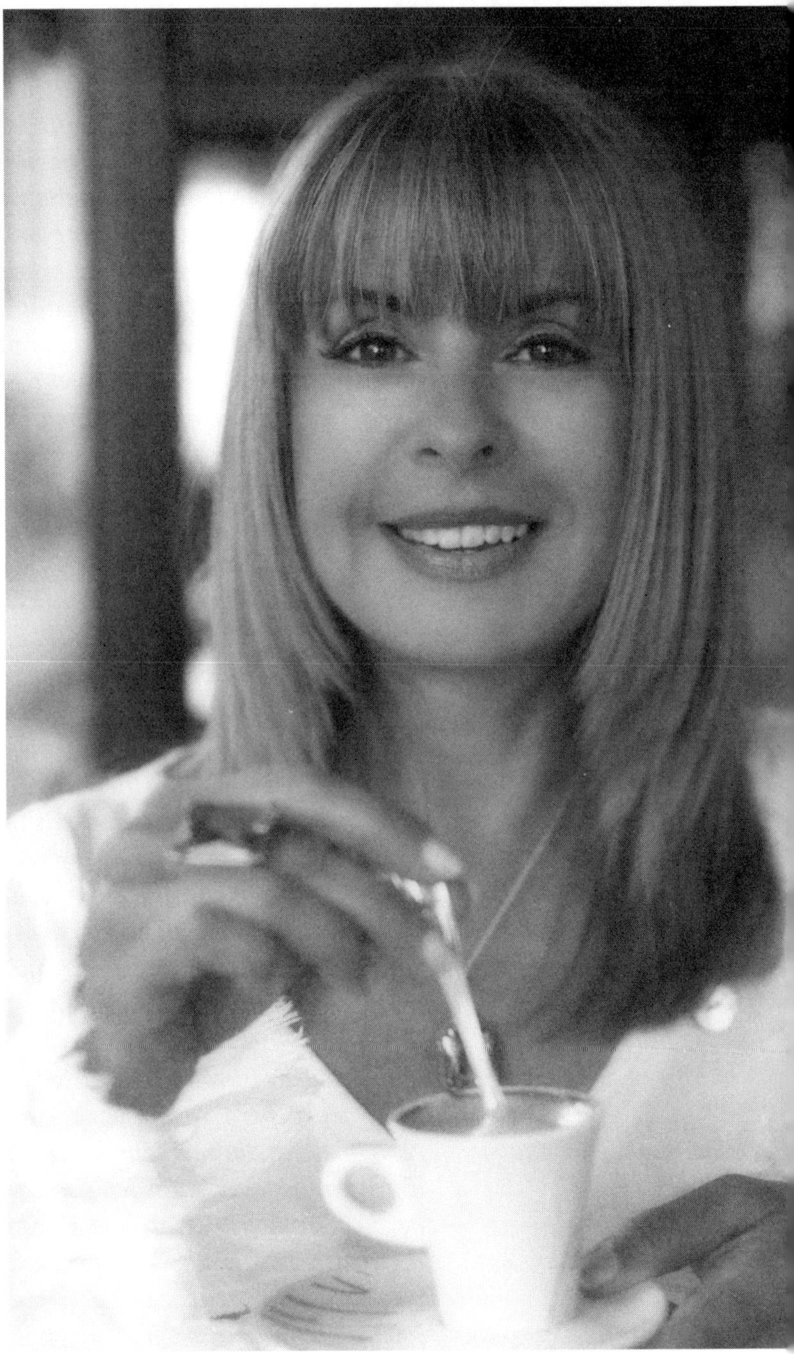

Wein gut, alles gut?
Wer gerade aktuell entgiftet, sollte auf Sekt, Champagner, Prosecco, Bier, Weinschorle und Alkopops, also auf alles, was kohlensäurehaltig ist, eine Zeit lang verzichten.
Unproblematisch sind dagegen trockene Weiß- und Rotweine. Wichtig ist: Wenn Sie abnehmen und entschlacken wollen, sollten Sie Alkohol nicht auf nüchternen Magen trinken, sondern schon etwas gegessen haben, bevor Sie zu Ihrem Glas Wein greifen.

interview

Max, Düsseldorf, 46 Jahre

Ich war ein Junk-Food-Typ wie aus dem Bilderbuch. Ständig stand ich unter Stress, morgens rannte ich ohne Frühstück aus dem Haus, tagsüber trank ich viel Kaffee, und abends, wenn ich endlich ein wenig zur Ruhe kam, schaufelte ich mir die Portionen gern hinein. Manchmal einfach eine leckere Salami, und das in großen Mengen. Es war klar: Ich brauchte dringend einen Coach, einen Menschen, der mir Gesundheit regelrecht antrainiert und für das Wohlbefinden meines Körpers sorgt. Ich wusste nur zu gut: Alles, was ich tat, war falsch. Ich ernährte mich nicht normal und hatte viel zu wenig Bewegung, aber ich hatte keine Idee, wie ich es richtig machen sollte. Und je mehr ich spürte, dass ich morgens nicht mehr aus dem Bett kam, desto mehr galt es, etwas zu unternehmen. Eine Beratung war notwendig – und ich fand Caroline Bienert.
Zusammen mit ihr durchleuchtete ich meine Familie, wurde gefragt, welche erblich bedingten Krankheiten gegebenenfalls vorliegen, machte eine Blutwerte- und Haar-Analyse und stellte einen Wochenplan auf, bei dem ich genau festhielt, was ich Tag für Tag zu mir nahm. Ganz besonders wurden meine Hauptmahlzeiten unter die Lupe genommen. Am Ende des Gesprächs einigten wir uns darauf, dass meine Ernährung langsam umgestellt werden sollte – wie ein Kleiderschrank, den man nach und nach entrümpelt. Weil meine Cholesterinwerte hoch waren, wurden erst einmal sämtliche Fette rausgeschmissen. Ade, geliebte Salami. Vorbei war es auch mit dem leckeren Schinken und einem knusprigen Baguettebrot. Der Verzicht von Milchprodukten, was mir auch geraten wurde, fiel mir jedoch weniger schwer, weil ich sie sowieso nicht mag. Aber Wurstwaren hatte ich immer im Kühlschrank, denn wenn ich abends um neun Uhr aus dem Büro nach Hause kam, hatte ich keine Lust mehr, mir etwas zu kochen – schon gar nicht als Single.
Nun hieß es in meinem Augen radikal umdenken. Mein Coach brachte mich dazu, dass ich das Einkaufen und Essen als ein Erlebnis betrachten konnte. Caroline Bienert ging nicht mit einer Holzhammermethode vor, aber sie gab mir klipp und klar zu verstehen, wie es um mich und meinen Organismus stand, wie es in mir aussah: Ich sei in einem kritischen Alter, mein Blut sei keineswegs im besten

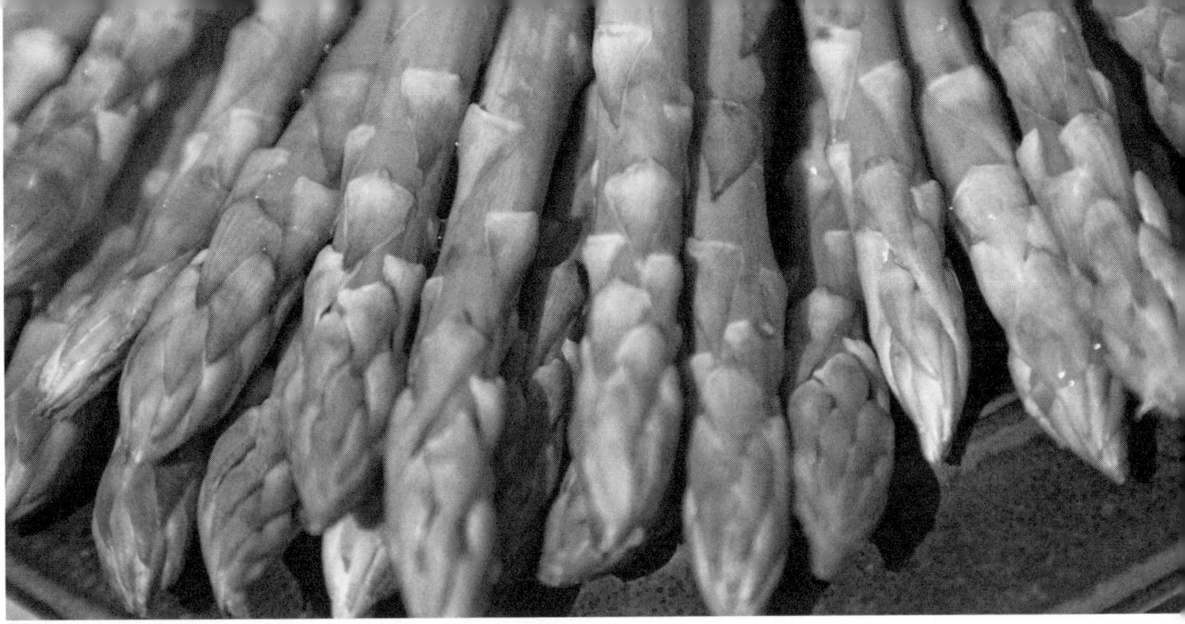

Zustand (ich nannte es für mich „versaut"), meine Organe seien übersäuert, im Grunde würde mein Inneres eher einer durchgerosteten Karosserie ähneln als einem nagelneuen Porsche. Recht hatte sie! Das Schwierigste war für mich, meinen inneren Schweinehund zu überwinden. Erst dachte ich, wenn ich das alles nicht mehr essen kann, dann könnte ich ja auch gleich ins Kloster gehen. Schließlich begriff ich aber, dass ich auf diese Dinge nur ein halbes oder ein Jahr verzichten musste, bis mein Körper völlig entgiftet sei. Dann würde der Verdauungsorganismus wieder in der Lage sein, alles zu verdauen beziehungsweise zu resorbieren. Ein perfekt funktionierender Stoffwechsel könne nämlich auch die eine oder andere Salami verkraften, wurde mir erklärt. Aber bis dahin war es dennoch ein weiter Weg. Wenn ich mich dann doch gehen ließ, erschien plötzlich ein kleines Teufelchen und sagte: „blöder Schinken", „dumme Salami" oder „mist Wein, ein Glas zu viel". Ich sündigte und ich beichtete. Aber da mich kein erhobener Zeigefinger erwartete, die ganze Coaching-Angelegenheit eher Spaß machte, weil ich mich verstanden fühlte, gab ich auch nicht frustriert auf.

Ich bin ein Mensch, der sich beim Essen schwer kontrollieren kann, aber durch meinen Coach, der meine Schwächen genauestens durchschaute (aber eben nie mit Vorwürfen kam), entwickelte ich immer mehr Ehrgeiz, dem vorgegebenen Ernährungsplan zu folgen. Ich hatte akzeptiert, dass ich nicht nach vier Wochen um fünf oder zehn Kilo leichter sein würde, wie es einem sonstige Diäten vorgaukeln. Ich hatte mit mir selber eine Vereinbarung getroffen, dass ich mir

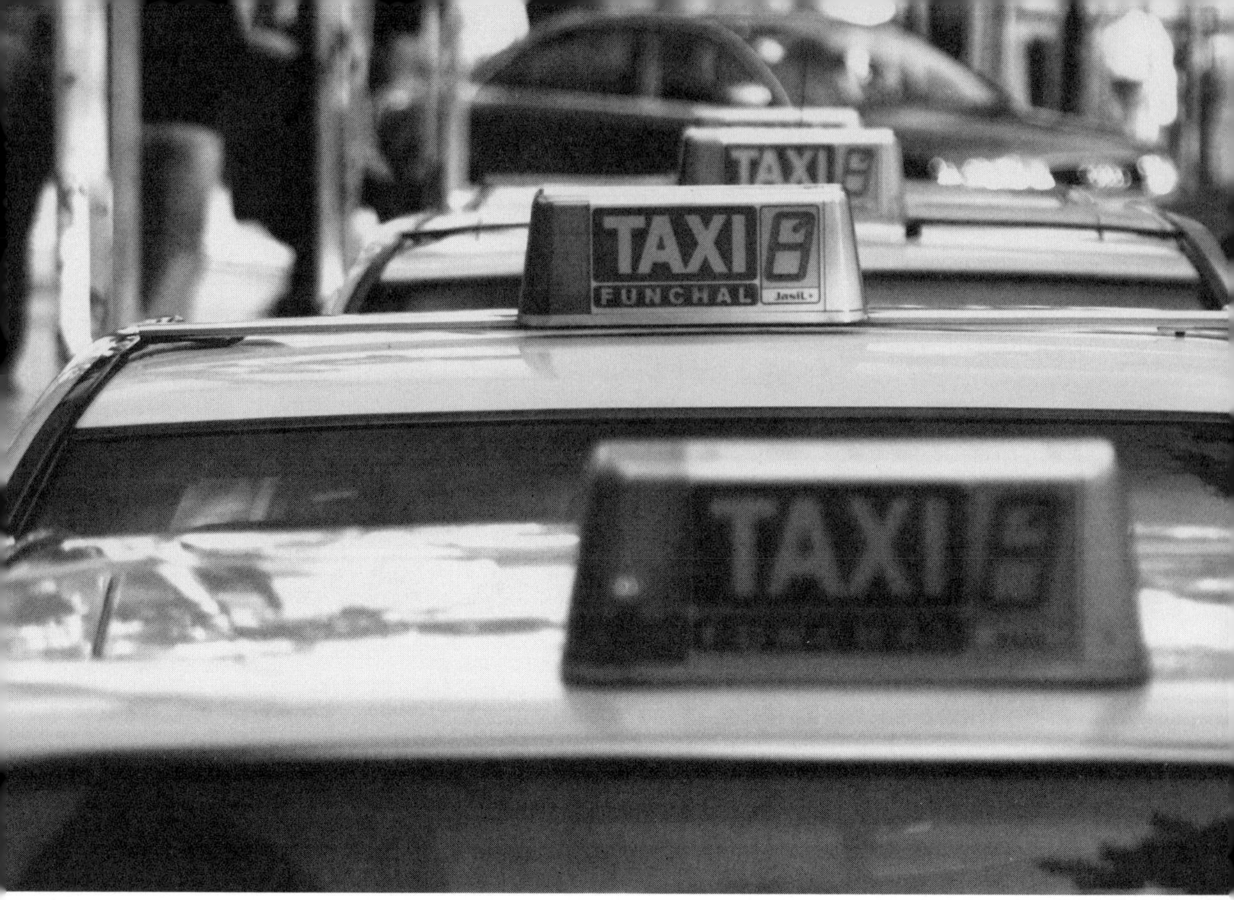

persönlich was Gutes tun wollte, egal wie lange es dauern würde. Leben ist etwas Unbezahlbares, das sagte ich immer wieder zu mir. Nach und nach merkte ich, dass irrsinnige Energien freigesetzt wurden. Ich wachte morgens fit auf, brauchte nicht mehr Stunden, um mich konzentrieren zu können, fühlte eine enorme geistige Frische. Mir kam das wie ein Wunder vor. Auch lernte ich immer besser meinen Körper kennen und spürte sofort, wenn ich beim Essen eine falsche Richtung einschlug.

Momentan denke ich daran, nachdem ich mich ein Jahr ohne Coach durchgeschlagen habe, dass ich wieder für eine gewisse Zeit eine Begleitung in Anspruch nehmen könnte. Es ist schön, wenn ein anderer auf einen achtet – wenigstens bei dem, was man so in sich hineinstopft.

5 bodymove

wir entgiften unseren körper

Saure-Gurken-Zeit: Ausleitung über die Nahrung

Sie haben sich nun selbst beobachtet und eingeschätzt, Ihre Gewohnheiten gecheckt und mehr auf Ihren Körper gehört – und glauben, dass das, was Sie stört, mit dem eigenen Stoffwechsel zusammenhängen muss. Irgendwie scheint da was aus dem Ruder gelaufen zu sein. Und Sie haben sich darauf eingelassen, drei Liter Wasser zu trinken. Dieser Deal ist schon mal gemacht.

Um einen gestörten Stoffwechsel wieder ins Gleichgewicht zu bringen, ist die Entgiftung des Körpers über eine gesunde Ernährung die zweite natürliche Ausleitungsform – was die meisten Menschen schlichtweg vergessen haben, weil sie sich schon zu sehr von der Natur entfernt haben. Spezielle Zusatzmittel werden gar nicht in der Menge benötigt, wie vielfach geglaubt wird.

Bevor ich Ihnen weitererzähle, was ich als Food-Coach unternehme, um dieses komplizierte biochemische System wieder in Gang zu setzen, kann ich Ihnen nur eines empfehlen: Eigenversuche sollten Sie auf jeden Fall mit Ihrem Hausarzt oder Homöopathen abklären. Er weiß um Ihre Kranken- oder Gesundheitsgeschichte am besten Bescheid und kann seine Bedenken oder Ermunterungen professionell zum Ausdruck bringen und Sie sogar unterstützen.

Soll ich entgiften?

Folgende Symptome können darauf hinweisen, dass Körper, Geist und Seele von einem Entgiftungsprogramm profitieren könnten:

- Fühlen Sie sich schlapp, energielos – und das jeden Tag?
- Können Sie nachts nicht einschlafen, fühlen sich aber morgens wie gerädert, sodass Sie kaum aus dem Bett kommen?
- Überfallen Sie schlagartig Heißhungerattacken nach süßen oder fetten Speisen?
- Haben Sie öfter Kopfschmerzen oder sogar Migräneanfälle?
- Leiden Sie unter Konzentrationsschwierigkeiten?
- Gibt es Probleme bei der Verdauung? Sodbrennen, Blähungen, Völlegefühl?
- Sind in letzter Zeit verstärkt Hautunreinheiten aufgetreten?
- Ist Sex nicht gerade das, worauf Sie Lust haben?

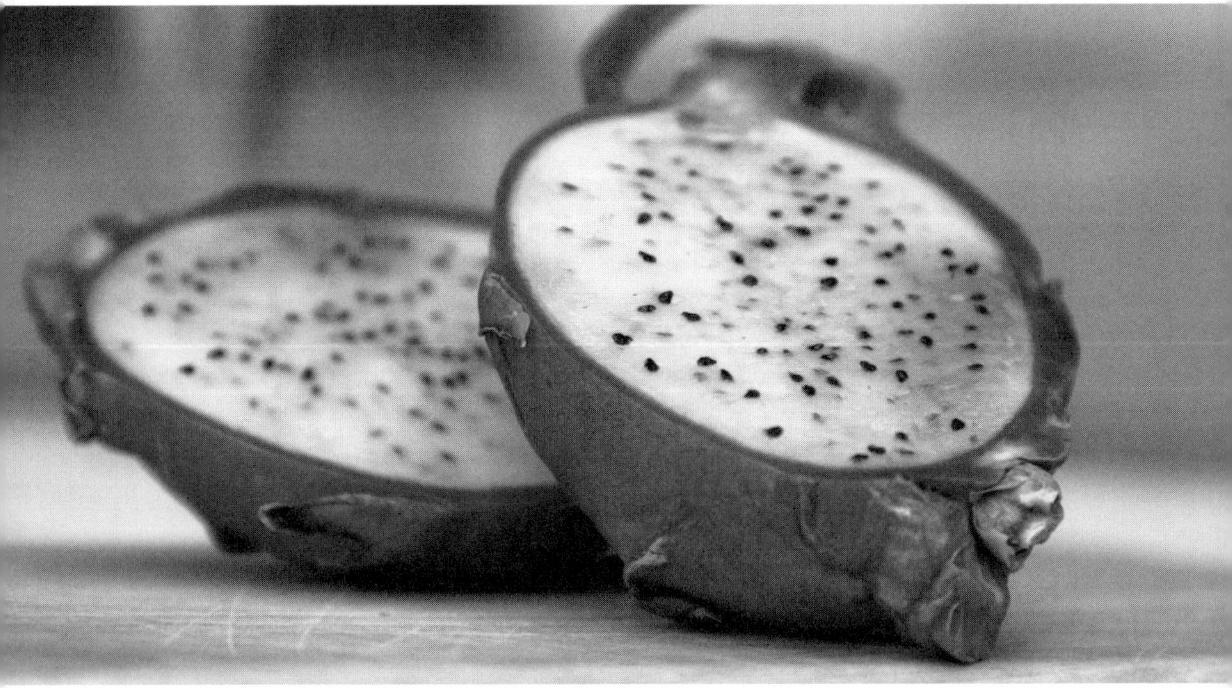

Jetzt geht's ans Essen. Wer weiterhin dreimal am Tag seine Wurstbrote oder Sahnenudeln essen will, der sollte spätestens jetzt der Entgiftung auf Wiedersehen sagen. Basis-Lebensmittel sind insbesondere grüne Gemüse (Brokkoli, Zucchini, Gurken), aus denen sich herrliche Suppen zubereiten lassen. Ich habe nicht wenige Klienten, die noch nie in ihrem Leben Gemüse gegessen haben, weder als Kind noch als Erwachsener. Dass sie es nun tun sollen, ist für sie der blanke Horror. Um diese Menschen an Gemüse heranzuführen, muss man sich etwas einfallen lassen. Ein Klient von mir hatte immenses Übergewicht und alle Probleme, die damit verbunden sind. Sein Cholesterinwert war viel zu hoch und sein Blutdruck ebenfalls. Ich besprach mit ihm die Situation, um eine Lösung zu finden. Schließlich verabredeten wir eine Cooking-Session, bei der auch seine Freundin teilnehmen sollte. Dabei war entscheidend, dass der Impuls von ihm ausging. Mein Anteil bestand darin, ihn zu dieser Idee zu inspirieren.

Wir gingen also gemeinsam einkaufen und kochten zusammen – und dabei erlebte er, dass ihm Mohrrüben, Zucchini, Tomaten und andere Gemüsesorten schmeckten. Das ist nicht immer so. Ich habe auch erlebt, dass Menschen, die sich fast ausschließlich von Fertiggerichten und Produkten mit vielen künstlichen Stoffen ernährten, plötzlich übel wurde, wenn sie eine frisch zubereitete Gemüsepfanne aßen – ich meine damit nicht die zermatschten drei Bohnen, die man in Restaurants als Beilage erhält. Diese Übelkeit wurde dadurch ausgelöst, weil bei diesen Personen kein natürliches Geschmacksempfinden mehr ausgeprägt ist. Sie sind die eher bitteren Stoffe nicht gewohnt und reagieren deshalb mit Abwehr. Überhaupt ist es ein Dilemma, dass die Bitterstoffe sowieso immer mehr aus Gemüsesorten wie Chicorée, Tomaten, Radicchio herausgezüchtet werden. Dabei sind sie hervorragend für die Leber, die ja zum Verdauungssystem gehört. Konkret: Bitterstoffe vermehren die Produktion der Verdauungssäfte in Magen, Galle und Bauchspeicheldrüse, dadurch werden nahrungsspaltende Enzyme ausgeschüttet, sodass Eiweiß, Kohlehydrate und vor allem Fette besser verdaut werden. Dies wirkt wiederum gegen Blähungen.

Die Wohlfühlfigur hängt also auch von den Stoffen in unserer Nahrung ab. Die Intensität des bitteren Geschmacks kann außerdem eine Begrenzung der Esslust und des Hungers bewirken (süße und bitterfreie Gerichte machen dagegen Lust auf immer mehr). Im Volksmund heißt es so schön: „Was bitter im Mund, ist dem Magen gesund."

Aber zurück zu meinem Klienten: Nach der ersten Gemüsepfanne seines Lebens ging dieser Mann auf Entdeckungsreise und probierte alles aus, wobei er das Glück hatte, dass ihn seine Freundin dabei unterstützte. Dieser Mann hatte nämlich auch nie zuvor eine Suppe oder eine Pasta zubereitet, wusste also nicht, wie es sich anfühlt, einen Kochlöffel in der Hand zu halten. Hätte ich ihm einfach gesagt, er solle Gemüse essen und ihm einen Stapel Rezepte überreicht, dann hätte er sich möglicherweise alles brav angehört, was ich ihm als Expertin zu erzählen hätte, aber zu einer praktischen Umsetzung wäre es – da bin ich mir sicher – nicht gekommen.

Besonders schwierig war auch die Entgiftung einer Sängerin, die von Schokolade abhängig war. Eigentlich ernährte sie sich ausschließlich von Süßigkeiten, und so war es eine größere Herausforderung, ihren völlig überzuckerten und übersäuerten Organismus auf Gemüse umzustellen. Wenn der Körper einen bestimmten Zuckerlevel erreicht hat, dann verlangt er nach immer mehr. Das ist ein fataler Teufelskreislauf. Und da Zucker zu einer Übersäuerung führt, wird der Körper irgendwann krank. Einige Menschen bekommen dann Rheuma, andere Gicht, eine Leberschwäche oder sind permanent müde. Ist die Sucht nach Zucker stark ausgeprägt, kann der Konsum nicht von heute auf morgen eingestellt werden, der Organismus würde in einem solchen Fall zusammenbrechen. Der Zucker muss über einen längeren Zeitraum herunterdosiert und zugleich ausgetauscht werden – man muss dem Körper eine Alternative anbieten.

Nach dem jetzigen Kenntnisstand der Gehirnforschung bedeutet dies, dass bislang brachliegende Gehirnzellen aktiviert werden müssen. Der Organismus hatte sich so an die Zuckerzufuhr gewöhnt, dass er erst einmal gar nicht reagiert, wenn ihm andere Dinge zugeführt werden. Der Körper ist nämlich auch eine Maschine. Wenn er es gewohnt ist, bestimmte Nährstoffe zu erhalten, lässt er sie auch immer wieder durch. Es ist ja bequem für ihn, wenn alles selbstständig und reibungslos läuft.

Auf eigenen Wunsch arbeitete ich mit der Sängerin zwei Jahre zusammen. Durch die viele Schokolade hatte sie mit den Jahren zugenommen, was sie aber nicht wirklich unangenehm fand, da sie recht groß war und es gar nicht unbedingt auffiel. Zudem konnte sie ihre zusätzlichen Pfunde mit entsprechenden Gewändern kaschieren. Nein, was sie wirklich störte, war die Tatsache, dass sie sich nicht mehr wohl fühlte. Sie war so unendlich müde, dass sie sogar während eines Auftritts hätte einschlafen

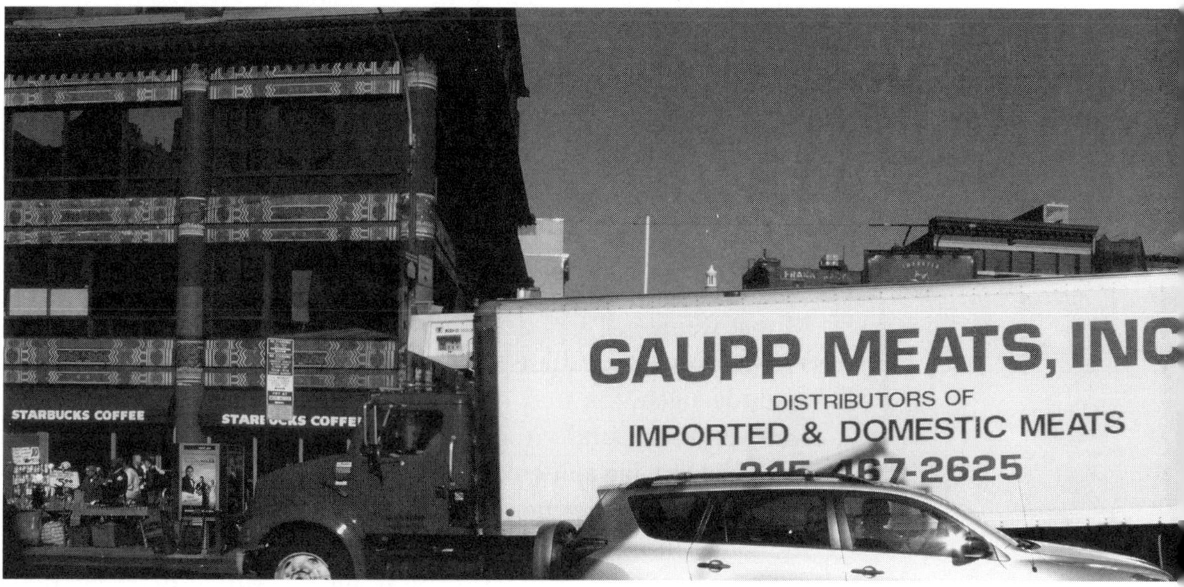

können. Nach einer Weile kam sie zu der Überzeugung, dass ihr immenses Schlafbedürfnis nicht normal sei.
In den ersten Wochen änderte ich an dem Ernährungsplan dieser Bühnendarstellerin nichts weiter, als dass sie es schaffen musste, drei Liter Wasser zu trinken. Damit hatte sie erst einmal genug zu tun. Als ich sah, dass es bei ihr mit der Menge klappte, motivierte ich sie, Obst zum Frühstück zu essen. Obst enthält zwar wie Schokolade Einfachzucker (Monosaccharide, sie sind die kleinsten Bausteine der Kohlehydrate), aber diese Einfachzucker sind bei Äpfeln oder Kirschen natürlicher als bei chemisch hergestellten

Süßigkeiten. Natürliche Einfachzucker lassen den Blutzuckerspiegel nicht so schnell ansteigen wie raffinierte Monosaccharide, aber auch nicht so rasch wieder abfallen. Die dadurch bedingte Müdigkeit und die oft damit verbundenen Heißhungerattacken werden bei Fruchtzucker minimiert.
Es gab Phasen, da zog die Sängerin ihr Programm konsequent durch, dann hatte sie einen Rückfall und ernährte sich wieder eine Woche lang nur von Pralinen und Geleebonbons. Ich konnte an ihren Ernährungsplänen – bei mir muss jeder Klient alles aufschreiben, was er täglich trinkt und isst (siehe „Food Diary", S. 95) – ablesen: Wenn sie morgens den gesunden Zucker in Form von Obst nicht zu sich nahm, bekam sie spätestens am Nachmittag ihren Zuckerflash. Nach zwei Monaten stieg sie nach und nach auf Vollkornprodukte (Vollkornbrot, Vollkornnudeln, Vollkornreis) um und damit auch auf Mehrfachzucker: Diese Polysaccharide werden vom Organismus langsamer als Einfachzucker aufgespalten, der ja sofort ins Blut geht und die Insulinproduktion pusht. Die Heißhungergefühle auf Süßes wurden von Monat zu Monat weniger.
Wichtig war es für diese Frau zu lernen, dass Rückschläge normal sind, dazugehören und nicht schlimm sind. Man darf nicht den Mut verlieren, sondern muss einfach weitermachen, ohne an den vergangenen Tag zu denken.
Es stellte sich weiter heraus, dass es damit angefangen hatte, dass die Sängerin sich nie an einen Tisch setzte, um sich selbst zu sagen, so, jetzt esse ich mein Frühstück, meine Mittagsmahlzeit oder mein Abendessen. Sie lehnte das ab, weil sie eigentlich nichts zu sich nehmen wollte, um doch eine schlanke Figur zu behalten. Also fing sie an, „nur zwischendurch mal zu naschen". Sie dachte, damit könne sie ihr Gewicht in den Griff bekommen. Aber die Schokoriegel und Gummibärchen arteten immer mehr zu Hauptmahlzeiten aus. Auf diese Weise konnte sie sich wunderbar belügen und sich glauben machen, sie hätte ja nichts gegessen. Ich fragte sie auch, ob sie überhaupt einen Esstisch hätte. Sie sah mich

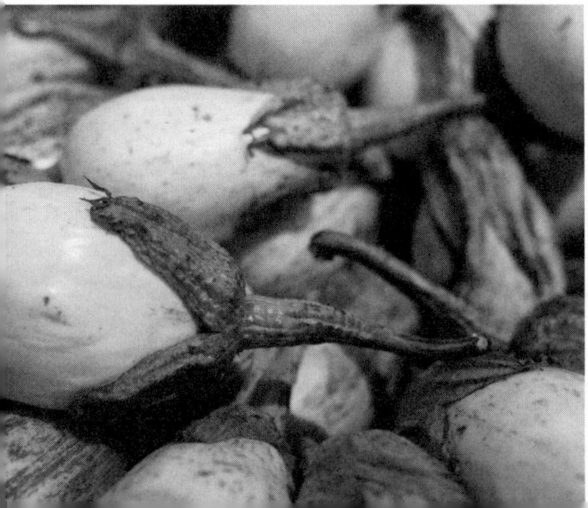

erstaunt an, bejahte dann aber meine Frage. Ich erklärte ihr, dass ich einmal eine Klientin hatte, bei der meine Beratung aus einem Hinweis bestand: „Kaufen Sie sich einen Esstisch, an dem Sie und Ihre Kinder gerne essen." Die allein erziehende Mutter und ihre drei Kinder hatten in der Küche immer im Stehen ihre Pizzen und Fritten verspeist, direkt aus dem Backofen. Das ist entscheidend: Für mich geht es nicht nur um das, was man isst, sondern auch um das Wie, also das soziale Umfeld.
Ich erklärte der Sängerin, wenn sie dreimal am Tag eine Mahlzeit zu sich nähme, würde sie eher abnehmen, als wenn sie sich mit Süßigkeiten vollstopfen würde. Sie gab zu bedenken, das sei unterwegs auf Tournee schwierig, und überhaupt, alleine an einem Tisch zu sitzen und zu essen würde ihr keinen Spaß machen. Sie hätte ja weder Mann noch Kinder, die versorgt werden müssten. Ich machte ihr klar, dass sie während der Zeit, in der sie auf Reisen war, unbedingt in ein Restaurant gehen sollte, das vollwertige Kost oder zumindest viele Gemüsegerichte anbietet. Bei jedem Italiener gäbe es einen gegrillten Fisch mit Brokkolibeilage. Wenn sie sich daran halten würde, dann würde sie auch Kraft haben, die Tournee ohne Müdigkeit zu absolvieren. Und alleine zu Hause zu essen, sei gar nicht so trostlos, wie es im Allgemeinen dargestellt wird. Man kann sich ein Glas Wein einschenken, eine schöne Gemüsepfanne zubereiten, Musik hören und mit sich und der Welt zufrieden sein.
Ich versuche meinen Klienten zu verdeutlichen, dass ich kochen als Meditation begreife, bei der ich von meinem Alltag abschalten kann und wieder Boden unter meinen Füßen gewinne. Ich kann mich nicht, wenn ich meine Arbeit beendet habe, mit einer Pizza vor den Fernseher setzen, dadurch würde ich nie zur Ruhe kommen. Ich sehne mich regelrecht danach, die Kühlschranktür zu öffnen, Zutaten herauszuholen und Gemüse zu schnipseln. Es ist eine gute Zäsur, um von den Berufserlebnissen Abstand zu gewinnen. Essen ist ja, wie gesagt, nicht nur Nahrungsaufnahme. Ich decke den Tisch mit schönen Servietten, Blumen stehen sowieso immer drauf, in der dunklen Jahreszeit zünde ich mir Kerzen an – auch wenn ich allein bin. Wenn alles gut aussieht, gut riecht, gut schmeckt, dann fühle ich mich rundum geborgen.

Darauf können Sie Gift nehmen!

Übersäuerungen können die verschiedensten Gründe haben. Die schlimmste, weil belastendste Form ist eine durch Schwermetalle. Man kann aber auch pilzübersäuert sein, Bakterien, Viren oder Parasiten können ebenfalls schuld an einer Übersäuerung sein. Weiterhin kann eine falsche und einseitige Ernährung Ursache sein, vielleicht war die Person lange krank und musste viele starke Medikamente einnehmen (Krebs mit anschließender Chemotherapie kann zu einer starken Übersäuerung führen), Operationsnarkosen können dazu führen – oder einfach nur Stress. Wenn Ihr Partner verstorben ist, Sie gerade eine Scheidung hinter sich oder Ihren Job verloren haben, dann ist oftmals eine Übersäuerung im Körper festzustellen. So hat man nachgewiesen, dass Menschen, die in ihrem Leben eine Grundzufriedenheit verspüren, nicht so schnell übersäuern wie Personen, die permanent unglücklich sind. Paare, die sich streiten, besonders beim Essen, haben mit diesem Problem zu kämpfen. Kriegen Sie sich also besser vor und nach dem Essen in die Wolle, das ist allemal gesünder.

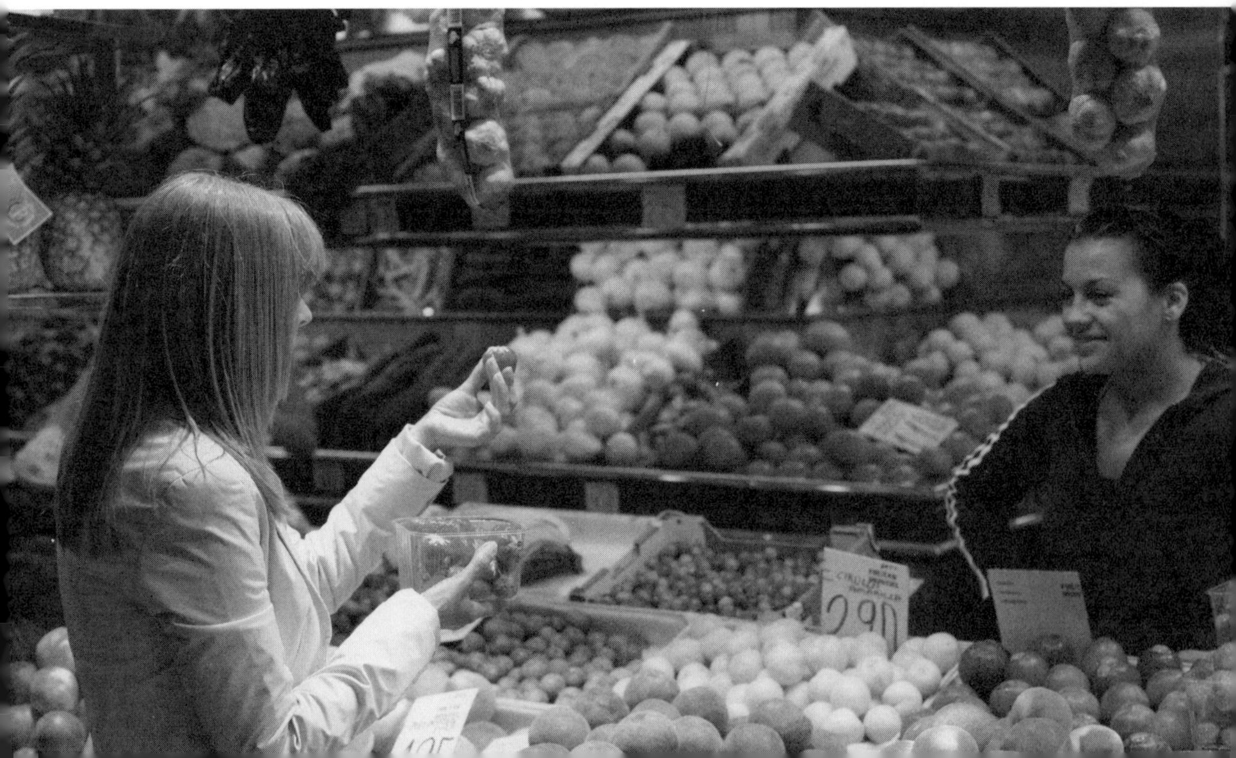

Schwermetalle

Viele Menschen sind mit Schwermetallen belastet, obwohl dies selten thematisiert wird. Schwermetalle können Enzymfunktionen blockieren, das Stoffwechsel- und Nervensystem stören, Organe wie Leber, Niere und Schilddrüse belasten, Gehirnfunktionen und das Immunsystem beeinflussen. Allergiker sind aufgrund ihrer erhöhten Nährstoffbedürfnisse besonders schwermetallgefährdet. Wenn der Körper ständig zu wenig Mineralstoffe und Vitamine zur Verfügung hat, besteht immer die Gefahr, dass man schneller vergiftet und verschlackt.
So weiß man auch, dass ein Mensch, der Kalzium-, Eisen- oder Zink-unterversorgt ist, leichter mit Blei, Nickel oder Cadmium belastet wird, während ein Selenmangel oder ein erhöhter Bedarf an Vitamin E die Quecksilberaufnahmefähigkeit wesentlich verstärken. Was heißt: Wer bestens mit Nährstoffen versorgt ist, hat eine höhere Toxinabwehr. Ein verstärktes Auftreten des Candida-Pilzes ist übrigens ein typisches Schwermetallsyndrom.
Grundsätzlich: Bei einer Ausleitung von Schwermetallen müssen diese zunächst mobilisiert, dann gebunden werden, damit es dann zu einer Ausscheidung kommen kann. Mit einer ausreichenden Antioxidantienversorgung (Mineralstoffe, die insbesondere in Algen vorhanden sind), erhöhter Flüssigkeits- und Vitamin-B_6-Zufuhr sollten Nieren, Blase und Darm so weit funktionieren, dass die giftigen Stoffe abtransportiert werden können.
Das Hauptproblem bei einer Schwermetallentgiftung ist, dass, wenn der Klient wirklich effektiv entgiftet, es zu einem Ausbruch von Infektionen kommen kann. Ein Food-Coach muss dann beruhigend wirken, damit es zu keiner Panik kommt und konsequent weiterbehandeln. Nichts ist jetzt gefährlicher, als aufzuhören oder etwas anderes zu versuchen.
Hier die häufigsten Schwermetalle, die im Körper vorkommen können:

Quecksilber ist ein silberweißes Metall, das bei Raumtemperatur flüssig wird und unsere Gesundheit in zunehmendem Maße gefährdet. Was unseren Körper anbelangt, sind die Auswirkungen

dieses Schwermetalls bislang am besten erforscht worden. Industriell werden jährlich mehr als 10 000 Tonnen Quecksilber hergestellt, die oft genug wieder als Abfall im Erdreich oder Grundwasser verschwinden. Quecksilberbelastungen treten weltweit auf und werden nicht selten durch verseuchten Fisch hervorgerufen. Quecksilberhaltige Fungizide, die heute noch teilweise in unterentwickelten Ländern in der Getreidebehandlung verwendet werden, verursachen fatale Vergiftungen und sind heute in entwickelten Ländern offiziell verboten. Kosmetika, Kontaktlinsenflüssigkeiten und sogar Medikamente enthalten dieses Metall, beispielsweise Bluthochdruckmittel oder Impfstoffe wie gegen Tetanus.
Doch die derzeit größte Aufmerksamkeit muss nach wie vor den Amalgamfüllungen gelten. Es handelt sich dabei um eine Legierung, in der etwa zu gleichen Teilen metallisches Quecksilber mit einem Pulver aus Silber, Zinn, Kupfer und Zink vermischt ist. Das gesundheitsgefährdende Quecksilber, dieses sehr flüchtige Metall, wird beim Anrühren der Füllungen und noch massiver beim Bohren alter Füllungen freigesetzt. Gefährliche Quecksilberdämpfe werden dabei von Patient und Zahnarzt inhaliert. Da Zahnärzte und Zahnarzthelferinnen täglich diese Prozeduren durchführen, sind sie am meisten bedroht.
Eine epidemiologische Studie des amerikanischen National Institute of Environmental Health Sciences zeigt beispielsweise, dass die Fruchtbarkeit bei Zahnarzthelferinnen, die eine hohe Quecksilberaussetzung haben, deutlich verringert ist. Affen, deren Kaugewohnheiten menschenähnlich sind, zeigten Nierenstörungen, nachdem sie Amalgamfüllungen erhielten. Das Quecksilber alter, poröser Füllungen wird wesentlich leichter freigesetzt als das neuer, harter Plomben.
Im günstigsten Falle wird der Großteil dieses leicht resorbierbaren Schwermetalls wieder über den Urin ausgeschieden. Trotzdem: Quecksilber aus Amalgam lagert sich im menschlichen Körper über das Blut vermehrt in der Lunge, im Gehirn, in Nieren und Leber ab. Schwangere Frauen, die Amalgamfüllungen haben, geben dieses Schwermetall an ihre Babys weiter – die Plazenta ist dafür völlig durchlässig. Typische Vergiftungssymptome, die mit Amalgamfüllungen in Verbindung gebracht werden sind: Chronische

Polyarthritis, Bronchitis, Ekzeme, Schuppenflechte (Psoriasis), Magen-Darm-Beschwerden wie Verstopfung, Zahnfleischblutungen, Müdigkeit, Depressionen, Schlaflosigkeit, Muskelschmerzen, Konzentrationsstörungen. Und Quecksilber hat auch eine besondere Affinität zur Schilddrüse, der schilddrüsenkranke Mensch ist deutlich gefährdet.
Bekannt ist auch der zellschädigende Einfluss von Quecksilber. Quecksilber löst sich, wie zahlreiche Studien beweisen, allein durch Kauen aus den vorhandenen Füllungen. Der Quecksilberspiegel steigt proportional zur Anzahl der Amalgamfüllungen. Durch besonders intensives Kauen kann Quecksilber sogar messbar ansteigen. Allein aus diesem Grund ist das Entfernen von Amalgamfüllungen ratsam.
Die „Amalgamhysterie" ist berechtigt, und Allergiker, deren Immunsystem ohnehin geschwächt ist, können sich diesen Zellzerstörer am wenigsten leisten. Zahnärzte, die auf Amalgam drängen, „weil es das stabilste Material ist", sind sich der gesundheitsschädigenden Funktionen dieses Metalls immer noch nicht bewusst. Was nützen stabile Füllungen, wenn die Gesundheit zusammenbricht? Alte Füllungen sollten nie auf einmal entfernt werden. Vorhandene Absauganlagen müssen einwandfrei funktionieren und auch während des Bohrens ständig im Einsatz sein. Dies mindert die Quecksilberbelastung. Antioxidantien wie Selen und Vitamin E erhöhen die Quecksilberabwehr.

Beryllium ist eines der giftigsten Schwermetalle, das besonders in der Nuklear- und Computerindustrie Verwendung findet. Zigarettenrauch enthält Beryllium, das vor allem das Lungengewebe schädigt. Die Beryllose ist eine seltene, tödliche Lungenerkrankung. Beta-Carotin, Vitamin C und E sind wichtig in der Berylliumabwehr.

Blei stört Gehirn- und Nervenfunktionen, und eine zu hohe Belastung während der Schwangerschaft kann die geistige Entwicklung des Ungeborenen behindern. Rauchen trägt ebenfalls zur Bleibelastung bei. Da dieses giftige Schwermetall Hyperaktivität und Lernstörungen verursacht, sollten ganz besonders Kinder vor

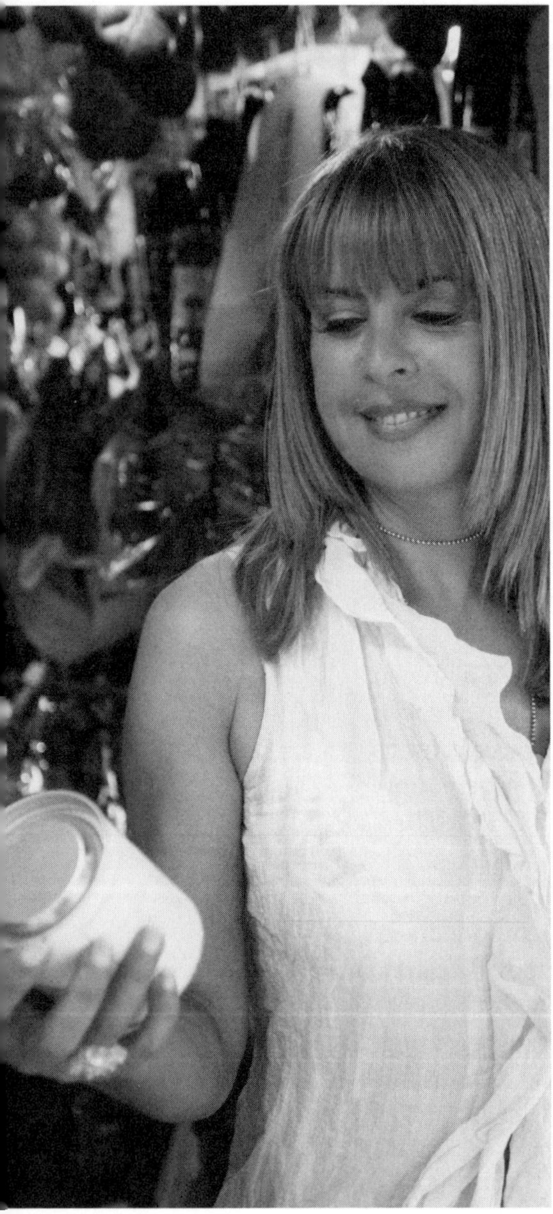

Zigarettenrauch geschützt werden. Blei verdrängt Kalzium, und eine gezielte Nährstofftherapie scheint logischer als das Medikament Ritalin, das bei „Zappelkindern" eingesetzt wird. Mineralstoffuntersuchungen von hyperaktiven Kindern haben nämlich nachgewiesen, dass Kalzium- und Zinkmangel meist bei einer Bleiüberlastung vorhanden sind. Weitere Schwermetalluntersuchungen an Tumoren, die in einem Labor in Cleveland, Ohio, in Blindversuchen durchgeführt wurden, haben gezeigt, dass Tumore als Sammelstätten für Schwermetalle angesehen werden können. Inwieweit dies zur Krebsentwicklung beiträgt, kann derzeit nur vermutet werden. Bleirückstände im Körper stammen übrigens vielfach aus der Zeit, als das Benzin noch verbleit war. Heute enthalten noch Öl- und Latexfarben dieses Schwermetall.

Kadmium ist ein Umweltgift, das sich mit Vorliebe in den Nieren und der Leber ablagert. Infolgedessen sind Bluthochdruck und Blutarmut nicht selten Begleiterscheinungen einer Kadmiumbelastung. Dieses Schwermetall beeinträchtigt wichtige Enzymfunktionen und löst verstärkt Allergiereaktionen aus. Raucher und Menschen, die viel Nikotin einatmen, sind kadmiumgefährdet. Haar-Mineral-Analysen von Neugeborenen konnten Kadmiumbelastungen nachweisen, Ursache waren die Rauchgewohnheiten der Mutter. Kadmium unterdrückt Antikörperfunktionen, stört die Kupfer- und Eisenverwertung, verursacht eine verringerte Natriumausscheidung, eine schuppige Haut, Appetit- und Geschmacksverlust und Hyperaktivität sind die Folge. Zinkmangel wiederum erhöht die Kadmiumaufnahmefähigkeit des Körpers.

Nickel wird seit Beginn der zwanziger Jahre als lebensnotwendig bezeichnet, seitdem dieses Element in tierischen Geweben nachgewiesen werden konnte. Untersuchungen haben jedoch gezeigt, dass Nickelmangel nicht zu fürchten ist. Im Gegenteil: Die zunehmende Industrialisierung erhöht die Gefahr von starken Nickelbelastungen.
Wie Kadmium blockieren auch Nickelbelastungen verschiedene Enzymsysteme; sie sind die häufigsten Auslöser von Kontaktallergien. Vergiftungserscheinungen äußern sich in frontalen Kopfschmerzen, Schwindel und Brechreiz. Wieder sind Raucher besonders gefährdet. Liegt gleichzeitig Zink- und Kalziummangel vor, reagiert der Körper entschieden empfindlicher auf Nickel. Raucher oder passive Mitraucher weisen meist hohe Blei-, Nickel- und Kadmiumwerte auf. Liegen zusätzlich leichte Arsen- und Berylliumbelastungen vor, ist die Allergieanfälligkeit sowie die Gefahr einer Lungenerkrankung deutlich erhöht. Asthmatiker oder Menschen mit chronischer Bronchitis sollten auf Schwermetalle der Gewebe untersucht werden.

Neben diesen aufgezählten Schadstoffen gibt es leider auch noch andere Schadstoffe und Umweltgifte. Sie sind überall: in Verpackungen, Baustoffen, in Lebensmitteln, im Trinkwasser und in unserer Atemluft. Wir können sie nur nicht sehen, riechen oder schmecken, gerade dies macht sie so heimtückisch.
Eine Ausleitung von Schwermetallen ist für den Körper Schwerstarbeit, weil sämtliche Organe, insbesondere Leber, Herz und Nieren mitarbeiten müssen. Schon die geringste Überforderung kann dazu führen, dass der Organismus zusammenbricht. Bei einem Entgiftungsprogramm für Schwermetalle muss man sich langsam herantasten, Vorsicht walten lassen. Es kann nur in Phasen geschehen, dazwischen muss der Körper sich wieder ausruhen können. Zudem ist ein solches abhängig vom Alter eines Klienten. Eine 70-Jährige entgiftet auf andere Weise als eine 30- oder 40-Jährige, hat angesichts ihrer individuellen Lebensgeschichte einen anderen Stoffwechsel als jüngere Menschen. Hinzu kommt, dass mögliche Krankheiten berücksichtigt werden müssen, weshalb ich auch vorher nachfrage, ob sich die Person,

die eine Schwermetallausleitung anstrebt, gerade in Behandlung eines Arztes befindet. Bevor ich mit einer Entgiftung anfange, benötige ich ein aktuelles Blutbild. Es muss in Ordnung sein, denn nur ein gesunder Körper kann gut entgiften. Wenn der Körper krank ist, wird er das Programm „Entgiftung“ stoppen und sich erst einmal mit der Krankheit beschäftigen beziehungsweise mit der Heilung.

Welches Ernährungsprogramm ich letztlich empfehle, hängt auch von der vorangegangenen Ernährung ab. Da frage ich, wie sich die Mutter während der Schwangerschaft ernährt hat (nicht immer ist das in Erfahrung zu bringen). Wichtig ist es, zu wissen, ob man gestillt worden ist oder die Flasche bekommen hat, weil gestillte Kinder ein anderes Immunsystem aufbauen als Flaschenkinder. Ich versuche herauszufinden, ob die Mutter oder die Großmutter gekocht hat, ob überhaupt gekocht wurde, und wenn ja, ob eher typische Hausmannskost oder eine ganz andere Richtung. Ich frage auch danach, ob man als Jugendlicher viele Süßigkeiten gegessen hat, wie man sich während der Ausbildung oder in den Studienjahren ernährt hat. Auf diese Weise erhalte ich schon einmal eine Idee, was in dem Körper passiert sein könnte. Weiterhin helfen mir die Pläne, in denen der Klient seine tägliche Nahrungsaufnahme dokumentiert. Diese Pläne werden wöchentlich ausgewertet, sie geben mir Hinweise darüber, wie ich den Organismus schrittweise umstellen kann.

Wer auf Fast-Food- und Tiefkühlkost völlig verzichtet, entlastet den Körper von einer immensen Bürde. In einem zweiten Schritt geht es darum, die Lebensmittel auf die Biochemie des Organismus abzustimmen. Ziel bei einer Übersäuerung ist es, den Basenhaushalt des Körpers wieder in den Griff zu bekommen und die Produzenten von Säuren daran zu hindern, die chemischen Körperreaktionen negativ zu beeinflussen. Das bekommt man nur in den Griff, wenn man dagegensteuert, indem auf eine Ernährung geachtet wird, die die Bildung von Basen fördert. Diese sollte ausgewogen sein, also viel Gemüse beinhalten, aber auch in Maßen gutes Fleisch (möglichst Biofleisch).

Food Diary

Um überhaupt coachen und eine Essensumstellung auf den Weg bringen zu können, ist es unerlässlich, über viele Monate hinweg (durchaus bis zu einem Jahr) wöchentliche Ernährungspläne, so genannte Food Diarys, von den Klienten zu erhalten. Natürlich benimmt sich der Klient am Anfang mustergültig und versucht sich zusammenzureißen, doch da jeder ein Gewohnheitsmensch ist, wird sich das früher oder später in seinem Food Diary bemerkbar machen. Diese Tagebücher sind äußerst nützlich, wenn es darum geht, mehr über den jeweiligen Stoffwechsel zu erfahren. So kann ich durch sie in Erfahrung bringen, welche Substanzen und Lebensmittel er gewöhnt ist. Hinzu kommt, dass ich bestimmte Verhaltensweisen jedes Einzelnen erkennen kann, wie und wann und wo er seine Mahlzeiten oder die diversen Kleinigkeiten zu sich nimmt. Richtig verstanden: jeder Käsehappen, jede Pflaume muss dokumentiert werden, mit Uhrzeit und Ort. Bei den größeren Mahlzeiten soll auch festgehalten werden, ob man diese allein oder zu zweit beziehungsweise mit Freunden eingenommen hat.

Natürlich spielen hierbei die unterschiedlichen Jahreszeiten eine große Rolle: Für manche beginnt Weihnachten bereits schon zwei Monate vorher und endet erst vier Wochen nach dem Fest. Auch diverse Feierlichkeiten wie Hochzeiten, Geburtstage, Todesfälle, Scheidungen oder einfach nur Partys können eine Rolle bei der Stoffwechselanalyse spielen. Vielleicht war die Person einige Monate krank? Hat sich dadurch ihr Essverhalten gegenüber dem früheren verändert? Wie wirkt sich privater oder beruflicher Stress auf die Nahrungsaufnahme aus? Ist der Klient viel auf Reisen, mit dem Auto oder mit dem Flugzeug? All diese Fragen gilt es zu beantworten und zu analysieren. Das Food Diary ist unerlässlich im Food-Coaching.

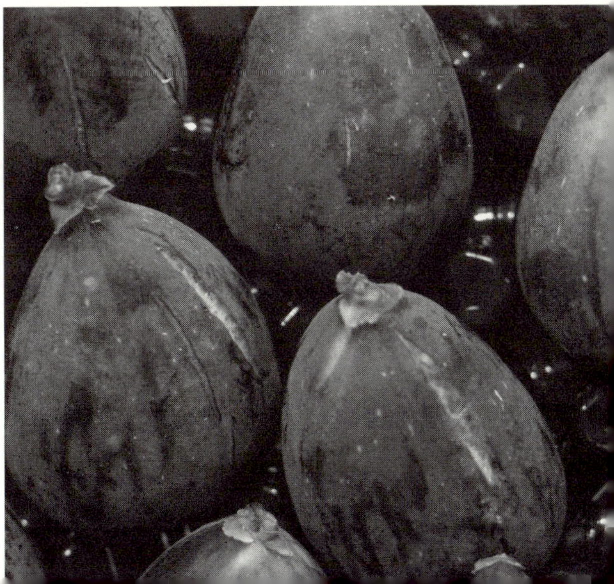

Pilzbelastung

Eine Übersäuerung kann insbesondere durch den Candidapilz entstehen. Der Hefepilz Candida ist in kleinen Mengen bei fast allen Menschen vorzufinden, im Mund, auf der Haut und im Magen-Darmtrakt. Dort lebt er für gewöhnlich im Gleichgewicht mit der für die Gesundheit wichtigen Darmflora, richtet also keinen Schaden an, wenn es um ein Miteinander mit nützlichen Darmbakterien geht und dieses von Mikroorganismen reguliert wird. Wenn der Darm jedoch die falschen Arten von Bakterien enthält, also krankhaft geworden ist, kann der Pilz ungehemmt wachsen. Durch viel Weißbrot, Zucker, Milchprodukte und Alkohol, also einem Kohlehydratemissbrauch, kann sich das Problem verschlimmern, da der Candidapilz bei dieser Nahrung wunderbar gedeiht – die oben erwähnte Sängerin hatte diesen Pilz. Zu viele Antibiotika, eine Cortisonbehandlung oder auch Antibabypillen können ein solches Pilzwachstum ebenfalls auslösen. In der Regel sind folgende Auswirkungen zu beobachten: Bauchschmerzen, Krämpfe, Völlegefühl, Aufstoßen, Blähungen, Durchfall, Schleim im Stuhl, Juckreiz im Analbereich, Reizbarkeit, Apathie, Konzentrationsstörungen, Depressionen, Ängste, Nervosität, starke Stimmungsschwankungen, Schlaflosigkeit, Entzündungen (Ohren, Augen, Mandeln, Nebenhöhlen, Prostata). Ferner treten oft Gelenkschmerzen auf, Allergien, Hautausschläge, Juckreiz, aber auch Symptome wie übermäßiges Schwitzen, Kopfschmerzen, Menstruationsstörungen und Schmerzen beim Wasserlassen.

Am Anfang merkt man meistens nichts von der Pilzvermehrung. Aber je weniger von den Candidapilzen über den Stuhl ausgeschieden werden und stattdessen ins Gewebe eindringen, machen sich die ersten Probleme bemerkbar: Hauttrockenheit und Juckreiz, Entzündungen des Nagelbetts und nässende Hautfalten. Bei Frauen befallen diese Pilze besonders die Schleimhäute, es kommt zu einer Infektion der Scheide und der äußeren Geschlechtsorgane. Je weiter eine Pilzübersäuerung fortgeschritten ist, wenn also schon die äußeren Gewebeschichten befallen sind, umso genauer muss ich schauen, wie ich den belasteten

Organismus umstellen kann. Kommt der Klient mit meinen Vorschlägen nicht zurecht, dann wird so lange probiert, bis er sich wohl fühlt. Auf diese Weise lernt die Person auch, sich selbst zu beobachten. Sie erhält ja von mir nicht nur die Aufgabe, sämtliche verzehrte Nahrungsmittel im Food Diary zu dokumentieren, sondern sie soll auch aufschreiben, wie es ihr geht. (Das ist aber kein Zwang. Ich hatte einmal eine Frau gecoacht, die sich eine Woche lang weigerte, ihre Befindlichkeiten aufzuschreiben. Sie sagte zu mir, dass sie es nicht mehr tun wolle, weil es ihr nicht gut gehe. Und wenn sie dieses miese Gefühl auch noch schriftlich festhalten müsste, würde ihr dieser Zustand nur noch bewusster sein. Ich akzeptierte ihre Argumentation, denn im Rahmen einer Entgiftung ist es normal, dass es vorübergehend zu einer Verschlechterung des Zustandes kommen kann.)

Wenn der Körper über Jahre und Jahrzehnte Gifte und Giftstoffe im Gewebe deponiert hat und wir mit einer Ausleitung anfangen, also die Gifte und Giftstoffe aus den Gewebeschichten heraustransportieren wollen, ist es am Anfang kaum zu verhindern, dass es einem durch den Abtransport der Gifte im ersten Moment nicht besonders geht. Aber mit jeder Ausleitung werden die Giftstoffe weniger, die Intervalle zwischen den Beschwerden immer länger, bis sie schließlich ganz aufhören – und der Körper kann sich regenerieren.

Food-Coaching ist eine sehr intime Angelegenheit. Wenn jemand sagt, er hätte durch die Ernährungsumstellung Kopfschmerzen oder Blähungen bekommen, dann gehe ich genau die Essenspläne durch. Ursache kann auch ein Nahrungsmittel sein, dass diese Person vor zwei, drei Tagen erst zu sich genommen hat. Bei Frauen frage ich nach dem Menstruationszyklus, nach prämenstruellen Schwierigkeiten, denn eine Ausleitung kann auch hierbei Veränderungen bewirken.

Im Prinzip ist die monatliche Regelblutung nichts anderes als eine Form der Entgiftung. Das hatte schon der griechische Arzt Hippokrates vor rund 2500 Jahren gesagt, als er von den fünf Formen der „Entleerung“ sprach: Erbrechen, Abführen, Aderlass, Schwitzen und Kautharisation. Stimmungsschwankungen bei Frauen sah er im Zusammenhang mit der Monatsblutung, er bezeichnete sie als einen „verhinderten Abfluss“. Aus diesem Grund empfahl er den Frauen, die im Klimakterium waren, also nicht mehr auf natürliche Weise Blut ausschieden, als Therapie einen Aderlass. Diese Zeiten sind vorbei, wenn auch die Grundgedanken von Hippokrates viel Kluges enthalten. So wusste auch er: Je mehr Informationen ich habe, umso besser kann ich den Körper eines Menschen analysieren.

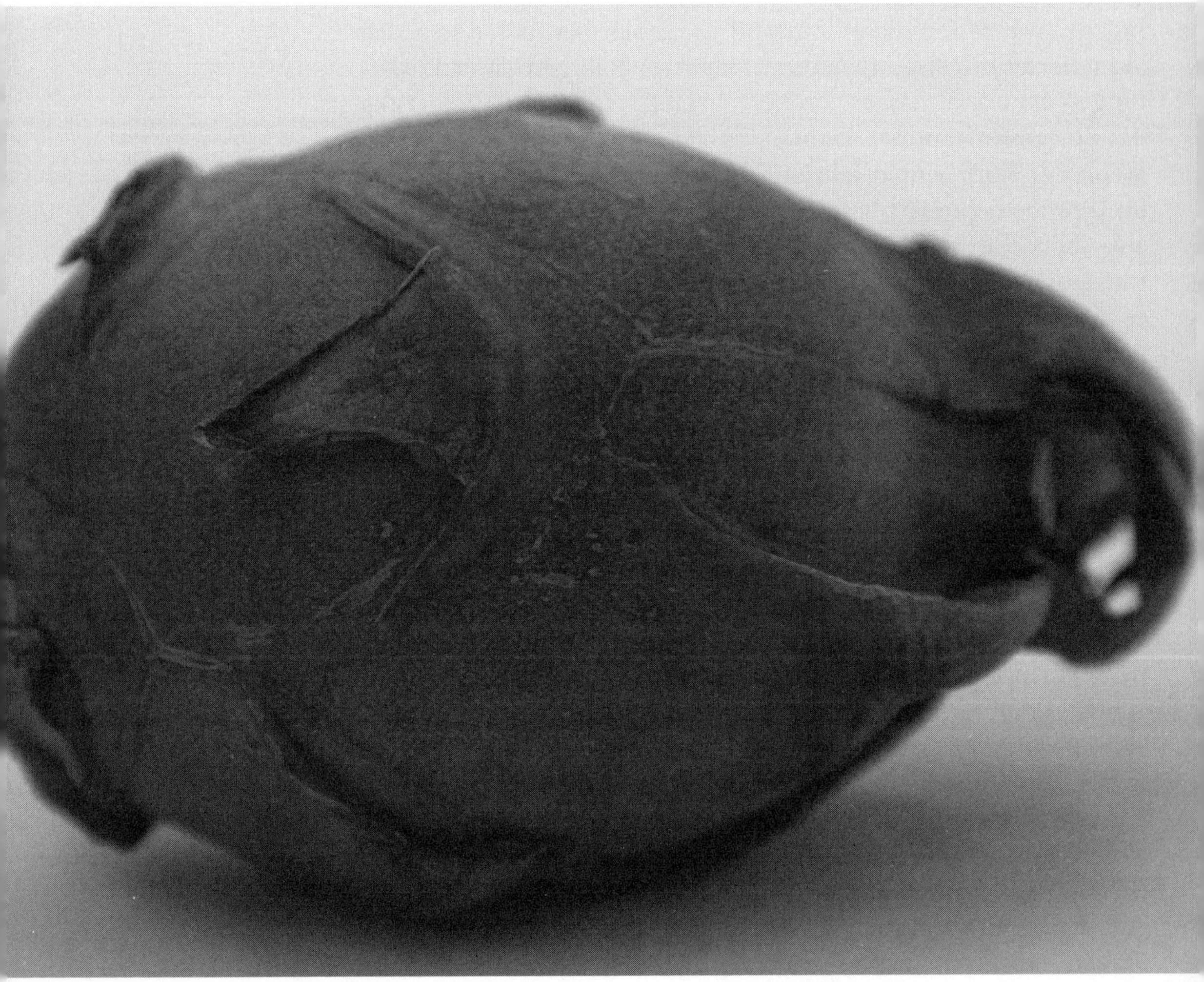

PMS und Endometriose

Unter dem prämenstruellen Syndrom (PMS) leiden in einer schwereren Ausprägung fast ein Drittel aller Frauen. Zu den körperlichen Symptomen zählen unter anderem Brustschwellung, Schlafstörungen und Schmerzempfindlichkeit, erhebliche Stimmungsschwankungen, Lustlosigkeit, Erschöpfung. Endometriose wiederum ist eine chronische Erkrankung, bei der sich Gewebe, das der Gebärmutterschleimhaut in Aufbau und Funktion sehr ähnlich ist, außerhalb der Gebärmutter ansiedelt. Wie die Gebärmutterschleimhaut unterliegen diese entstehenden Zysten und Verwachsungen in den meisten Fällen dem hormonellen Monatszyklus und verursachen in dieser Zeit Schmerzen. Manche Frauen haben so starke Schmerzen, dass sie sich krümmen, sogar zusammenbrechen können.

Entgiftungen können das Hormonsystem wieder regulieren, sodass man auch bei PMS und Endometriose erfolgreich ausleiten kann. Wichtig ist dabei, Geduld zu haben, da der Körper Zeit braucht, um sich zu regenerieren. Bei diesen Symptomen schaue ich mir genau an, was dem Organismus fehlt. Vielfach ist ein Mangel an ungesättigten oder essenziellen Fettsäuren (früher wurde auch von einem Vitamin-F-Mangel gesprochen) zu erkennen. Diese „guten“ Fette können nicht vom Körper selbst hergestellt werden, sondern müssen über die Nahrung aufgenommen werden. Viele Frauen verzichten darauf, weil sie Angst haben, dass sie durch diese Fette – Pflanzenöle, Nüsse, fettreiche Fischsorten – zu dick werden könnten. (Seltsamerweise langen sie dann aber bei den gesättigten Fettsäuren, den „schlechten“ Fetten, in Form von Butter, Hartkäse, Sahne und Wurst wieder zu.)

Die essenziellen Fettsäuren sind wieder in zwei Gruppen unterteilt worden: die Omega-6-Fettsäuren (Mais- oder Sonnenblumenöl) und die Omega-3-Fettsäuren (Leinsamen-, Soja-, Walnuss-, Rapsöl, Makrele, Lachs, Hering, Forelle). Zu diesem Duo kommt noch die Gamma-Linolensäure hinzu (enthalten in Hanföl, Hanftee), die für die Bildung eines wichtigen Enzyms verantwortlich ist. Ist dieses Enzym gehemmt, können wichtige Stoffwechselprozesse nicht in Gang gesetzt werden.

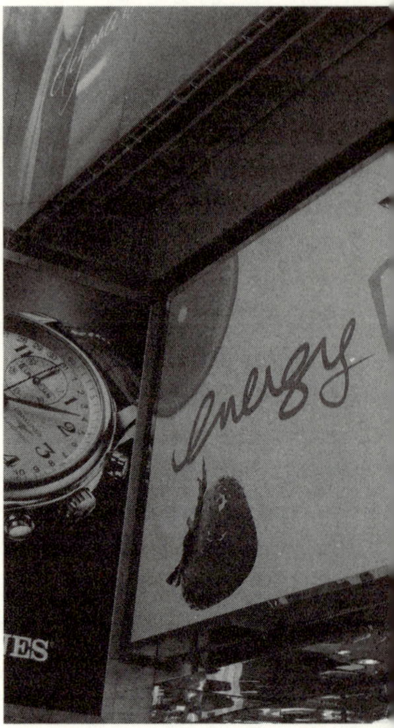

Erhöht man die Aufnahme der essenziellen Fettsäuren um zwölf bis 15 Prozent im Körper, dann können hormonelle Unausgeglichenheiten reduziert werden – in diesem Sinne verstehe ich mich auch als körperlicher Harmoniemacher. Wunderbarer Nebeneffekt: Überflüssige Pfunde können dahinschmelzen.

Defizite liegen aber nicht nur bei den „guten“ Fetten. Ein großes Thema sind für Frauen die Phytoöstrogene, also pflanzliche Östrogene, die hormonähnliche Wirkungen erzeugen. Soja, insbesondere die Sojabohne (Tofu wird beispielsweise aus Sojabohnen hergestellt) enthalten diese natürlichen Phytohormone. Sojasoße besitzt dagegen nur einen geringen Anteil an Phytohormonen, und die bei uns gern gegessenen Sojasprossen sind eigentlich Mungbohnensprossen. Sie sind zwar sehr gesund und schmackhaft, enthalten aber ebenfalls nur wenige pflanzliche Hormone. Weitere Phytohormonlieferanten: Linsen, Leinsamen, Flachssamen, Spargel, Haferflocken und Knoblauch.

Durch einen Vergleich der Essgewohnheiten verschiedener Völker wurde deutlich, dass die asiatische Ernährung im Hinblick auf die Versorgung mit Phytoöstrogenen nicht besser sein kann. Japaner und Chinesen nehmen täglich durchschnittlich 50 bis 60 mg Phytoöstrogene auf. Die mediterrane Kost enthält noch 15 bis 30 mg, das Essen in den westlichen Industrieländern gerade mal 5 mg Phytoöstrogene pro Tag. Da in den asiatischen Ländern Wechseljahresbeschwerden und die Brustkrebsrate deutlich niedriger sind als in den westlichen Industrieländern, geht man davon aus, dass die optimale durchschnittliche „Tagesration“ an Phytoöstrogenen bei 50 bis 60 mg pro Tag liegt.

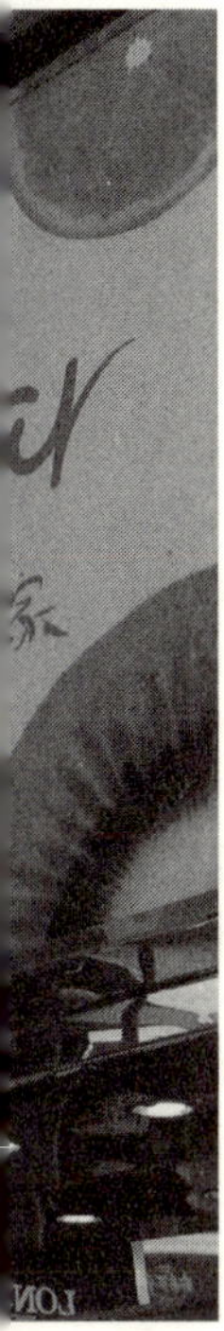

Schmarotzen für den Körper

Parasiten sind kleine Schmarotzer, die in und auf anderen Organismen leben und sich von ihnen ernähren. Endoparasiten werden jene genannt, die im Inneren eines Körpers leben, also Amöben, Flagellaten, Würmer und Protozoen. Parasiteninfektionen, die nicht unabhängig von Pilzerkrankungen zu sehen sind, führen zu vielen verschiedenen Symptomen und Folgeerkrankungen, je nachdem, um welche Parasiten es sich handelt.
Schlechte Ernährungsgewohnheiten, besonders durch den übermäßigen Verzehr von raffinierten Kohlehydraten wie Zucker, Weißmehl, poliertem Reis, aber auch ein Mangel an eubiotischen Bakterien im Darm sowie ein geschwächtes Immunsystem sind auch hier der Nährboden, der die Entwicklung entsprechender Darmparasiten begünstigt.
Die Folgen einer Infektion sind nicht zu unterschätzen: Dem Körper werden essenzielle Nährstoffe entzogen, während das immer schwächer werdende Immunsystem gleichzeitig permanent gefordert ist. Die Symptomatik einer Parasiteninfektion kann sehr unterschiedlich sein. Nicht alle verursachen akute Beschwerden.
Wichtig ist bei einer umfassenden Entgiftung, dass die Parasiten aus dem Körper ausgeleitet werden und zahlenmäßig in einen ursprünglich gesunden Zustand zurückgeführt werden. Tatsächlich können Schmarotzer in einer bestimmten Menge für den Körper hilfreich sein, dann nämlich arbeiten sie für und nicht gegen ihn. Da die meisten Menschen, bei denen die Parasitenkonzentration ein gesundes Maß überschritten hat, zugleich einen Mangel an Vitaminen, Mineralien und Spurenelementen aufweisen, ist es nötig, dem Organismus wieder zu einem guten Gleichgewicht zu verhelfen.
Eine Essensumstellung ist in jedem Fall wichtig, Darm- und Pilzparasiten können dadurch erfolgreich und nachhaltig bekämpft werden. So wird eine antiparasitäre Wirkung beispielsweise durch Knoblauch oder Shiitakepilze erreicht.

Auf dem Helfertrip: Algen

Algen sind wahre Powerpakete zur Stärkung des Immunsystems und zudem ein hoch dosierter Cocktail bestehend aus 70 Prozent Eiweiß (einschließlich aller essenziellen Aminosäuren), zwölf Vitaminen (unter anderem Vitamin C, Beta-Carotin und Vitamin E), Mineralien, Spurenelementen (darunter Selen, Magnesium und Germanium mit antioxidativen Eigenschaften), wertvollen ungesättigten essenziellen Fettsäuren und der höchsten Konzentration von Chlorophyll.
Insbesondere die Alpha-Alge ist ein Rettungsanker, wenn es darum geht, dem Körper bei der Entgiftung von Schwermetallen (Quecksilber, Blei aus Trinkwasser, Nickel, Kupfer, Gold, Platin, Cadmium und Palladium), aber auch anderen gesundheitsschädigenden Stoffen zu helfen. Diese wild wachsende Süßwasseralge (im Gegensatz zur Spirulina-Alge lässt sie sich nicht züchten) existiert schon seit über zweieinhalb Milliarden Jahren auf unserem Planeten und hat sich als wahrer Überlebenskünstler erwiesen. Ihre Aminosäuren binden die Schwermetalle im Darm und leiten sie dadurch aus. Auf diese Weise ist sie in der Lage, die Darmschleimhäute und Darmgewebeschichten bei der Regeneration wesentlich zu unterstützen, das heißt, sie wird auch von einer angegriffenen Darmschleimhaut gut resorbiert, wodurch es angesichts der vielen Vitamine und Mineralien zu einem Ausgleich von Mangelzuständen kommen kann. Durch die Vitalstoffarmut unserer Lebensmittel werden gezielte Nahrungsergänzungen immer wichtiger.
Algen sollten in Kapselform eingenommen werden. Im Gegensatz zu Tabletten sind Bindungsstoffe hier überflüssig. Ich empfehle meinen Klienten, sie über einen Zeitraum von acht bis zwölf Monaten einzunehmen, die Dosis wird individuell abgesprochen. Ein Tipp: Fragen Sie nach, welche Methode bei der Herstellung der Algenkapseln verwendet wurde. Vielfach geschieht dies mit einem Zwei-Sekunden-Schock-Gefrierverfahren, bei dem aber die Zellmembran der Alge aufgebrochen wird und Nähr- und Vitalstoffe verloren gehen. Schonender sind Produktionsformen, bei denen die Algen bei zirka 34 Grad Celsius getrocknet werden.

Gabriele, Rüsselsheim, 51 Jahre

Mein Mann und ich machten gerade Urlaub in Österreich. Eines Morgens kam er zu mir und sagte, er würde gern zu einem Vortrag von einer Ernährungsberaterin gehen, dieser sei für heute Nachmittag in einem Konferenzsaal unseres Hotels angekündigt. Da mein Mann Diabetiker ist, verstand ich sein Interesse, aber ich wollte nicht mit, meinte nur, da würde einem sowieso nur etwas über Kalorien erzählt werden. Und das interessierte mich überhaupt nicht mehr. Ich wusste aus eigener Erfahrung, man würde – egal mit welcher Methode – erst abnehmen, dann käme es aber zu einem Stillstand, und keiner konnte einem sagen, warum. Von den Weight Watchers bis zu irgendwelchen Zeitschriften-Diäten hatte ich alles ausprobiert, nie verlief es anders. Und dabei wollte ich unbedingt abnehmen. Meiner Meinung nach wog ich mindestens 30 Kilo zu viel. Aber vielleicht schaffte ich es auch nie, weil ich nicht ausreichend Ruhe für eine Diät hatte. Wir besitzen einen großen Partyservice, alle unsere Speisen werden von uns selbst hergestellt, da habe ich rund um die Uhr zu tun.
Wie auch immer, mein Mann schaffte es schließlich doch, dass ich mit ihm zu diesem Vortrag ging. Die Referentin, Caroline Bienert, überzeugte mich sehr. Machte sie doch klar, dass es im Grunde auf einen gesund funktionierenden Körper ankommt, dann würde es auch letztlich mit dem Abnehmen klappen. Nur ein funktionierender Stoffwechsel sei in der Lage, Fett abzubauen, ansonsten könne man alle möglichen Methoden anwenden, es würde doch nicht mit dem Schlankerwerden klappen.
Vielleicht, so überlegte ich, war das mein Problem – und ich entschied mich, für mich selber ganz überraschend, eine Blutwerte- und Haar-Analyse zu machen. Das im ersten Moment schrecklich klingende Ergebnis: Ich war quecksilberverseucht, hatte eine hochgradige Allergie hinsichtlich dieses Metalls. Folglich lief mein Stoffwechsel überhaupt nicht auf Hochtouren. Um das wieder hinzukriegen, musste ich mein ganzes Leben auf den Kopf stellen – so kam es mir wenigstens vor. Morgens trank ich nur Ingwertee, aß ich früher kaum Gemüse, kam dieses nun – im Verhältnis gesehen – in Mengen auf meinen Teller. Kohlehydrate durfte ich nur wenige zu

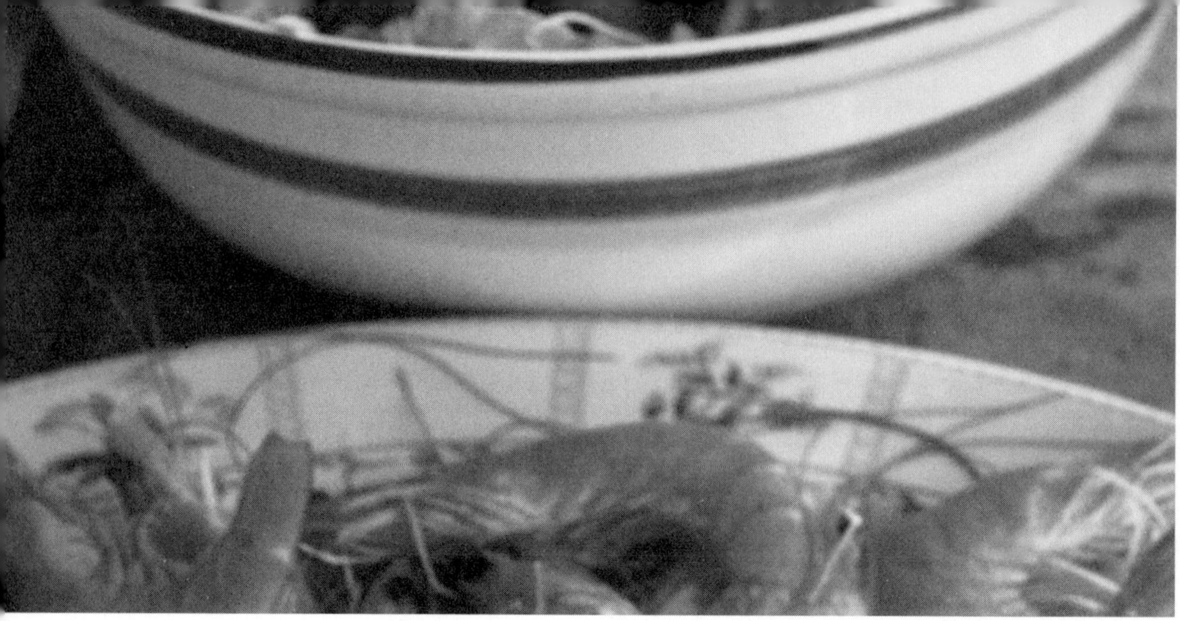

mir nehmen, Fleisch einzig in Form von Kalb und Huhn. Hauptsächlich sollte ich viel Gemüsemost trinken, vor allem Rote-Beete-Saft. Und es sollten Bioprodukte sein: Biokartoffeln, Bioziegenkäse, Biobrot. Zucker sollte ich komplett fortlassen, auf Salat ebenfalls verzichten, da er zu viele Schadstoffe enthalten würde. Über Obst brauchte ich gar nicht weiter nachzudenken. Früchte konnte ich vor einem Jahr, als ich mit meinem Coaching startete, aufgrund meiner Quecksilberallergie (was ich erst aus jetziger Perspektive weiß) nicht essen. Heute kann ich jede Pflaume, jede Kirsche wieder ohne Probleme vertragen. Während meines Coaching-Jahres nahm ich zusätzlich Algenkapseln zu mir.

Nach diesem Jahr passte mir kein Kostüm, kein Kleid mehr: Ich hatte insgesamt 30 Kilogramm (die verlorenen Pfunde bei den Weight Watchers eingerechnet) abgenommen, was ich einfach sensationell fand. Meine Haare sind wieder wunderschön weich und glänzend. Weil ich zu viel Stress im Beruf hatte beziehungsweise mir selber machte, waren sie ganz trocken und spröde geworden. Ich konnte auch endlich wieder in die Sonne gehen. Durch die Vergiftung hatte ich früher sofort allergische Reaktionen, wenn ich nur mal zehn Minuten außerhalb des Schattens saß, mein Körper besaß keine Toleranz mehr für die Einwirkung von Sonnenstrahlen. Und statt hektischer zu werden, was ich bei all meinen vorherigen Diät-Versuchen erlebt hatte, entwickelte ich eine große Gelassenheit – ein 16-Stunden-Tag macht mir nichts mehr aus. Jeden Morgen stehe ich nun mit Freuden auf – und das war nicht immer so.

6 bodyfood

wir essen, was zu uns passt

Verschiedene Probleme können mit speziellen Ernährungsempfehlungen gelöst werden. Ein kleiner Instant-Wegweiser zur Grundorientierung:

Übersäuerung: Auf kohlesäurehaltige Getränke verzichten, keine oder nur wenig Salate oder Rohkost, auf keinen Fall ausschließlich von Kohlehydraten ernähren; Zitrusfrüchte vermeiden!
Schwermetallbelastung: Unbedingt den Anteil an frischen Gemüse- und Obstsorten erhöhen.
Verdauungsprobleme: Viel ballaststoffreicher ernähren; weniger Fertigprodukte und Junk-Food.
Burn-out-Syndrom: Dreimal täglich essen ist in diesen Fällen besonders wichtig; auf eine gute, ausgewogene Vollwertküche achten, also möglichst von allem ein bisschen.
Allergien: Im Mittelpunkt steht eine gesunde Ernährung, damit das Immunsystem wieder regenerieren kann; vielfach liegt eine langjährige einseitige Ernährung vor, die umgestellt werden muss.
Übergewicht: Der Stoffwechsel muss hier durch eine gesunde Ernährung angekurbelt werden; keine Mahlzeiten auslassen! Wenig Kohlehydrate, aber nicht ganz darauf verzichten; ansonsten Gemüse, Proteine, frisches Obst und Bewegung (dies aber nur in Maßen; bei 20 Kilogramm Übergewicht sollte man nicht mit Joggen beginnen, sondern langsam mit Radfahren und Schwimmen); so wenig Fertigprodukte und Junk-Food wie möglich; gut ist eine asiatische Küche mit Reis und Gemüsepfanne, auf Salate möglichst verzichten!

Einfach genial: Suppen

Wenn es bei der Entgiftung – aber auch sonst – mit dem Wasser nicht so richtig klappt, können Sie viel gesunde Flüssigkeit zu sich nehmen, wenn Sie sich Suppen zubereiten. Es sollten keine schweren, sahnigen Suppen sein, möglichst auch ohne Verwendung von Crème fraîche, aber eine Minestrone aus verschiedensten Gemüsesorten schmeckt unglaublich gut und ist zudem sehr nahrhaft. Sie können das Gemüse auch pürieren und etwas Kokos- oder Sojamilch zugeben, das ist leicht verdaulich. Welche Gemüsesorten Sie kombinieren, bleibt Ihnen überlassen, Hauptsache, es schmeckt Ihnen. Ich mag sehr gern eine klassische Bohnensuppe aus den grünen, langen Bohnen, auch eine richtige Wirsingsuppe ist etwas Herrliches. Suppen mit grünem Gemüse sind besonders reich an Antioxidantien. Sie können beispielsweise die übliche Erbsensuppe mal mit Chili würzen. Eine scharfe Erbsensuppe mag im ersten Augenblick etwas befremdlich klingen – und sie schmeckt tatsächlich auch ein wenig anders als die bekannten Variationen, aber meiner Meinung nach einfach phantastisch. Erbsen sind sehr kohlehydratreich, aber es sind gesunde Kohlehydrate. (Wobei ungesunde Kohlehydrate Einfachzucker [Monosaccharide] sind, und gesunde Mehrfachzucker, so genannte Polysaccharide.)
Ein nicht zu unterschätzender Vorteil: Sie können Suppen zu jeder Tages- und Nachtzeit essen, wenn Sie wollen, sogar zum Frühstück. Wenn Sie der Ansicht sind, dass man von Suppe nicht satt wird, sollten Sie mein Rezept für eine Minestrone probieren – sehr an heißen Tagen im Sommer zu empfehlen:

rezept

Leichte Gemüsesuppe

Zutaten für 4 Personen:
1 Stange Lauch
1–2 Karotten
1–2 Kartoffeln mittelgroß
1 Zwiebel
1 Knoblauchzehe

1/2 Liter Gemüsebrühe
Salz
Schafskäse
schwarzer Pfeffer, frisch gemahlen

Zubereitung:

1. Die Gemüsebrühe in einem mittelgroßen Topf auf unterer Stufe erhitzen. Den Lauch und die Karotten waschen und in nicht zu dünne Scheiben schneiden. Kartoffeln schälen und in 1 cm große Würfel zerkleinern. Alles in die Gemüsebrühe geben und ziehen lassen.
2. Die klein geschnittene Zwiebel sowie den zerstoßenen Knoblauch dazugeben und ca. 35–45 Min. köcheln lassen. Das Gemüse sollte noch „Biss“ haben und nicht vollkommen zerfallen.
3. Danach Fetakrümel auf die Suppe streuen und zum Schluss mit Pfeffer „schwarze Akzente“ setzen.

Im Winter favorisiere ich meine

Currysuppe rezept

Zutaten für 4 Personen:
1 großer Fenchel
2–3 mittelgroße Zwiebeln
2–3 Knoblauchzehen
2 EL Ghee
2 cm Ingwer
1 Stange Zitronengras
1/2 Liter Gemüsebrühe
1 Dose Kokosmilch, ungesüßt
Salz
schwarzer Pfeffer, frisch gemahlen
Chili (nach Geschmack)
1 EL Currypulver
1 Glas Rote Beete

Zubereitung:

1. Ghee in einem mittelgroßen Topf auf unterer Stufe erhitzen.
2. Den Fenchel waschen, putzen und in Scheiben schneiden. Zwiebel in Würfel hacken und Knoblauchzehen pressen. Alles im Ghee mit etwas Salz dünsten und den Ingwer klein geschnitten beifügen.
3. Gemüsebrühe aufgießen und das Zitronengras dazugeben, mit Kokosmilch auffüllen, etwas salzen, pfeffern. Je nach Geschmack Chili beigeben und bei schwacher Hitze ca. 45 Min. köcheln lassen.
4. Anschließend die Rote Beete mit dem Sud hinzufügen, eventuell mit einem Spritzer Limettensaft abschmecken. Die Suppe mit einem Mixer glatt pürieren.

Ghee (sprich: Gii) ist gereinigte Butter und wird auch als Butterfett oder Butterreinfett bezeichnet. Im Ayurveda gilt es als Lebenselixier und ist wichtiger Bestandteil der indischen Gewürzküche. Es fördert das Verdauungsfeuer (Agni) und bewirkt dadurch eine vollständige Aufnahme der Nährstoffe. Es bildet Ojas, die Lebensessenz, und erhöht den Geschmack der Speisen. Wenn Sie es nicht im Naturkost- oder in einem Asialaden finden, dann können Sie es online bestellen.
Salz müssen Sie bei meinen Entschlackungsprogrammen nicht weglassen. Ich gehe von einer möglichst natürlichen Ernährung aus, zu der für mich auch Salz gehört. Speisesalz ist als Quelle von positiv geladenen Natrium- und negativ geladenen Chloridionen der mengenmäßig wichtigste Mineralstoff in der menschlichen

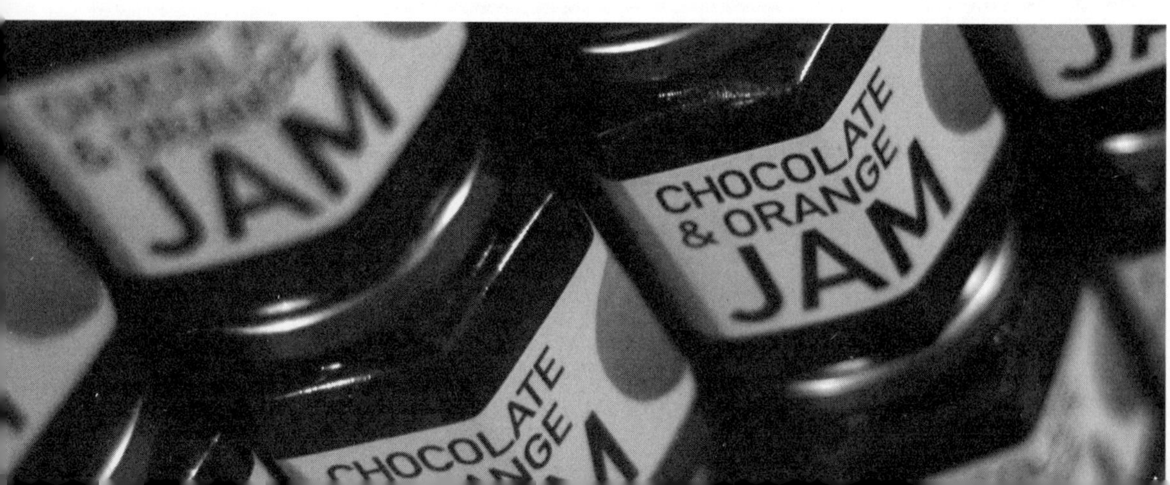

Ernährung. Salze spielen eine entscheidende Rolle für den Wasserhaushalt, das Nervensystem, die Verdauung und den Knochenaufbau. Der Körper eines Erwachsenen enthält etwa 150 bis 300 Gramm Salz und benötigt täglich drei bis fünf Gramm zum Ausgleich des Verlusts durch Schwitzen und Ausscheidungen (bei starkem Schwitzen oder einigen Erkrankungen bis zu 20 Gramm). Wer Gemüse in Salzwasser kocht, schließt damit die Zellwände von Paprika & Co, wodurch es kürzere Kochzeiten hat. Auf diese Weise bleiben wichtige Inhaltsstoffe erhalten. Und nicht zu vergessen: Mit Salz zu würzen ist mithin eine Frage des Genusses. Doch der menschliche Körper kann durch Salz (und das gilt auch für Zucker) manipuliert werden, was besonders seit den siebziger Jahren zu beobachten ist, als Fertigprodukte und Fast-Food-Produkte immer beliebter wurden – und diese mit der Zeit immer salziger. Salz braucht der Körper, aber nur in einer bestimmten Dosis. Nimmt der Mensch zu viel zu sich, entzieht das dem Körper Wasser, in der Folge entsteht ein Durstgefühl. Bei meinem Coaching versuche ich deutlich zu machen, dass der menschliche Organismus eigentlich nur eine Prise Salz benötigt, entsprechend versuche ich die gewohnte Salzdosis sukzessive zu reduzieren. Nicht selten sagen Klienten nach sechs Monaten Salzreduzierung, dass ihnen ein Gericht, wie sie es früher gewürzt hätten, nicht mehr schmecken würde, ihnen viel zu salzig sei. Hardcore-Salzgegner haben in meiner Philosophie, in der ich von allem etwas propagiere, dagegen keine Chance.
Allgemein kann man sagen, dass warme Suppen bei einer Entgiftung besser sind als Kaltsuppen. Da der Körper während einer solchen Ausleitung stark arbeitet, friert er auch leicht. Das ist ähnlich wie beim Heilfasten, und eine warme Suppe tut in diesem Augenblick sehr gut.
Ich finde Suppen auch deshalb genial, weil Sie einen großen Topf davon kochen können, um den Inhalt dann in kleinen Portionen einzufrieren. Bevor Sie morgens zur Arbeit gehen, können Sie eine davon aus dem Gefrierschrank herausnehmen. Abends, wenn Sie wieder zu Hause sind, brauchen Sie die Suppe nur noch aufzuwärmen – und schon haben Sie ein vollwertiges Gericht.

Was ist gesund?

Ich hatte einmal einen Klienten, der für sich und seinen Körper etwas Gesundes tun wollte und jeden Tag ungefähr ein Kilo rohe Äpfel und ein Kilo rohe Möhren aß. Ich sagte zu ihm, dass er sicher unter Durchfall leiden würde. Erstaunt schaute er mich an, dann nickte er. Noch ungläubiger wurde sein Blick, als ich ihm zu verstehen gab, dass er mit einer solchen Ernährung genau das Gegenteil von dem erreiche, was er beabsichtige. Sie sei völlig ungesund, er müsse sich komplett umstellen, was seine Nahrungsaufnahme betreffe. Da bei diesem Mann der Verdauungstrakt so gut wie gar nicht mehr arbeitete, der Darm also nicht mehr resorbieren konnte, war eine Neuorientierung dringend nötig. Rohes Obst und Gemüse ist generell schwer zu verdauen, bei einer Darmstörung aber doppelt und dreifach. Ich erklärte ihm, er dürfte für einige Zeit keinerlei Rohkost mehr essen, Gemüse sei hervorragend, aber nur im gedünsteten oder gekochten Zustand. Diese Umstellung war am Anfang nicht einfach, wurde aber von ihm mit der Zeit akzeptiert, da es ihm merklich besser ging und sein Verdauungstrakt nach und nach wieder arbeiten konnte. Seine Energie kehrte zurück und auch sein Stoffwechsel regenerierte sich.

Schockiert war auch eine Frau, die zu mir kam und freudestrahlend erzählte, wie gesund sie sich ernähren würde. Ich fragte sie, was es denn sei, was sie für so gesund halten würde. „Müsli mit Obst“, war ihre Antwort. Dazu noch in Kombination mit Milch. Ich machte ihr klar, dass sie damit ihrem Körper nur Schaden zufügen würde. Für sie brach eine Welt zusammen. Ich erklärte ihr dann ausführlicher: Müsli ist vorwiegend eine Getreidemischung, die für sich allein genommen schon zu einer Übersäuerung führen kann. Hinzu kommt Obst, das einfachen Zucker enthält – eine weitere Gefahr einer generellen Übersäuerung. Als i-Tüpfelchen schließlich die Milch, die zu einer Verschleimung des Organismus beitragen kann, besonders wenn sie von Kühen stammt, die man mit Antibiotika und Hormonen abgefüllt hat. Getreide, Obst und Milch – das ist der Supergau, genauso wie ein Marmeladenbrot. Es gibt keine geeignetere Kombination, um übersäuert zu werden.

Das Problem mit Salat und Brot

Vorausgesetzt, Sie sind vollkommen gesund, dann können Sie Salate essen, so viel wie Sie wollen, doch nicht mehr nach 16 Uhr. Rohkost ist für den Körper nur sehr schwer zu verdauen, und wenn er abends, wenn der Organismus langsam runterfährt, grüne Salate, Gurken, ungekochte Wurzeln oder Tomaten verarbeiten muss, dann kostet ihn das ungemein viel Energie. Bei dieser Anstrengung werden körpereigene Alkohole hergestellt, die für die Leber sehr belastend sind. Sie sind übrigens schlimmer als schlechtester Fusel.

Viele Menschen denken, wenn man abends nur einen Salat isst, dann wird man davon schlank. Das ist ein Ammenmärchen, genau das Gegenteil ist der Fall. Sollten Sie eine Diät machen wollen, bei der Sie planen, mittags und abends einen Salat zu essen, etwa Hähnchenbrust auf Rucolasalat – ein beliebter Vorschlag bei Sommerdiäten –, vielleicht noch mit einem Stück Baguette, dann können Sie sicher sein, dass Sie mit der Zeit zunehmen werden. Die Hähnchenbrust ist ja noch okay, aber der Rucolasalat ist roh und Brot ist allgemein ein schweres Lebensmittel, das stark übersäuernd wirkt. Brot sollte man übrigens nur morgens essen, dann aber auch nicht zu viel davon, und abends erst gar nicht. Das typische Abendbrot in Deutschland mit Brot, Butter und Aufschnitt, ist sehr ungesund. Aber Tomaten mit Mozzarella und eine Scheibe Ciabatta ist genauso problematisch.

Ich habe mehrere Menschen betreut, die nicht abgenommen haben, weil sie abends eine Scheibe Brot gegessen haben. Nachdem ich sie davon überzeugt hatte, dass sie sich stattdessen besser einen kleinen Teller mit Spaghetti oder eine Gemüsepfanne zubereiten sollten, hatten sie auf einmal acht Kilo runter. So verrückt es klingt, aber dass sie kein Gewicht verloren, lag an dieser einzigen Scheibe Brot.

Wir leben in einer Zeit, in der unsere Ernährung sehr von Brot bestimmt ist, überhaupt sehr viele Kohlehydrate beinhaltet: Hier eine Semmel, mittags ein Sandwich, abends oft Pasta oder Pizza, zwischendurch noch Kuchen und ein Schokoriegel. Manchen meiner Klienten wird regelrecht schlecht, wenn sie nur aufschreiben,

was sie essen, allein das hat eine therapeutische Wirkung. Wenn sie dann anfangen, bewusst darüber nachzudenken, wie sie sich ernähren, passiert ihnen das auch nicht mehr. Sie sind dann so schockiert über das, was sie ihrem Körper tagtäglich alles zumuten. Aber viele Menschen merken dies andererseits gar nicht, weil sie nur noch nebenher oder zwischendurch essen.
Aber um auf die Salate zurückzukommen: Wenn Sie im Sommer entgiften, können Sie mittags einen Salat essen, im Winter würde ich Rohkost zur Mittagszeit generell weglassen, weil der Körper in dieser kalten Jahreszeit lieber etwas Warmes verdaut.
Salat- oder so genannte Gemüsebeilagen in Restaurants sind auch so ein Thema. In vielen Lokalen herrscht die Unsitte, statt Gemüse nur rohes Zeugs anzubieten. Ich weiß auch nicht, woran das liegt, vielleicht ist es zu aufwändig und zu teuer, schönes Gemüse zuzubereiten. Selbst in besseren Restaurants sind die Köche sehr sparsam mit Gemüsebeilagen. Trauen Sie sich ruhig, besonders wenn Sie entgiften oder abnehmen wollen, dem Kellner zu sagen, dass Sie Ihren kleinen Salat gegen warm zubereitetes Gemüse austauschen möchten. Sie machen sich damit nicht immer Freunde in der Küche, aber Sie tun sich selbst etwas Gutes.

Essenszeit

Zwischen 12 und 14 Uhr sollten Sie Ihr Mittagessen einnehmen. In dieser Zeit kann der Körper am besten verstoffwechseln, was wiederum abhängig von seiner Energiekurve ist. Wenn Sie in dieser Zeit essen, kommen Sie auch nicht so schnell in die berühmte Unterzuckerung hinein, in der Sie dann zu allem greifen, was sich in der Nähe befindet. Besonders beliebt sind dann die diversen Schokoriegel, die man sich schnell mal in den Mund reinschieben kann. Zwar wird der Blutzuckerspiegel dadurch rasant hochgeputscht, aber er fällt auch genauso rapide wieder runter, weil ein Schokoriegel nur Einfachzucker enthält. Im Gegensatz dazu weisen Gemüsesorten und Vollkornprodukte Mehrfachzucker auf, die den Blutzuckerspiegel nur langsam steigen und ebenso langsam fallen lassen. Wenn Sie sich also mittags zur richtigen Zeit und gut ernähren, kommen Sie gar nicht erst in diese Heißhunger-Phase. Für die Riegelgeneration kommt noch ein weiteres Problem hinzu: Durch das ständige Aufpeitschen und Runtergehen von Insulin und Blutzucker, wird die Bauchspeicheldrüse in Mitleidenschaft gezogen, weil sie sich viel zu selten auf einem ruhigen Level befindet. Mithin droht Abhängigkeit. Wer sich über einen längeren Zeitraum hinweg auf diese Weise ernährt, fühlt sich unausgeglichen, wenn er bei einem Unterzuckerungs-Flash nicht sofort einen Schokokick bekommt. Müsliriegel hören sich dem Namen nach zwar gesünder an, sind es aber keineswegs.

Also: Verzichten Sie niemals auf das Mittagessen, wenn Sie abnehmen, entgiften oder sich präventiv gesund halten wollen. Die Mittagsmahlzeit ist die wichtigste Mahlzeit überhaupt. Sie können ruhig mal ein Dinner-Cancelling machen, das ist für den Körper kein Problem, eher sogar von Vorteil. Wenn Sie einmal in der Woche das Abendessen ausfallen lassen, steigt durch die Kalorienreduzierung in der Nacht die Eigensynthese des Wachstumshormons an. Und da zudem keine Glukose produziert wird – es muss ja nichts verarbeitet werden –, verändert ein Verdauungsenzym seine Aufgabe und wird zu einem Reparaturenzym für die DNA. Somit kann Dinner-Cancelling auch verjüngend wirken, ist aber, wie ich auf S. 20 dargestellt habe, keine Methode, die dauerhaft in den Alltag integriert werden sollte.

Für das Mittagessen sollten Sie sich eine halbe Stunde reservieren, das muss drin sein. Mögen Ihre zu erledigenden Sachen noch so wichtig sein, denken Sie daran, dass Ihnen eine lebenslange Gesundheit wichtiger sein sollte. Keiner kann so viel arbeiten, dass er nicht diese 30 Minuten aufbringen könnte. Und wenn der Körper „weiß", dass er zu einer ganz bestimmten Zeit etwas zum Essen erhält, dann gerät er auch nicht unter Stress. Der Organismus programmiert die Essenszeiten, merkt sich, wann es Frühstück, Mittag- und Abendessen gibt. Ich war schon als Kind ein Fan von pünktlichen Mahlzeiten, zwar müssen diese nicht peinlich genau auf die Minute eingenommen werden, aber die grobe Richtung musste schon stimmen. Es ist aus meiner Erfahrung das Beste, was Sie Ihrem Körper bieten können.

Viele Diäten gehen davon aus, dass es besser sei, statt drei Mahlzeiten vier oder fünf kleinere Portionen zu sich zu nehmen.

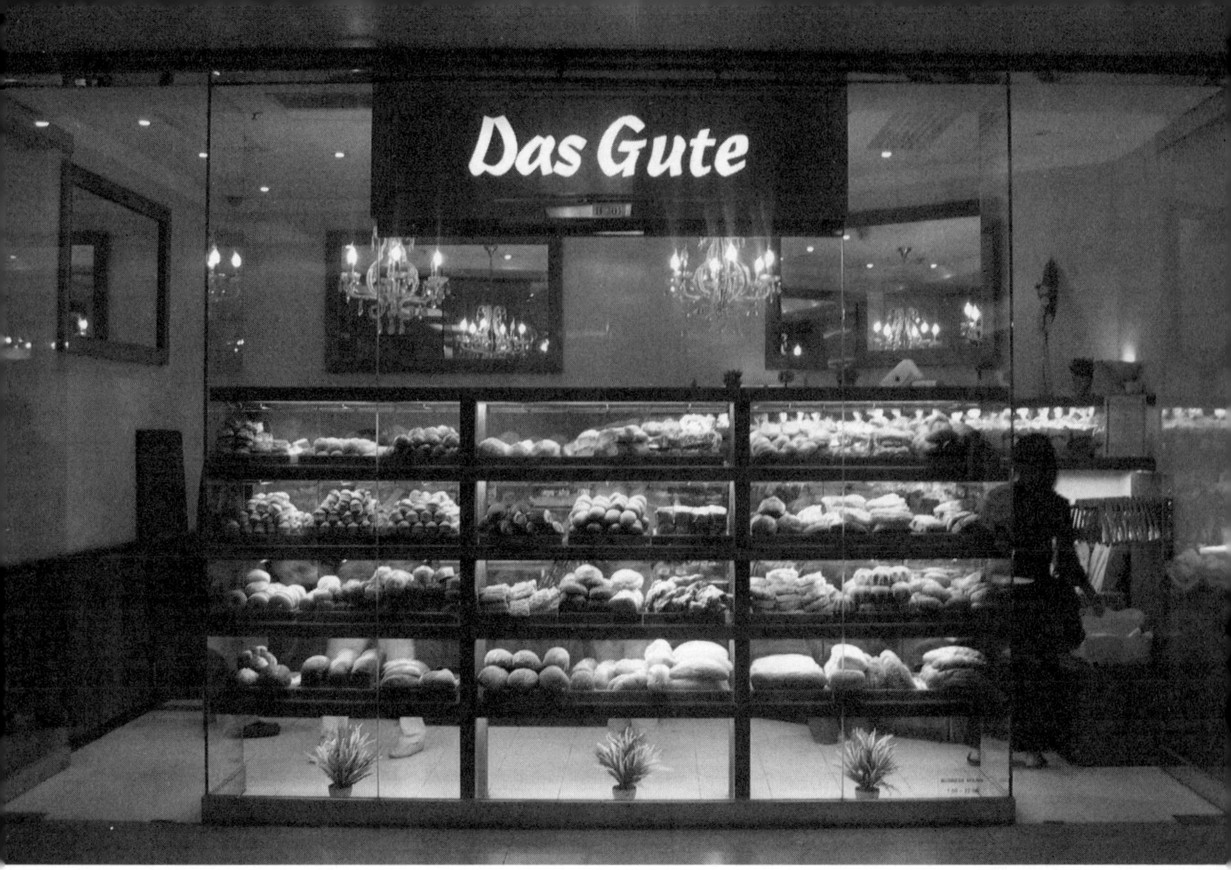

Gerade als ich in Amerika meine Ausbildung machte, wurden in Hollywood fünf Mahlzeiten am Tag als das A und O zur Traumfigur propagiert. Als ich zum ersten Mal davon hörte, sagte mir mein Gefühl, das könne doch nicht gut sein, wenn man permanent etwas isst. Später lernte ich dann, dass ich gar nicht so falsch mit meiner Intuition lag. Durch die ständige Nahrungsaufnahme wird immer wieder die Produktion von Insulin angeregt, aber der Magen als Auffangorgan braucht auch mal seine Ruhe. Ähnlich wie der Mensch abwechselnd Phasen des Arbeitens und des Entspannens benötigt, reagieren die Organe positiv auf einen solchen Rhythmus. Nach einer guten Mittagsmahlzeit will der Körper eine Essensruhepause von vier bis sechs Stunden, und dann ist Abend und Sie können an das Nachtmahl denken.
Achten Sie auch auf eine abwechslungsreiche Ernährung, um Ausgewogenheit zu erreichen. Viele Menschen haben ihre Lieblingsspeisen und können sich nicht vorstellen, mal etwas anderes als Nudeln mit Tomatensoße in der Kantine zu essen oder das Camembert-Baguette. Vermeiden Sie Eintönigkeit. Natürlich

können Sie auch immer mal wieder zu einem Schinkensandwich greifen, das schadet Ihnen nichts, wenn Sie dazwischen nach Alternativen suchen. Vielleicht gibt es einen Imbiss in der Nähe Ihres Arbeitsplatzes, der ein günstiges Currygericht anbietet oder eine Thai-Suppe. Immer mehr Metzgereien oder Fischläden haben wechselnde Mittagsangebote – und nehmen auch Anregungen Ihrerseits auf. Entscheidend ist, dass Einseitigkeit vermieden wird, dass Sie mal Gemüse, mal Fisch, mal Fleisch, mal Kohlehydrate zu sich nehmen. Schauen Sie sich in der Gegend, in der Sie arbeiten, genau um, wo Sie was einkaufen können – Sie werden sehen, mit der Zeit werden Sie immer kreativer. Vielleicht verabreden Sie auch mit einer Bürokollegin, dass einmal in der Woche jeder von Ihnen etwas vorkocht – und zur Mittagspause suchen Sie sich im Sommer draußen eine ruhige Bank und im Winter einen Platz weit weg vom Schreibtisch, um die Paprikastreifen in Tomatensoße oder die Auberginen mit Pinienkernen und Petersilie gemeinsam zu verzehren.
Abends, wie gesagt, sollten Sie lieber warm als kalt essen. Auch wenn es mal etwas später wird, 20 Uhr oder 21 Uhr, ist das wenig bedenklich, so lange Sie keine schwerverdaulichen Sachen essen. Haben Sie schon mal Sojawürstchen ausprobiert? Mit Bambusgemüse und Sojasprossen schmecken sie einfach lecker!
Viele Köche und Ernährungsexperten sind der Ansicht, dass man nur einheimische Nahrungsmittel essen sollte, und auch nur dann, wenn sie gerade Saison haben. Eine deutsche Erdbeere aus dem Treibhaus im Dezember ist dann natürlich tabu. Natürlich ist es äußerst sinnvoll, wenn Sie mit den Jahreszeiten gehen und Spargel im Mai und Juni essen und Rotkohl und Wirsing im Winter, allein auf diese Weise wird Ihre Ernährung automatisch abwechslungsreicher. Und sicher ist auch richtig, dass der heimische Fisch oder der Apfel vom Bodensee frischer ist, als wenn die Shrimps tiefgefroren oder die Früchte fast unreif gepflückt per Schiff aus Übersee kommen. Aber ich glaube, dass man die Globalisierung nicht einfach außer Acht lassen kann. Ich liebe beispielsweise Mangos und Papayas, und darauf möchte ich – Heimatprodukte hin oder her – keinesfalls mehr verzichten. Ebenso wenig auf asiatische Gemüse- und Kräutersorten.

Ganz schön süß

Ist Ihr Organismus gesund, können Sie Desserts nach einem Mittag- oder auch nach einem Abendessen bedenkenlos genießen. Haben Sie jedoch bestimmte Gifte und Ablagerungen im Körper, belasten Süßspeisen den Organismus zusätzlich, sie machen in diesem Fall oftmals müde und schlapp. Generell werden Sie sich beim Entgiften auch immer ein bisschen schwächer als gewöhnlich fühlen, weil die Leber bei einer Ausleitung sehr in Anspruch genommen wird, darum würde ich bei einem Entschlackungsprogramm das Dessert nicht unmittelbar nach dem Mittagessen nehmen, sondern noch ein, zwei Stunden damit warten, passend zu einer Pause mit einem Espresso oder einer Tasse Tee. Ideal als Süßspeise ist schwarze Schokolade (mit einem Kakaoanteil von 70 oder sogar 80 Prozent), die auch nachweislich gegen Cholesterin schützt. Wenn Sie aus dieser Schokolade eine Mousse au Chocolat herstellen, mit nicht so viel Sahne, dann ist diese auf jeden Fall gesünder als eine aus weißer oder Halbbitterschokolade. Fett- und Zuckerbomben bleiben sie allemal, sodass ich lieber Sojapuddings empfehle, die nicht so belastend sind; besonders gut schmecken mir die Sorten Schokolade und Karamell.
Eis ist sehr zuckerhaltig, und bei Milchspeiseeis kommt auch noch das Problem der Milch hinzu. Wenn Sie keine Allergien haben, können Sie Eis ohne Bedenken essen – vielleicht nicht gerade jeden Tag, was Sie bei Bitterschokolade ohne Bedenken tun können. Aber besser ist es, den Eiskonsum selektiver einzusetzen, und wenn der Sommer heiß und lang ist, dann geht ohne Eis eh gar nichts mehr. Inzwischen gibt es Sojaeis, es schmeckt so klasse, dass Sie kaum einen Unterschied zum herkömmlichen Milchspeiseeis bemerken werden.
Wenn Sie Kuchen bevorzugen, dann sollten Sie Obstkuchen meiden, aber auch bei Buttercremetorten ist es ratsam, sie lieber nur aus einem gewissen Abstand zu betrachten. Die Gefahren, die in einer Cremetorte lauern, brauche ich gewiss nicht mehr zu erläutern, aber was ist so schwierig bei einer Erdbeer- oder Pflaumenschnitte? Wie ich schon sagte, sollte man Früchte möglichst nur morgens essen, und schon gar nicht gemischt

mit Kohlehydraten (Bodenteig), weil beides in Kombination übersäuert. Problemlos ist eine Tarte, mit einem hauchdünnen Mürbeteigboden und richtig schön durchgebackenen Äpfeln (alternativ: eine Zitronentarte). Auch den einen oder anderen Apfelstrudel kann ich nur empfehlen, dann, wenn der Teig ganz dünn ausgerollt ist und die Apfelstücke nicht fast roh, sondern gut gedünstet eingewickelt werden.
Und wie steht es mit Obst zum Dessert? Obst sollten Sie auf keinen Fall abends essen, schon gar keine Banane auf dem Nachttisch liegen haben. Obst fällt wie Salat unter Rohkost, weshalb ich empfehle, Früchte nur morgens zu essen. Bananen allerdings zählen nicht dazu, weil sie eher die Lymphe eindicken, als dass sie entschlacken. Hinzu kommt, dass sie wahre Zuckerbomben sind. Zu einem Apfel kann ich dagegen nur raten, da ist sonnengefiltertes Wasser drin und auch ganz viele Ballaststoffe, was wunderbar entschlackt. Birnen stehen auch auf meiner Hitliste, alle Beerensorten, insbesondere Weintrauben, Ananas, Papaya, Pfirsiche und Aprikosen. Nebenbei beobachtet: Eigentlich ist es traurig, dass man kaum noch Kinder auf der Straße sieht, die in einen Apfel beißen, so viele hängen an einer Fruchtsaftflasche.
Und falls Sie lieber Käse zum Abschluss eines Essens wählen, dann empfehle ich Ziegen- oder Schafskäse, da diese Sorten (es gibt heute eine unglaubliche Auswahl zu kaufen) wesentlich leichter zu verdauen sind als die üblichen Kuhmilchvarianten.
Viele Menschen mögen gern Nüsse zum Käse. Das ist kein Problem, wenn Sie die richtigen wählen. Ich bevorzuge Mandeln und Cashewkerne, sie sind eine sehr gute Quelle für essenzielle Fettsäuren, und sie sind auch weniger stark allergieauslösend wie etwa Haselnüsse. Grundsätzlich können Nüsse eine Allergie auslösen, aber Haselnüsse neigen besonders dazu – und ob Sie grundlegend mit Nüssen zurechtkommen, hängt von Ihrer persönlichen Allergen-Disposition ab. Sollten Sie sich nicht zwischen einer Hand voll Nüsse oder einem Stück Tiramisu entscheiden können, greifen Sie lieber zu Ersterem. Aber ignorieren Sie Nussmischungen mit Rosinen, beispielsweise Studentenfutter. Rosinen sind Trockenobst und bestehen ähnlich wie Fruchtsaft aus purem Zucker.

Ein Kühlschrank für gesunde Ernährung

Ich werde immer gefragt, was in dem Kühlschrank eines Food-Coach zu finden ist. Hier die Antwort:

Frisches Gemüse (je nach Jahreszeit Tomaten, Spargel, Zucchini, Schlangengurken)
Obst (Mangos, Papayas, Aprikosen, Erdbeeren)
Kartoffeln
Vollmilch
Hartkäse (Ziegen- und Schafskäse)
Mortadella
Biobutter
Naturjoghurt
Senf
Ghee
Pesto
Meerrettich
Zwiebeln
Knoblauch
Mayonnaise ohne Ei
Mangochutney
Biofleisch
Konfitüre (nicht täglich, aber hin und wieder muss ein Marmeladenbrötchen sein)
Kombucha (Getränk, das aus einem Tee-Pilz hergestellt wird, für die heißen Tage)
Trockener Weißwein
Leinöl (nach dem Öffnen reagiert es sehr sensibel, deshalb bewahre ich dieses Öl – als einziges – im Kühlschrank auf)

Was bei mir nicht in den Kühlschrank hineinkommt: Wasser (kaltes Wasser reduziert die Verdauungsfunktion); keine Light-Produkte – je natürlicher die Nahrungsmittel sind, desto besser kann der Organismus sie verarbeiten, entsprechend gibt es bei mir auch keine Lebensmittel mit Süßstoffen, da der Körper diese nicht erkennen, also auch nicht verdauen kann; Diätmargarine ist chemisch hergestellt, weshalb naturbelassene Butter in Maßen genossen wesentlich gesünder ist; Diätkäse, dem der natürliche Fettanteil entzogen wurde, ist mit Wasser hochgepusht worden, Zusatzstoffe wie Konservierungsmittel wurden hinzugefügt – ich bevorzuge lieber die traditionellen Herstellungsformen; Fruchtjoghurts betrachte ich auch mit einer gewissen Skepsis, weil viele Produzenten keine echten Früchte mehr verwenden, sondern naturidentische, die im Labor designt wurden und eine Menge Geschmacksverstärker enthalten.

Schon mal überlegt? In kaum einem anderen europäischen Land sind die Nahrungsmittel so billig wie in der Bundesrepublik. Die Deutschen sind es gewohnt, auf dem untersten Preisniveau einzukaufen. Aber wenn man 100 Gramm Filetsteak für einen Euro kauft, dann kann und muss man sich nicht wundern, wenn die Sachen nicht in Ordnung sind. Biobauern müssen über Jahre ihre Böden entgiften, bevor sie ihre erste Ware als Bioprodukte verkaufen dürfen – das kostet. Aber je gesünder unsere Umwelt ist, umso besser ist es auch für die Lebensmittel, die wir zu uns nehmen. Es muss nicht immer das schnellste Auto oder das dritte Sommeroutfit sein – seien Sie einfach mal zu Kompromissen bereit. Von einer guten Ernährung hängt Ihre Lebensqualität ab.

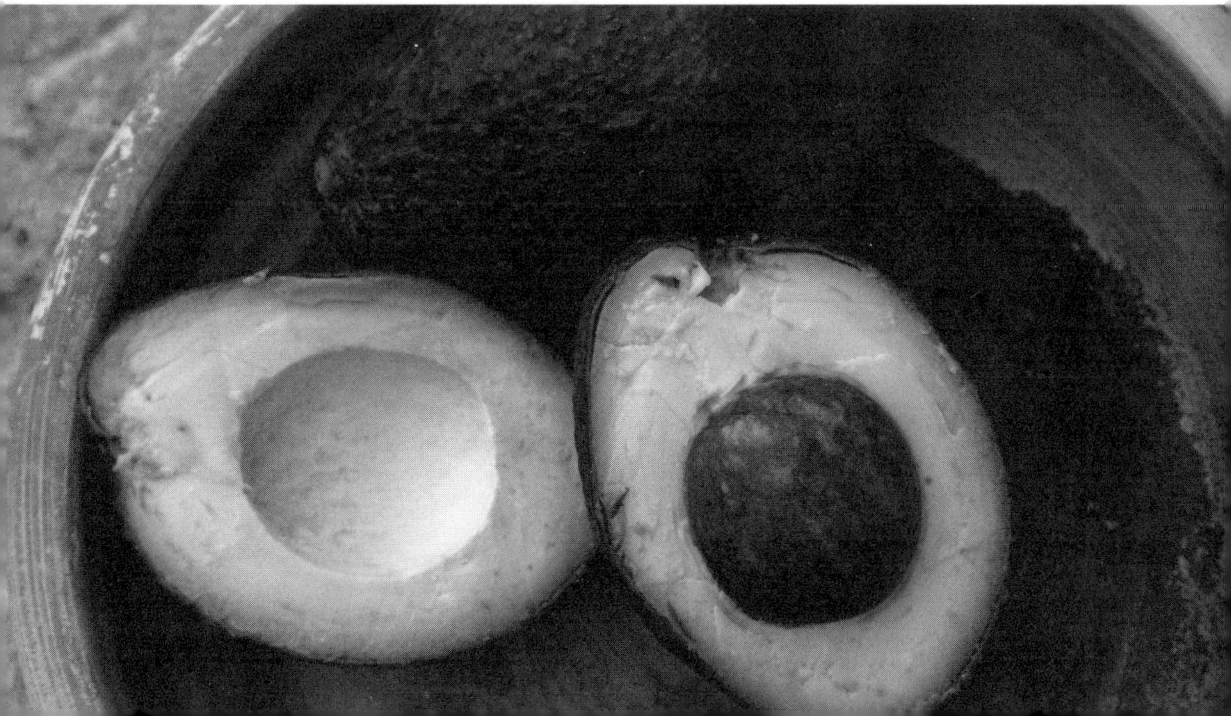

Bewegung – individuell abgestimmt

Wenn Sie eine Sportart ausüben, die Ihnen keinen Spaß macht, dann wird Ihnen Sport nicht guttun – und Sie werden auch nicht lange durchhalten. Es gibt nichts Traurigeres und Einsameres, als wenn Menschen in ein Fitnessstudio gehen, niemanden anschauen, geschweige denn sich zulächeln wollen, um auf irgendwelchen Laufbändern die Zeit totzutrampeln. Wer seine Sportstunde auf diese zwanghafte Weise – „Ich muss ja was für mich tun" – rumzukriegen versucht, kann hinterher nicht glücklich erschöpft oder zufrieden aussehen. Allemal gesünder ist es, wenn Sie stattdessen täglich spazieren gehen, im Sommer eine Stunde, im Winter eine halbe. Das ist besser, als sich widerwillig irgendwelchen Geräten auszuliefern oder sich aufgrund der Figur nicht zu trauen, einen Gymnastikkurs zu besuchen, ins Schwimmbad oder ins Fitnessstudio zu gehen.
Eine Frau aus Österreich sagte mir einmal, dass sie große Lust zum Tanzen hätte, ihr Freundes- und Bekanntenkreis es aber anrüchig finden würde, wenn sie in Discos oder Tanzlokale gehen würde. Ich konnte erst gar nicht glauben, dass man sich davon abhalten lässt, etwas zu tun, was einem Freude macht, nur weil andere darüber die Nase rümpfen. Ich habe ihr empfohlen, dass sie dennoch tanzen gehen solle, sie müsse es ja nicht ihren Freunden erzählen. Nun hat sie sich dazu durchgerungen und ist glücklich.
Fast alle, die ich coache, zeigen wenig Interesse, wenn es um das Thema Sport geht. Vom Kopf her wissen sie, dass ihnen Bewegung guttun würde, sie haben deswegen oft auch ein schlechtes

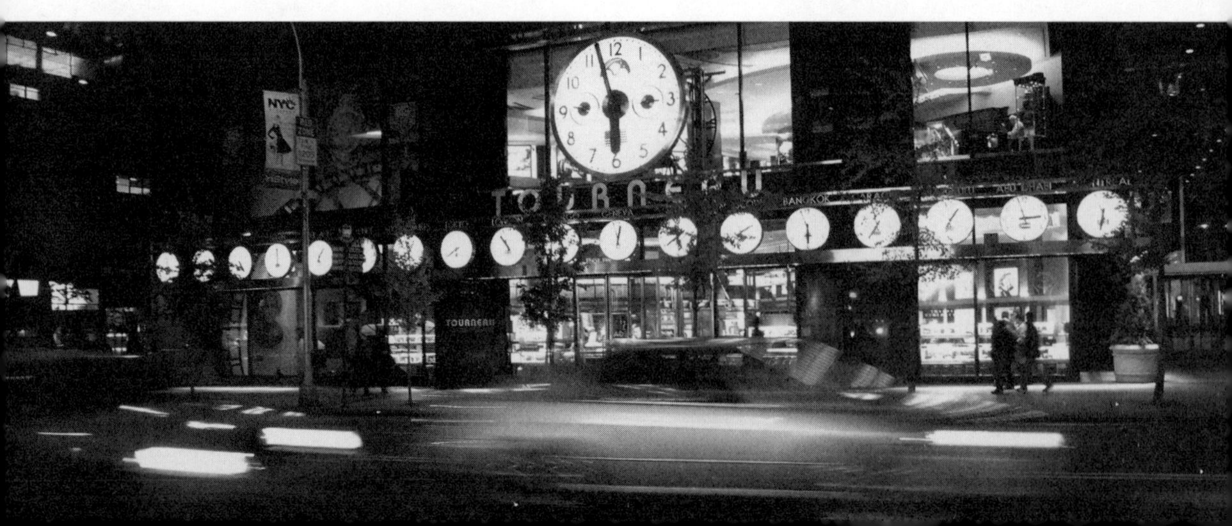

Gewissen, aber bei einem starken Übergewicht macht Sport kaum Laune, und jemand, der 16 Stunden am Tag arbeitet, hat dafür oftmals keinen Nerv mehr.
Ich versuche die Menschen immer dazu zu animieren, Sportarten auszuprobieren, sich an Unbekanntes heranzuwagen. Eine Klientin von mir kam dadurch auf die Idee, mit Kickboxen anzufangen. Ich wäre nie darauf gekommen, dass sie sich dafür hätte begeistern können, sie war um die 50 und auch recht korpulent. Ihr Mann, der wiederum sehr sportlich war, meckerte immer, dass sie endlich mal was machen müsse. Sie joggte daraufhin mit ihm durch den Wald, was laut ihrem Bekunden einfach nur entsetzlich war, sie meinte, die Lunge würde ihr hinterher zum Halse raushängen, sie würde fast einen Herzinfarkt kriegen. Nach einigen Sportsendungen im Fernsehen kam sie dann auf Kickboxen. Für sie war das eine Kampfsportart mit Hand und Fuß, eine optimale Kombination von Kraft, Ausdauer, Kondition und Beweglichkeit.
Manche Frauen brauchen etwas, das von außen gesehen eine gewisse Leichtigkeit ausstrahlt, etwa Pilates oder Yoga (was aber eine Täuschung ist: beides kann ganz schön anstrengend sein). Ihnen geht es um eine Sportart, die auf Balance ausgerichtet ist. Wenn eine Übung mehr eine linke Körperhälfte beansprucht, dann muss bei der nächsten die rechte im Vordergrund stehen. Wichtig ist ihnen die Möglichkeit, den Körper dehnen zu können, Anmut zu zeigen. Eine Klientin von mir, eine Ärztin, ist wiederum nur glücklich, wenn sie beim Sport richtig powern kann. Je mehr sie schwitzt, umso zufriedener ist sie. Sie setzt sich aufs Spinningrad und strampelt sich die Seele aus dem Leib.
Schade ist es, wenn man sich abhalten lässt, eine Sportart auszuüben, nur weil sie nicht trendy ist. Es gibt Frauen und Männer, die nicht Bergwandern wollen, weil dies ihrer Ansicht nach nur 70-Jährige tun, obwohl ihnen nichts mehr Spaß machen würde, als wie die Gemsen einen Berggipfel hochzusteigen. Oder es ablehnen, zum Volkstanz zu gehen, weil sie das spießig finden, im Grunde ihres Herzens aber nur dazu Lust hätten. Springen Sie in diesem Fall über ihren eigenen Schatten. Sollen doch die anderen Sie für eine Spinnerin halten, was geht Sie das an? Hauptsache, Sie fühlen sich fit und vital.

Bewegungsregeln

Mit 20 Kilogramm Übergewicht sollte man nicht mit Joggen beginnen, sondern langsam mit Radfahren oder Schwimmen.

Mit einer Schwermetallvergiftung oder bei Übersäuerung sollten Sie überhaupt nur sehr vorsichtig Sport treiben, am besten ist ein täglicher Spaziergang.

Bei schlechter Verdauung sollte man dem Körper eine zusätzliche Belastung durch Sport vorerst nicht zumuten.

Nach einer Operation oder einer längeren Krankheit ist es ratsam, zwei Monate mit Sport zu warten.

Bei einer Entgiftung kein Fünf-Tage-Training absolvieren – das ist falsch verstandener Ehrgeiz, denn ein solches Mammutprogramm kann zu einer Übersäuerung des Körpers führen: er produziert nämlich Milchsäure, wenn er nicht in der richtigen Pulsfrequenz ist, Ausdruck dessen ist der Muskelkater.

Wer sich eine Sportart ausgesucht hat, die Spaß machen könnte, sollte darauf achten, regelmäßig zu einer bestimmten Uhrzeit zu trainieren. Wer morgens seine beste Zeit hat, weil er abends zu fertig für körperliche Betätigung ist, sollte eine Stunde früher aufstehen. Ich bin ein Nachtmensch und liebe es, zwischen 21 und 23 Uhr zu einem Salsakurs zu gehen oder zu einem Pilatestraining; anschließend falle ich glücklich ins Bett und kann wunderbar schlafen. Die festgelegte Zeit hat den Vorteil, dass man nicht mehr daran denkt, ob man sich wohl gegen elf morgens oder gleich nach der Arbeit oder erst um 21 Uhr zum Sport aufraffen sollte. Wer darüber anfängt nachzudenken, das ist meine Erfahrung, lässt es oft sein.

Saunabesuche sollten bei einer Entgiftung eher gemieden werden. Meist zeigen sich hinterher Erkältungssymptome.

Christian, Südschweden, 38 Jahre

interview

Während eines Fotoshootings begegnete ich Caroline Bienert. Ich litt damals, 2001, unter einer starken Schuppenflechte. Eines Abends sprachen wir darüber, ich sagte, dass ich mich deswegen in ärztliche Behandlung begeben wolle. Sie meinte daraufhin, sollte das Hautproblem nicht innerhalb eines Jahres verschwunden sein, könne ich sie ja mal kontaktieren. Ich vergaß diese Begegnung, aber prompt nach einem Jahr fiel mir ihre Visitenkarte in die Hände – und die Schuppenflechte hatte ich noch immer.
Ich rief Frau Bienert an und verabredete einen Termin. Beim ersten Treffen erwartete mich eine gründliche Anamnese. Sämtliche Krankheiten wurden erfragt, ich musste Auskunft darüber geben, wie ich lebe, was ich so treiben würde. Eigentlich musste ich die intimsten Details offenlegen. Ich erzählte, dass ich für meinen Job viel reisen, oft lange arbeiten müsste. Was meine Ernährung betraf, konnte ich Folgendes berichten: Morgens hatte ich keinen Hunger, den Vormittag schaffte ich mit drei Tassen Kaffee und Zigaretten, gegen 14, 15 Uhr befiel mich ein erster Anfall von Heißhunger, sodass ich locker vier Brötchen mit Käse und Salami runterschlingen konnte. Danach verspürte ich lange kein Knurren im Magen, erst wieder gegen 23 Uhr, dann befiel mich eine zweite Heißhungerattacke – zwei Pizzen konnte ich da lässig vertilgen.
Mein Wunsch war, meine Schuppenflechte loszuwerden, zugleich wollte ich so nebenher ein paar Kilo abnehmen, wog ich zu dieser Zeit doch um 94 Kilogramm. Natürlich alles effektiv und nach einem Konzept, das ich in meinen Alltag integrieren konnte. Mir wurde versichert, dass das machbar sei. Also entschied ich mich für dieses Abenteuer.
Mit einem Entgiftungsprogramm fing alles an, bei dem ich drei Liter Wasser trinken musste, begleitet von Algen- und Enzymtabletten. Der nächste Schritt: Frau Bienert leerte komplett meinen Kühlschrank aus und ersetzte die entwendeten Lebensmittel jeweils durch einen adäquaten Ersatz. Statt Vollmilchschokolade lagen nun Zartbittersorten drin, statt Fleisch (ich machte das Zugeständnis, eine Weile darauf verzichten zu wollen) vegetarische Schnitzel. Ich wusste bis dahin nicht einmal, dass es so etwas überhaupt gab.

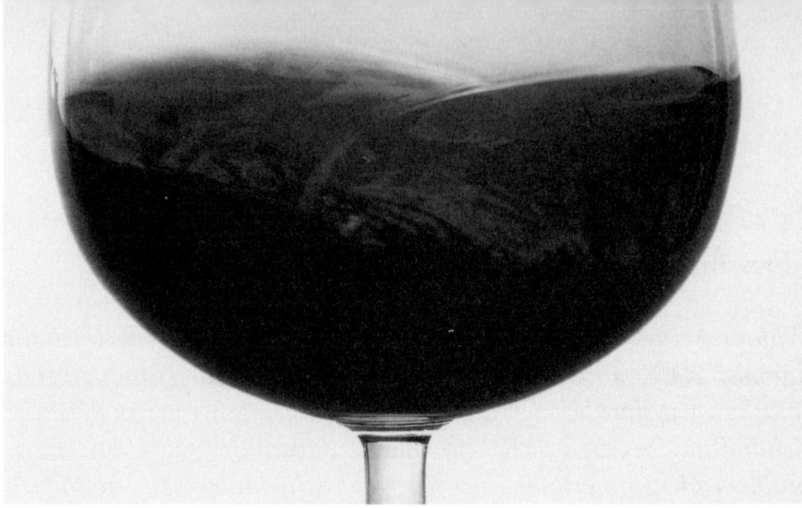

Anschließend zeigte sie mir ein paar Naturkostläden, in denen ich bestimmte Dinge erstehen konnte. Nie zuvor hatte ich solche eines Blickes gewürdigt, geschweige denn betreten. Letztlich hätte ich ohne diese Hinweise nicht gewusst, wie ich mich hätte gesund ernähren sollen. Woher auch? Hatte ich mir doch nie zuvor Gedanken über meine Ernährung gemacht. Ich bin mir sicher, dass ich da kein Einzelfall bin.
Trockenen Wein durfte ich trinken – ich hätte das auch kaum durchgehalten, wenn man mir alles verboten hätte. Da das Programm nur schrittweise Veränderungen vorgibt, geht die Strategie auf, man ist eher bereit, ihr zu folgen. Klar, dass ich Rückfälle hatte, aber man gab mir dann zu verstehen, dass diese ganz normal seien, ich sollte nur nicht aufgeben, sondern ganz normal weitermachen.
Schwierig war es für mich, regelmäßig morgens, mittags und abends meine Mahlzeiten einzuhalten. Ich konnte schlecht mitten im Fotoshooting sagen: „Es ist ein Uhr, ich muss jetzt zu Mittag essen." Aber dennoch stellte ich fest, dass immer mehr möglich war, wenn man sein Augenmerk einmal darauf gerichtet hatte. Man muss seine eigenen Bedürfnisse nur konsequent genug vortragen.
Nach acht Monaten dann das Ergebnis: keine Schuppenflechte mehr (sie ist bis heute nicht wiedergekommen, und ich werde das auch nicht aufs Spiel setzen), auch wog ich nur noch 68 Kilo, ohne dass ich jemals Hungergefühle gehabt hatte. Im Verhältnis zu meiner Körpergröße (fast ein Meter neunzig) war das eindeutig zu wenig, jetzt bin ich bei 76 Kilogramm angelangt, für mich ein optimales Gewicht. Noch immer rufe ich Frau Bienert an, wenn ich gesundheitliche Fragen habe. Wahrscheinlich kann ich gar nicht mehr ohne sie sein.

7 bodymood

wir machen uns glücklich

Da ich mich mit jedem Menschen intensiv auseinander setze, kristallisierten sich bei mir im Laufe der Jahre und der gemachten Erfahrungen bestimmte Coach-Typen heraus. Ich stellte fest, dass einige eher skeptisch waren, andere spontan, perfektionistisch oder kreativ – und entsprechend dieser spezifischen Charaktereigenschaften und Verhaltensweisen konnte ich für mich und meine Arbeit sieben Typen ausmachen, die in der einen oder anderen Variante immer wieder vorkommen. Je mehr ich darauf achte, umso schneller kann ich Rückschlüsse auf den jeweiligen Stoffwechsel ziehen, umso besser kann ich meine Programme gezielt auf die individuellen Anforderungen ausrichten. Vielleicht sind auch Ihnen diese Kategorisierungen nützlich, wenn Sie sich selbst beobachten und einschätzen lernen wollen. Doch bedenken Sie dabei, dass es sich nicht um strenge Abgrenzungen handelt, der Mensch ist nicht in vorgefertigte und normierte Schubladen zu stecken. Oft vermischen und verwischen sich auch einzelne Beobachtungselemente – und Sie entdecken Eigenschaften an sich, die Sie mehreren Typen zuordnen können.
Bei meinen Einordnungsversuchen habe ich die weibliche Form gewählt, doch was beispielsweise für die Chaotin gilt, trifft in den Grundzügen auch für den Chaoten zu. Die Rezepte, die ich den jeweiligen Typen zugeordnet habe, sind für Männer genauso gesund und wirksam, obwohl sie ja einen anderen Metabolismus haben. Überhaupt: Sämtliche Gerichte sind letztlich für jeden der sieben Typen geeignet, wenn auch einige Nahrungsmittel bei bestimmten Personen ein größeres Wohlbefinden auslösen als bei anderen. Aber eine Mahlzeit besteht meiner Vorstellung nach ja

nicht nur aus Kauen und Hinunterschlucken, sondern auch aus Einkaufen, Kochen und Zubereiten. Einige verzweifeln schnell, wenn sie zu lange in einem Asialaden nach bestimmten Lebensmitteln herumsuchen müssen oder ihnen die Zubereitung eines Gerichts zu kompliziert erscheint, anderen kann es gar nicht schwierig genug sein. Diese unterschiedlichen Vorlieben und Herangehensweisen wurden ebenfalls bei der Auswahl der Rezepte berücksichtigt.

Die Verzweifelte

Es sind eher die Frauen, die zu diesem Typus zählen, verzweifelte Männer habe ich als Food-Coach eigentlich nie angetroffen. Die Verzweifelte hat schon eine Menge ausprobiert – auch eine unglaubliche Anzahl von diversen Diäten, die sie in Zeitschriften oder Ratgeberbüchern gefunden hat. Sie fängt vieles an, hört aber auch immer wieder schnell auf. Sie will ihre Situation ändern, glaubt aber nie wirklich an die Programme, die sie startet, weil sie in ihrem Innersten im Grunde doch keine richtige Lust darauf hat. Weil sie diese nur anreißt und nicht in die Tiefe geht, kommt sie schon nach relativ kurzer Zeit zu der Ansicht, dass sie nicht funktionieren. So springt die Verzweifelte von einem Programm zum nächsten, ohne etwas richtig durchzuziehen. Sie fängt mit Sport an und hört nach zwei Wochen damit auf, weil der Bauchansatz immer noch vorhanden ist. Nächster Plan ist die Lagerfeld-Diät, dann Weight Watchers oder FdH. Typisch für die Verzweifelte ist, dass sie kein Durchhaltevermögen hat, andererseits aber hohe Ansprüche und Erwartungen, die nichts mit der Realität zu tun haben. Im Prinzip ist ihr alles zu schwierig oder zu kompliziert, außerdem möchte sie nicht mit den unangenehmen Dingen des Lebens konfrontiert werden – geschweige denn, sich Fehler bei der Ernährung einzugestehen.
Vielfach ist die Verzweifelte eine Weltenbummlerin, die das Neueste aus Paris, London und Tokio aufsaugt und sich sogar in diesen Städten kosmetisch und wellnessmäßig behandeln lässt. Persönlich bringt ihr das aber selten etwas. Entsprechend zählen zu den Verzweifelten eher jüngere Frauen, die sofort einen Erfolg

sehen wollen, die auch gewohnt sind, schnell zu reisen, schnell zu arbeiten, schnell zu handeln. Sie haben aufgrund noch nicht gemachter Lebenserfahrungen noch nicht so richtig mitbekommen, dass gute Ergebnisse einfach ihre Zeit brauchen.

Verzweifelte haben mit meinem Konzept, das auf Ausdauer beruht, große Schwierigkeiten. Es ist eine Wahnsinnsarbeit, ihr klarzumachen, dass es bei mir länger als zwei, drei Wochen dauert, manchmal sogar ein bis zwei Jahre, und dass man viel Geduld mitbringen müsse. Die größte Hürde ist bei ihr die Basisarbeit. Wenn sie diese verstanden hat, dann bleibt sie meistens dabei, entwickelt Vertrauen und ist schließlich neugierig, was noch auf sie zukommen wird. Eine Marketingmanagerin habe ich mit dem Argument überzeugt: „Eine Verkaufsidee für Ihren Kunden setzen Sie ja auch nicht in zwei Wochen um, oder?“ Das leuchtete ihr ein. Im Grunde muss man die Verzweifelte mit ihren eigenen Waffen schlagen.

Einfach ist das nicht, weil Zeitschriften und Fernsehwerbungen mit ihren Abnehmversprechungen von acht Kilo in acht Tagen gerade den Unsinn verbreiten, den die Verzweifelte so gern hört.

In unserer schnelllebigen Zeit geht fast jeder, der sich entschlossen hat, gesundheitlich und gewichtsmäßig etwas zu verändern, davon aus, dass es dann auch bitte schleunigst zu bewerkstelligen sei. Wer es dann tatsächlich schafft, innerhalb von vier Tagen vier Kilo abzunehmen, der hat zwar viel Wasser und Eiweiß- und Muskelmasse verloren, aber kein Fett. Und schon gar nicht hat derjenige sein Ernährungsverhalten grundsätzlich umgestellt und damit den Stoffwechsel. Meist ernährt man sich nach dieser Radikaldiät wie vorher – und dann tritt der berühmte Jojo-Effekt ein: Der Stoffwechsel geht noch weiter nach unten, die verlorenen Pfunde sind schnell wieder drauf, wenn nicht sogar das eine oder andere mehr. Nicht umsonst verkauft die Pharmaindustrie seit Jahrzehnten mit Millionenumsätzen ihre Pülverchen zur Gewichtsreduktion, denn niemand nimmt dabei – obwohl versprochen – langfristig ab. Wieder und wieder werden neue Abnehmversuche gestartet, die Hersteller dieser Produkte freuen sich.

Wenn jemand überhaupt mein Food-Coach-Programm abbricht, dann neigt die Verzweifelte dazu, weil sie nicht in Siebenmeilenstiefeln vorangekommen ist. In ihrem Unmut sagt sie zu mir:

„Wenn ich in den nächsten ein, zwei Wochen nicht in eine kleinere Kleidergröße hineinpasse, dann höre ich auf." Es können kleine Fortschritte erzielt worden sein, die aber von der Verzweifelten nicht gesehen werden, was auch wieder bezeichnend für sie ist. Ich antworte darauf: „Dann hören Sie auf, denn unter Druck funktioniert mein Konzept nicht." Vor einem endgültigen Abbruch schrecken sie dennoch zurück, weil sie sich in diesem Moment der Zwischenerfolge bewusst werden. Ich brauche nur nachzufragen, was denn zum Beispiel die Migräne mache. Welche Migräne? Die habe ich in der letzten Zeit nicht mehr bekommen. Aha, denke ich. Ein Erfolg.
Die Verzweifelte neigt übrigens auch aus dem Grund dazu, ihr Programm vorzeitig abzubrechen, weil ihr zu vieles gleichzeitig durch den Kopf geht und sie sich mental nicht voll und ganz auf das Coaching konzentrieren kann.
Viele Verzweifelte haben äußerliche Probleme, sie wollen eine schönere Haut haben und abnehmen – eben super aussehen. Ich frage sie dann detailliert – ein solches Anfangsgespräch kann zwei, drei Stunden dauern –, ob sie dazu neigt, häufig krank zu sein. Gerade Frauen mit Hautproblemen haben verstärkt Infekte und Entzündungen im Körper. Und Verzweifelte neigen sowieso zu gesundheitlichen Problemen. Besonders wichtig ist für mich zu wissen, ob sich chronisch etwas im Organismus manifestiert hat, ob es Allergien gibt.
Der Körper kennt zwei Ausscheidungswege, einmal den Blasen- und Darmbereich, dann über die Haut. Hautprobleme sind generell ein Anzeichen dafür, dass Gewebedepots überfüllt sind, dass der Darm es nicht mehr schafft, alles auszuscheiden. Dadurch werden entweder die inneren Organe angegriffen oder die Schadstoffe dringen nach draußen – was in jedem Fall besser ist als ein internes Wirken. Pickel, Ekzeme, Flechten sagen mir, dass da was ist, das aus dem Körper raus will. Es ist wie ein Hilferuf: „Bitte, kümmere dich um mich!" Es ist ein eindeutiger Hinweis für eine Überlastung. Welche Form der Vergiftung dann individuell vorliegt, kann ich durch die Haaranalyse erkennen. Sie ist aber nicht unbedingt notwendig, um eine wirksame Umstellung in Gang zu setzen.

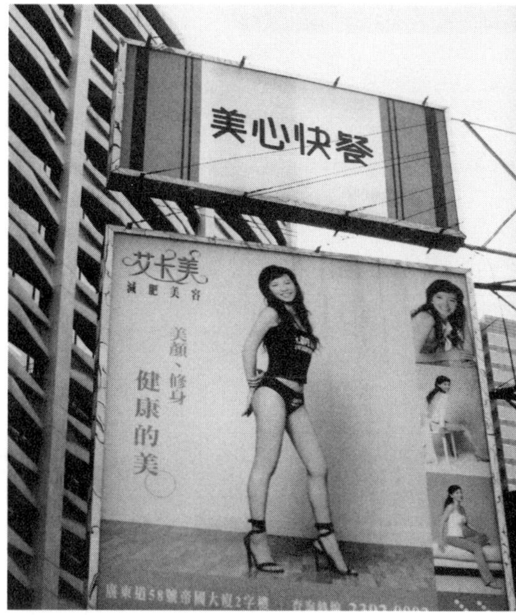

In den meisten Fällen beginne ich damit, sämtliche Lebensmittel, die zu Allergien neigen, aus der Ernährung zu verbannen. Die bekanntesten sind Haselnüsse, Zitrusfrüchte, Zwiebeln und Kuhmilchprodukte, wobei ich darauf achte, dass die Speisen immer noch schmackhaft und interessant bleiben und nicht nach salzarmer Diät aussehen. Vielen Kunden fällt nach einigem Nachdenken selber ein, dass es ihnen nicht gut geht, wenn sie dieses oder jenes gegessen haben. Doch nicht immer ist der Zusammenhang zwischen Nahrungsaufnahme und körperlichem Unwohlgefühl so unmittelbar. Ich kann z. B. eine Zwiebel essen und erst ein paar Tage später sind die negativen Auswirkungen zu spüren (ein kompletter Verdauungsvorgang braucht ungefähr vier bis fünf Tage). Da ist es schwer, eigene Konsequenzen daraus zu ziehen.
Kennzeichnend ist für die Verzweifelte: Sollte je eine Wunderpille für alle ihre Probleme entdeckt werden, dieser Typus von Frau würde sie bedenkenlos schlucken, schon allein aus dem Grund, um den sowieso schon komplizierten Tagesablauf ja nicht durch Kochen oder Einkaufen zu stören. Doch wenn erst einmal die kritische Phase beim Coaching überwunden ist, dann bleibt sie konsequent dabei und stellt die Ergebnisse auch nicht mehr in Frage.

Rezepte für die Verzweifelte

Sie braucht Rezepte, die nicht viel Arbeit machen und unkompliziert sind. Waschen, abtupfen, schneiden – mehr darf es nicht sein. Am besten ist es, wenn sie nur zwei, drei Sachen einkaufen muss, so kommt sie nie auf die Idee, dass die Mahlzeit zu einer großen Kocharie ausarten könnte.
Generell gilt bei Rezepten für Verzweifelte: Sie sollen anregend für den Stoffwechsel sein, dennoch wenig belastend.

rezept

Austernpilze mit Salbei

Austernpilze enthalten viel Eiweiß und Vitamin B. Die Zuchtpilze mit dem weißen, festen Fleisch sollten im kühlsten Teil des Kühlschranks gelagert werden. Sie enthalten ein Enzym, das bei der Cholesterin-Biosynthese eine wichtige Rolle spielt. Weiterhin hat sich gezeigt, dass die Inhaltsstoffe sich insgesamt positiv auf das Immunsystem auswirken.

Das Gericht eignet sich auch sehr gut als Vorspeise.

Zutaten für 2 Personen:
(Hinweis: Sämtliche Mengenangaben sind bei jedem Rezept Nettogewichte, das heißt, es handelt sich um Gewichte von geschälter bzw. geputzter Ware. Ich empfehle aus gesundheitlichen und ökologischen Gründen Produkte aus kontrolliert biologischem Anbau. Die aufgeführten Zutaten bekommen Sie in der Regel in gut sortierten Supermärkten, Naturkostläden oder Asiageschäften.)

3 EL Olivenöl
2 Knoblauchzehen, geschält und in feine Längsstreifen geschnitten
250 g Austernpilze, geputzt und in Stücke geteilt
1 EL Sojasauce (Shoyu oder Tamari)
Salz
schwarzer Pfeffer, frisch gemahlen
1 EL Salbei, gewaschen, von den Stielen befreit und gehackt

Zubereitung:

1. Öl in der Pfanne erhitzen.
2. Darin die Knoblauchstreifen glasig dünsten.
3. Austernpilze dazugeben und in der offenen Pfanne bei mittlerer Hitze braten; zwischendurch umrühren oder umwenden (die Knoblauchstreifen dürfen nicht verbrennen).
4. Die Pilze mit der Sojasauce vermengen und mit Salz und Pfeffer abschmecken.
5. Zum Schluss den Salbei unterheben.

Tintenfische in frischer Tomatensauce

rezept

Frische Tintenfische sind eine Eiweißbombe, aber eine ganz leicht verdauliche.

Zutaten für zwei Personen:
(Zusätzliche Portionen kann man bis zu einem Monat einfrieren; bei schwacher Hitze aufwärmen.)

500 g Tintenfisch (Kalmar)
1 mittelgroße Zwiebel, gehackt
1 große Knoblauchzehe, zerdrückt
250 g Tomaten, gehäutet und gewürfelt
1 EL Zitronensaft (falls Sie unbehandelte Zitronen verwenden, auch etwas Zitronenschale)
1/2 TL Safranfäden, zerstoßen und mit etwas Wasser verrührt
1 gehäufte Hand voll frischer Petersilie und Koriander, gehackt
Salz

Zubereitung:

1. Zum Säubern des Tintenfischs (falls Sie ihn nicht küchenfertig gekauft haben) Körperbeutel mit einer Hand festhalten, mit der anderen den Kopf samt Innereien und Knorpelbein herausziehen. Rötliche Außenhaut vom Beutel abziehen, Beutel abspülen und in Ringe schneiden. Tentakeln vom Kopf trennen, in Stücke schneiden und abspülen.
2. Zwiebel in etwas Olivenöl glasig dünsten.
3. Knoblauch hinzufügen, 2 Min. unter Rühren andünsten.
4. Tomaten, Zitronensaft, Zitronenschale, Salz und Safran hinzufügen, 5 Min. köcheln lassen.
5. Kräuter untermischen.
6. Mit einem Löffel Naturreis und einem Salat mit Olivenöl-Zitronensaft-Dressing servieren.

Der richtige Sport

Eine Verzweifelte ist immer ein bisschen durchgeknallt, tausend Termine, alle so kurz wie möglich. Ihr würde es guttun, etwas zu machen, das sie erdet und auf den Boden kommen lässt: Yoga oder Pilates. Gerade Yoga ist ja nicht nur ein Körpertraining, sondern auch eine geistige Haltung. Hervorragend wäre autogenes Training oder Meditation, um gedanklich zur Ruhe zu kommen. Aber davon wollen die meisten Verzweifelten nichts wissen. Man kann ihnen nicht sagen: „So, jetzt mach mal eine Om-Session!" Stattdessen ist es dann besser, wenn sie durch einen Park joggt und sich die Bäume und Blumenbeete anschaut. Eine weitere Alternative wäre Segeln oder Modern Dancing.

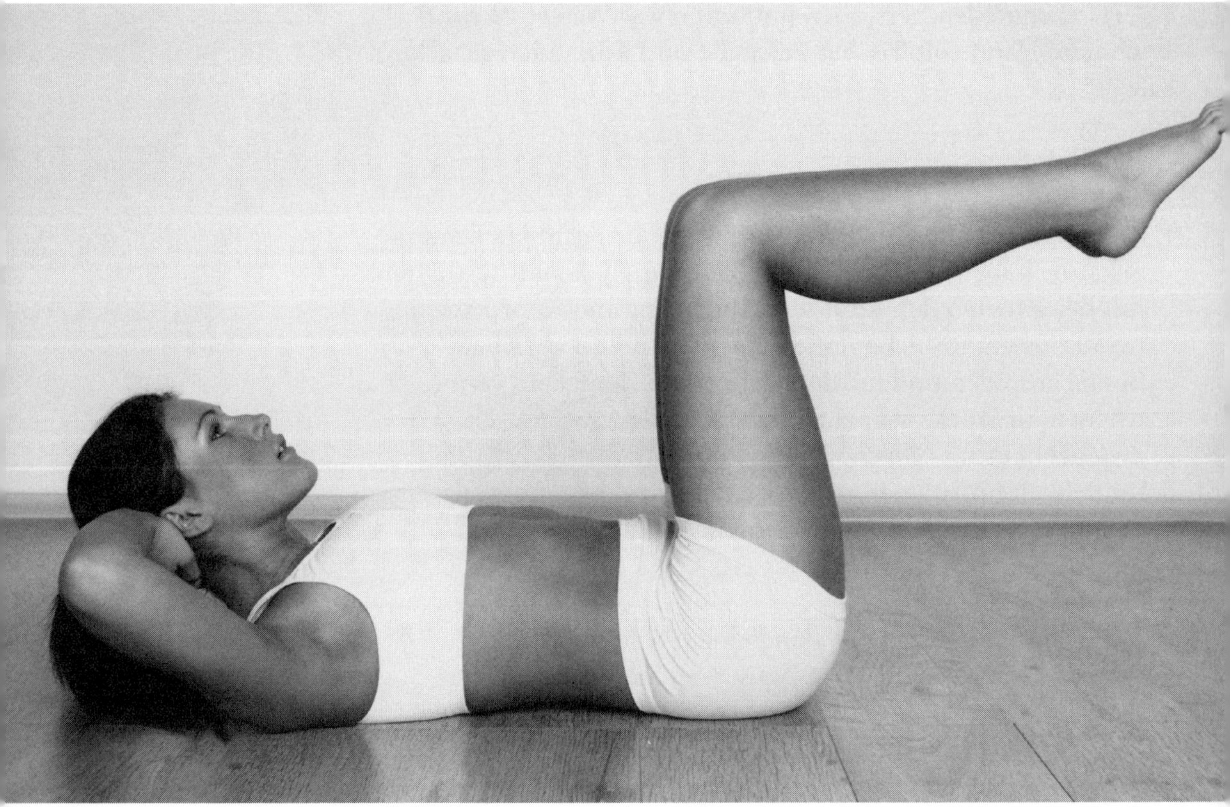

Die Perfektionistin

Perfektionistinnen sind mein Spezialgebiet – wohl deshalb, weil auch ich zu diesen Frauen gehöre. Sie sehen schon Falten, wo ich noch lange keine sehen (wenigstens bei anderen Personen), und weisen auf Speckrollen hin, die noch nicht einmal als Ansatz zu entdecken sind. Aber Perfektionistinnen sind völlig davon überzeugt, dass sie existent sind. Vielfach stehen diese Frauen in der Öffentlichkeit oder müssen, weil sie aus einer bestimmten Gesellschaftsschicht kommen, repräsentieren. Manche von ihnen haben im Job „ihren Mann" zu stehen, weshalb sie immer wieder den Blick dafür verlieren, wie hübsch sie eigentlich sind und wie toll sie ihre Sache machen. Nehmen sie nur ein Kilo zu, dann geraten sie in Panik. Auch ihre Haut sollte seidig schimmern und makellos wie ein Pfirsich sein. Viele von ihnen gehen mindestens einmal in der Woche zur Kosmetikerin und geben sehr viel Geld für Gesichtmasken und Lifting-Seren aus. Ihnen versuche ich zu erklären, wie der Körper arbeitet, dass man zwar viel von außen machen kann, aber auch eine Creme von 500 Euro letztlich keine Wunder bewirken kann oder die Haut so glättet, als wäre ein Bügeleisen darüber gegangen.

Da Perfektionistinnen viel auf Empfänge und zu Events eingeladen sind, die mit einem Essen verbunden sind, haben sie selten eine genaue Kontrolle über das, was sie zu sich nehmen. Oft versuchen sie so wenig wie möglich zu essen und zu trinken und schenken sich dann am Ende des Tages einen Prosecco ein. Das ist das Verkehrteste, was sie in diesem Moment machen können, denn dieses eine Glas ohne richtige Grundlage übersäuert den Körper völlig. Wichtig ist für diese Frauen ein individuelles Entschlackungsprogramm, das ihre Haut auf natürliche Weise straff und gesund hält.

Ich betreute einmal eine Perfektionistin, die wunderschön aussah, vielleicht zwei bis drei Kilo zu viel hatte. Sie ließ immer das Mittagessen aus, weil sie sehr oft zu Abenddinners eingeladen war. Ich riet ihr, auch mittags etwas zu essen, selbst wenn es nur eine Kleinigkeit ist. Für sie war das eine immense Umstellung, weil sie nicht verstand, wozu das gut sein sollte. Sie dachte immer, dass sie dadurch nur noch mehr zunehmen würde, was am Anfang subjektiv auch stimmte. Bis der Stoffwechsel sich bei ihr umorganisiert hatte, wurde mehr Wasser im Körper gebunden, was das Gefühl bewirkte, dass sie sich „aufgeblähter" fühlte. Aber sie nahm nicht zu, und als dann der Knoten platzte, verlor sie auch ihre gewünschten drei Kilos. Sie hatte abends nicht bewusst weniger gegessen, aber dadurch, dass sie mittags etwas zu sich genommen hatte, aß sie einfach anders, wählte andere Speisen aus, stürzte sich nicht mehr heißhungrig auf den Brotkorb – was kein Wunder war, da ihr Blutzuckerspiegel ganz unten im Keller hing.

Diese Klientin musste für die Gewichtsreduzierung und das wesentlich bessere Gesamtwohlgefühl nicht ihr ganzes Leben auf den Kopf stellen. Eigentlich musste sie nur einen Punkt in ihrem Tagesablauf ändern, nämlich die Einführung eines Mittagessens. Da die meisten Menschen beim Essen gleich einer Maschine in einen bestimmten Trott verfallen sind, ist eine solche Programmänderung schon eine große Herausforderung. Die von mir begleitete Perfektionistin hatte am Anfang nicht glauben können, dass eine einzige Maßnahme, so viel bewirken kann. Sie war dann mit dem Ergebnis höchst zufrieden – was diesen Typus von Frau aber nicht davon abhalten wird, weiter die exklusivsten Cremetiegel und Ampullen zu kaufen oder über schönheitschirurgische Eingriffe nachzudenken.

Prosecco war übrigens auch ein Problem bei dieser Perfektionistin. Sie sagte mir, dass es bei den beruflichen Empfängen üblich sei, vor dem Essen mit einem Glas Prosecco, Sekt oder Champagner auf die Repräsentation oder die Gäste anzustoßen. Ich sagte darauf zu ihr: „Müssen Sie es denn trinken? Sie können das gefüllte Glas in der Hand halten, nach der Rede damit den anderen zuprosten, aber Sie müssen keinen einzigen Schluck davon zu sich nehmen. Irgendwann stellen Sie das Glas dann ab, denn mit Sicherheit gebrauchen Sie zum Reden auch Ihre Hände, das wird Ihr Gegenüber sofort verstehen. Und wenn Sie trotzdem Lust auf etwas Alkoholisches haben, dann greifen Sie stattdessen zu einem Glas Weißwein. Trockener Weißwein, das ist überhaupt kein Thema. Wenn es nicht auf dem Tablett angeboten wird, fragen Sie den Kellner danach, jeder wird Ihnen sofort ein Glas davon bringen."

Sie fragte auch, ob sie abends Pasta essen dürfe, was ich bejahte. Ich sagte nur, sie solle sich nicht unbedingt einen großen Teller Spaghetti Carbonara bestellen, da die Sahnesauce in Kombination mit Alkohol um diese späte Zeit den Körper übersäuern würde. Bei größeren Mengen von Weißbrot und Käse sei auch Vorsicht geboten, da schwer verdaulich. Ein Teller Nudeln mit Gemüse oder Tomaten, eine Minestrone oder gemischte Antipasti seien dagegen kein Problem, das könne man auch um 22 Uhr essen. Für manchen Stoffwechsel ist es sogar günstiger, erst spät zu essen. Das hängt von seinen individuellen Tätigkeitsphasen ab.

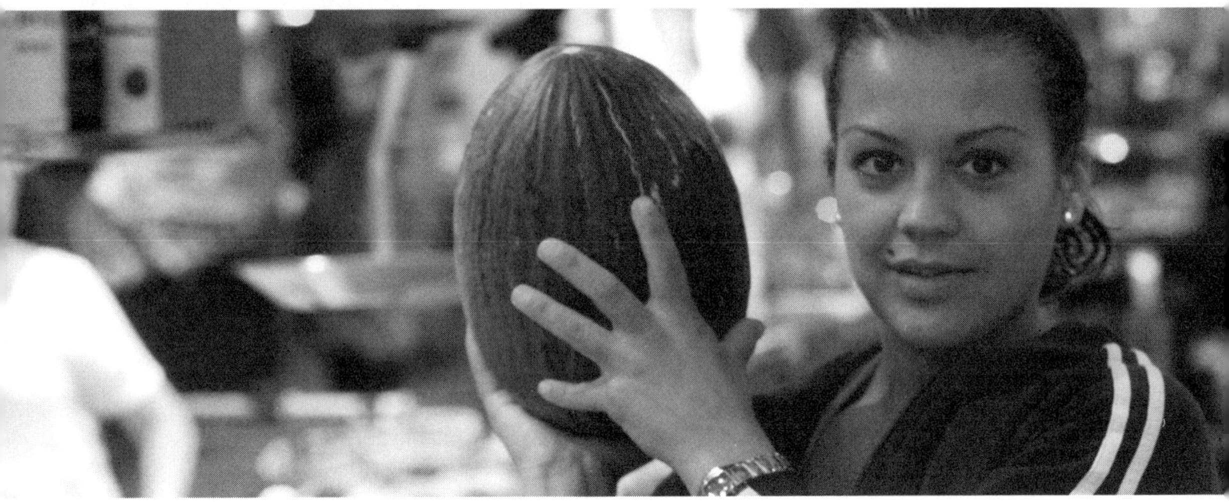

Perfektionistinnen (aber auch alle anderen), die wissen, dass ihnen das Menü, das abends auf einem Event serviert wird, nicht guttun wird, kann ich nur das empfehlen, was Karl Lagerfeld propagiert. Der Teller mit den Speisen wird nicht abgelehnt (selbst wenn es ein Fünf-Gänge-Menü ist), das fällt viel zu sehr auf, man nimmt Messer und Gabel in die Hand, stochert hier herum und dort herum, lenkt die anderen durch Gespräche ab und legt anschließend das Besteck über den Teller. So sieht es aus, als hätte man etwas gegessen, auf jeden Fall mehr als den einen oder anderen Bissen. Damit Sie nicht am Ende doch hungrig über den Brotkorb

herfallen, essen Sie vor dem öffentlichen Dinner schon zu Hause das, was Ihrem Körper bekommt. Das mag Ihnen anfangs seltsam erscheinen, aber auf einmal entdecken Sie, dass Sie keinen Blähbauch mehr haben, morgens viel fitter aufwachen, sich insgesamt wohler fühlen.
Wenn Sie direkt vom Büro oder einem Meeting zum Essen gehen, also keine Zeit für eine häusliche „Vormahlzeit" haben, dann fragen Sie nach einem vegetarischen Essen. Meist haben die Köche noch leichtere Speisen in der Küche, sie sind auf solche „Notfälle" eingestellt. Letztens bat eine Freundin von mir in einem Lokal nur um puren Reis. Da sie das sehr selbstbewusst tat, kam auch keiner auf die Idee, ihr irgendwelche dummen Fragen zu stellen. Der Reis kam auf einem wunderschönen Teller, garniert mit frischer Petersilie, nicht wenige beneideten sie um diese schlichte, aber wenig belastende Speise.
Büfetts sind auch so eine schwierige Sache, nicht nur für Perfektionistinnen. Gerne nimmt man von diesem und jenem, zum Schluss weiß man nicht, was man eigentlich gegessen hat und in welchen Mengen. Ein guter Tipp: Essen Sie nicht so viel durcheinander. Überlegen Sie sich vorher, was Ihre Vorlieben sind. Entscheiden Sie sich für zwei, drei Dinge – und sollten Sie sich ein zweites Mal den Teller auffüllen wollen, dann bleiben Sie bei den gewählten Speisen. Und haben Sie nun gerade eine ungeheure Lust auf Spaghetti Cabonara, dann essen Sie diese bloß, doch verzichten Sie auf alles andere. Besser wäre es, wenn Sie nur gegrillte Zucchini zu sich nehmen würden, Ihr Verdauungstrakt müsste dann keine Schwerstarbeit leisten. Und wenn Sie den Braten noch gegen Antipasti austauschen, dann wäre schon viel gewonnen. Das Olivenöl können Sie, wenn es auf der Gabel ist, ein bisschen abtropfen lassen, muss aber nicht sein, denn dieses Fett ist gesund.
Für Perfektionistinnen sind Essen in Job-Gesellschaft besonders anstrengend. Ständig fühlen sie sich den Blicken anderer ausgesetzt, glauben, jeder würde genau beobachten, was sie trinken und essen. Was oft auch stimmt. Gerade Frauen beobachten in Gesellschaft sehr genau, was die andere isst. Warum kann die sich so viel auf ihren Teller füllen, obwohl sie doch so schlank ist und auch noch um einige Jahre älter, heißt es da ganz schnell. Und

wenn man seinen Teller kaum anrührt, wird gleich getuschelt. „Die ist bestimmt magersüchtig oder Bulimikerin. Zu Hause stopft sie sich die fettesten Sachen hinein."
Ich versuche meinen Klienten klarzumachen, dass sie über diesen Dingen stehen sollten. Es geht um die eigene Fitness, um den eigenen Körper, da muss man nicht um allgemeines Wohlgefallen heischen. Was nützt Ihnen die Anerkennung, weil Sie Sekt trinken? Nichts, wenn Sie am nächsten Tag nicht die Leistung in Ihrem Job bringen, die Sie anstreben. Social Events sind auch eine Kopfsache. Lassen Sie sich nicht von der Situation überrumpeln, sondern sagen Sie sich vorher, dass Sie einzig bestimmte Getränke und Speisen zu sich nehmen wollen – und nichts anderes. Da kann der Kollege oder die Büronachbarin noch so häufig sagen, wie toll doch der Schweinebraten schmeckt.
Ich sagte ja schon, dass Perfektionistinnen dazu neigen, sich eher als andere Frauen unters Messer zu legen. Eine Klientin kam zu mir, weil sie sich seit zehn Jahren mehreren Schönheitsoperationen unterzogen und zugleich noch viele chemische Präparate geschluckt hatte. Als sie mir das alles erzählte, konnte ich kaum fassen, was sich manche Menschen so alles antun. Aber anstatt sich über ihr verändertes Aussehen zu freuen, bekam sie Depressionen, die Haut wurde immer schlechter, sie nahm zu, obwohl sie immer weniger aß. Es stellte sich heraus, dass ihr Stoffwechsel kaum noch richtig funktionierte. Sie war vollkommen erstaunt, als ich ihr sagte, was die vielen Vollnarkosen für ihren Organismus bedeuten würden, dass er komplett vergiftet sei. Sie wusste zwar, dass Narkosen schädlich seien, brachte das aber immer nur in Zusammenhang mit „wirklichen Krankheiten", nie mit der plastischen Chirurgie. Als sie dann eine Entgiftung durchführte, legte diese sie fast flach. So heftig reagierte ihr Körper. Die Depressionen verschwanden, von Schönheitsoperationen will sie jetzt nichts mehr wissen.
Perfektionistinnen machen alles genau nach Plan. Viele von ihnen setzen (fast) alles um, was ich ihnen sage. Mein Ziel ist es, ihnen als Coach einen Weg zu zeigen, dass sie nicht nur pedantisch auf das hören, was ich ihnen sage, sondern auf das, was der eigene Körper erzählt.

Rezepte für die Perfektionistin

Perfektionistinnen lieben aufwändige Gerichte, um all ihr Können unter Beweis zu stellen. Gleichzeitig sollen die Speisen leicht verdaulich sein, um den Körper nach den Mühen des Kochens zu entspannen. Da Perfektionistinnen den Anspruch haben, Profiköchen in nichts nachzustehen, vergessen sie bei ihrem Nachkochen, zu überlegen, wie ihnen das Essen bekommt, ob es ihnen schmeckt. Ich versuche beim Coaching genau darauf zu achten, dass sie sich weniger um die Kochkunst, sondern mehr um das Wohlgefühl kümmern.

rezept

Knoblauchbrokkoli mit Fetakäse

Brokkoli enthält viele natürliche Antioxidantien – leider wurden den grünen Gemüsesorten (aber auch bei Radicchio und Chinakohl), wie sie im Supermarkt zu kaufen sind, die Bitterstoffe weggezüchtet. Nur Süßes, Saures und Salziges ist auf unseren Tellern willkommen, bittere Komponenten sind von ihnen verbannt. Dabei leisten Bitterstoffe exzellente Dienste: Sie wärmen den Körper, heizen Verdauung und Stoffwechsel ein und erleichtern somit das Abnehmen. Am besten ist es, Gemüse immer nur in Naturkostläden zu kaufen – und sich auch nach dem Fatburner Bitterstoff zu erkundigen.

Feta, der Weißkäse in der Salzlake, wird traditionell aus Schafsmilch hergestellt. Käse aus dieser Milch ist nicht nur leichter verdaulich als Kuhmilchkäse, er hat auch einen höheren ernährungsphysiologischen Wert. Der Vitamin-A-Gehalt ist ungefähr dreimal höher als der von Kuhmilchkäse, außerdem weist Schafsmilchkäse fünfmal mehr Orotsäure auf (Vitamin B_{13}, wirkt regenerierend auf die Leber und den Magen-Darm-Trakt). Wissenschaftlich ist erwiesen, dass Schafsmilch bei Stoffwechselerkrankungen von Kuhmilchunverträglichkeiten zur Linderung und Heilung beitragen kann. Bei Rekonvaleszenz ist es ein wunderbar diätetisches Lebensmittel. Wenn Ihnen der Fetakäse zu salzig ist, können Sie den Käseblock vor dem Würfeln unter fließend kaltem Wasser abspülen.

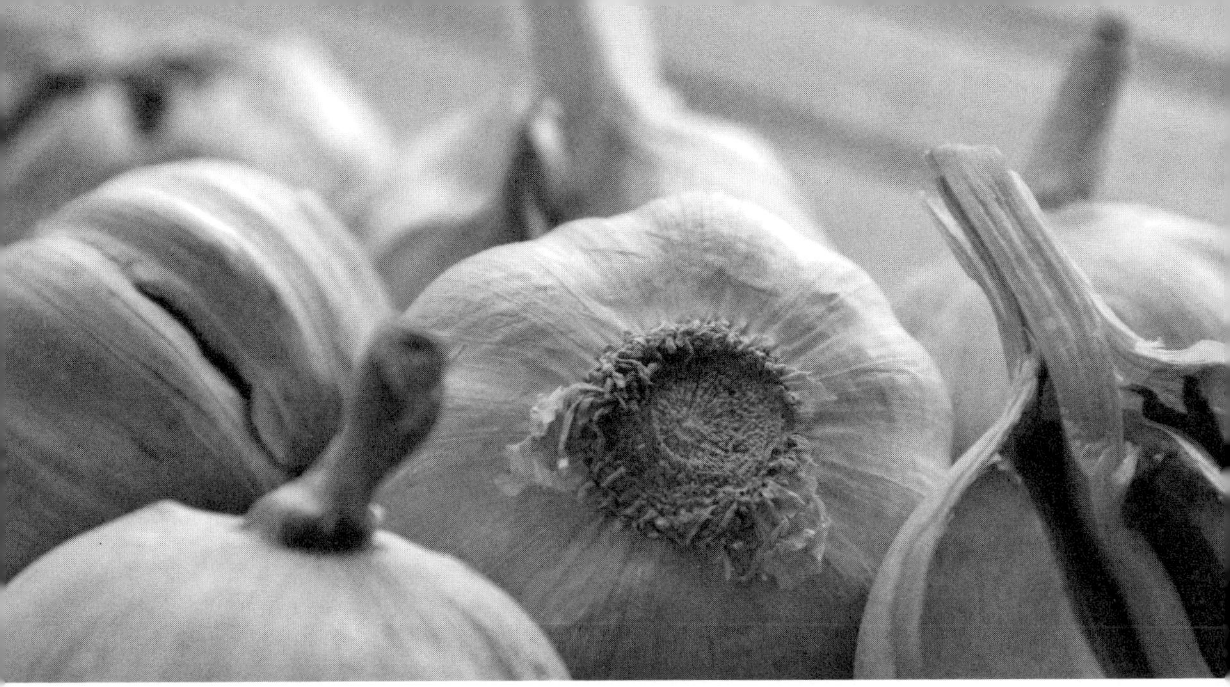

Zutaten für zwei Personen:
2 TL Zitronensaft
3 TL Olivenöl
einige Zweige Petersilie, gehackt
schwarzer Pfeffer, frisch gemahlen
100 g Fetakäse, in kleine Würfel geschnitten
1 Knoblauchzehe, zerdrückt oder fein gehackt
250 g Brokkoli, in kleine Röschen zerteilt
50 g getrocknete Tomaten, in dünne Streifen geschnitten

Zubereitung:

1. Zitronensaft, 2 TL Olivenöl, Petersilie und frisch gemahlenen schwarzen Pfeffer verrühren. Fetakäse darin marinieren, während Sie den Brokkoli zubereiten.
2. Das restliche Olivenöl in einer Pfanne auf unterer Stufe erhitzen. Knoblauch darin 1 Min. andünsten.
2. Tomaten und Brokkoli zufügen und unter gelegentlichem Rühren dünsten, bis der Brokkoli zwar weich ist, aber noch etwas Biss hat.
4. Den Fetakäse mit einer Schaumkelle aus der Marinade nehmen, in die Pfanne geben und vorsichtig untermischen. Mit der restlichen Marinade beträufelt servieren.

rezept

Limetten-Fischfilet

Das Gericht ist nicht ganz einfach in der Zubereitung, aber für Perfektionistinnen ist das ja kein Problem. Fisch, insbesondere Meeresfisch, enthält Omega-3-Fettsäuren, die wie die Omega-6-Fettsäuren zu den mehrfach ungesättigten Fettsäuren gehören. Der menschliche Körper kann sie nicht selber produzieren, sie müssen daher mit der Nahrung aufgenommen werden. Auch manche pflanzlichen Öle, wie etwa Leinöl, Rapsöl oder Sojaöl, enthalten Omega-3-Fettsäuren, allerdings nur eine bestimmte Variante – und zwar die alpha-Linolensäure. Sie allein reicht aber nicht, um den Bedarf des menschlichen Organismus an Omega-3-Fettsäuren zu decken. (Sonnenblumenöl besteht übrigens zum größten Teil aus Omega-6-Fettsäuren, Olivenöl enthält vor allem die einfach ungesättigte Omega-9-Fettsäure, die Ölsäure.)
Wissenschaftliche Studien haben gezeigt, dass Fettsäuren offensichtlich die Fließeigenschaft des Blutes verbessern und positiv das komplexe Geschehen des Immunsystems beeinflussen. Ich rate Ihnen, mindestens einmal pro Woche Fisch zu essen.
Dieses Gericht schmeckt am besten, wenn Sie hierfür den frischesten Fisch verwenden, den Sie bekommen können. Kichererbsenmehl sollten Sie in kleinen Mengen einkaufen und rasch verbrauchen, da es schnell an Qualität einbüßt.

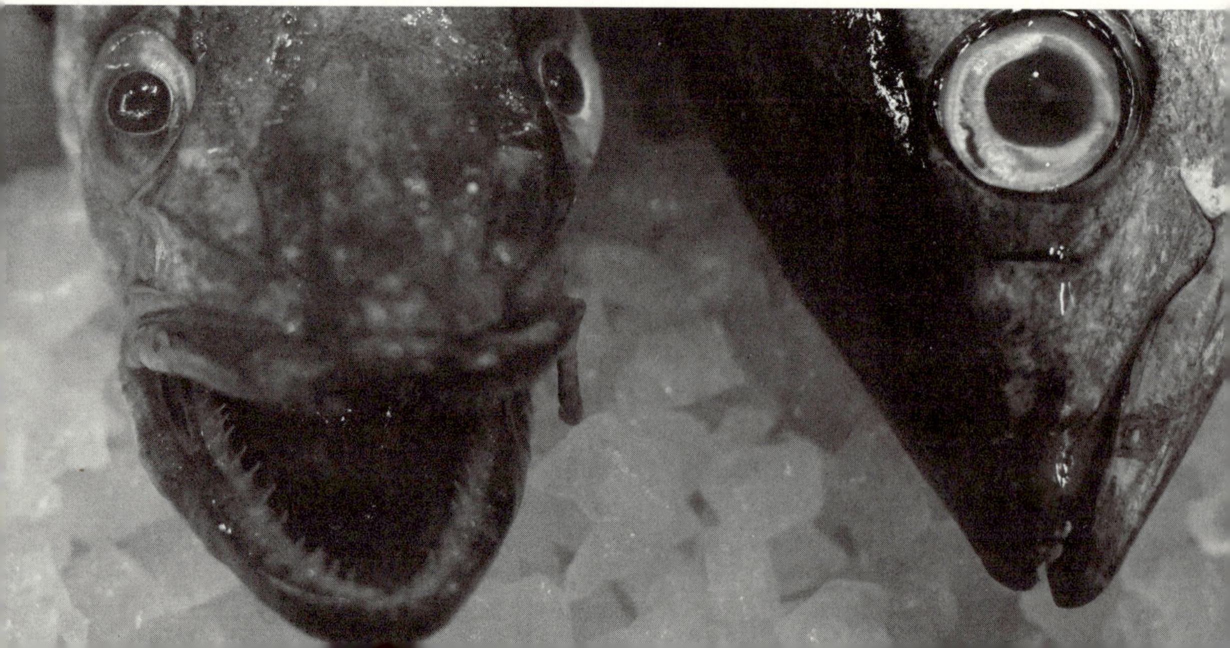

Zutaten für 2 Personen:
200 g festfleischiges Magerfischfilet
Saft einer 1/2 Limette
schwarzer Pfeffer, frisch gemahlen
3 EL Pflanzenöl
1 große Knoblauchzehe, in Scheiben geschnitten
50 g Kichererbsenmehl
1 EL frische Petersilie, gehackt
1/2 Limette, in Spalten geschnitten

Zubereitung:

1. Fischfilet in 2,5 cm breite Streifen schneiden. In eine flache Form geben, mit Limettensaft beträufeln und mit frisch gemahlenem schwarzen Pfeffer würzen.
2. Pflanzenöl in einer Pfanne auf mittlerer Stufe erhitzen. Knoblauch darin ca. 5 Min. braten, dann herausnehmen und wegwerfen.
3. Kichererbsenmehl in einer zweiten, flachen Form dünn ausstreuen. Fischstücke aus dem Saft nehmen, im Mehl wenden und in dem Öl auf jeder Seite 1 Min. goldbraun braten. Mit einer Schaumkelle aus der Pfanne nehmen, kurz auf Küchenpapier abtropfen lassen, auf zwei Teller verteilen. Mit Petersilie und Limettenspalten garniert servieren.

Der richtige Sport

Perfektionistinnen fühlen sich wohl, wenn sie ins Fitnessstudio gehen und einen Personal Trainer haben. Weil sie so übergenau sind, brauchen sie eine Person, die ihnen sagt, dass sie alles richtig gemacht haben. Wer dennoch einmal raus aus diesem Gerätezirkus möchte, der sollte sich überlegen, ob nicht auch Sportarten wie Wandern, Bergsteigen, Tennis oder Standardtänze in Frage kommen.

Die Gestresste

Die Gestresste ist eine Verwandte der Verzweifelten. Sie ist für jeden Tipp dankbar und würde am liebsten auch alles nach Plan umsetzen, hat aber dafür nur selten die Ruhe. Sie möchte gern ein Programm machen, weiß aber nicht wann, wo und wie, da sie mehr im Flugzeug als im Café sitzt. Die Gestresste ist auch daran zu erkennen, dass man selten bei ihr anrufen kann, um einfach mal mit ihr über einen Film zu reden. Wenn man sie spontan zu einem Abendessen einladen möchte, dann kann man sicher sein, dass sie keine Zeit hat. Wenn sie dann in den Terminkalender schaut, dann stellt sie fest, dass sie leider, leider in den nächsten zwei Monaten nicht einen einzigen Abend frei hat. Sie selbst behauptet am vehementesten, keine Zeit fürs Kochen und keine Zeit fürs Essen zu haben. Ich sage dann immer, Sie müssen ja nicht in der Küche hantieren, gehen Sie, wenn Sie es sich leisten können, in ein Restaurant. Aber essen müssen Sie, und dann ist es am besten, wenn Sie die für Sie gesündesten Nahrungsmittel zu sich nehmen. Die Gestresste braucht viele Argumente, die sie in ihrem Kopf bewegen kann, um letztlich den Schalter umzulegen und sich selbst gegenüber zu sagen, dass es wichtig ist, sich beispielsweise Zeit zum Essen zu nehmen.

Typisch für diesen Typus ist, dass die Gestresste mittags mit einem Sandwich vor ihrem Laptop sitzt, wenn sie nicht gerade unterwegs ist und auf der Straße oder im Taxi zum Flughafen einen irgendwo gekauften Imbiss hinunterschlingt. Es ist schon erstaunlich, wie viele Menschen im Gehen ihr Mittagessen verspeisen – was ihrem Stoffwechsel nicht gerade bekommt. Und wenn die Gestresste mit einem Thunfisch-Baguette vor ihrem Computer sitzt, dann schaut sie nicht aus dem Fenster. Nein, sie telefoniert dabei, schreibt E-Mails, bespricht mit einer Kollegin etwas und fertigt nebenbei noch eine Kopie an. Beim Coachen ist bei ihr der wichtigste Schritt, runterzukommen und den Schreibtisch zu verlassen, um das Mittagessen außerhalb der Büroräume einzunehmen, mit Teller und Serviette. Essen in Hektik macht krank, sage ich immer wieder, wenn sich eine Gestresste sträubt, ihr Verhalten ändern zu wollen. Und wenn man krank ist, hat man schlagartig viel Zeit, mit

der man dann nicht so recht etwas anfangen kann. Das Ziel sollte eher sein, dass man erst gar nicht in diesen Zustand kommt. Wie leicht das aber passieren kann, zeigt die Tatsache, dass immer mehr und immer Jüngere mit einem Herzanfall ins Krankenhaus eingeliefert werden. Als junger Mensch können Sie auch noch beim Jogging ihren Hot Dog essen und verstoffwechseln alles, aber wundern Sie sich nicht, wenn Sie später Schwierigkeiten haben werden. Eine traurige Geschichte erlebte ich einmal mit einem Mann, der eine außergewöhnliche Karriere vorweisen konnte. Jeder Ratgeber über Erfolgsstrategien hätte seine berufliche Laufbahn als positives Fallbeispiel herangezogen. Als dieser Mann zu mir kam, war er 48, sah aber zehn Jahre älter aus. Vor einiger Zeit hatte man ihm die Diagnose Krebs im Endstadium mitgeteilt. Als ich mit ihm die Analyse machte, ist mir regelrecht schwindelig geworden. Er erzählte mir, wie er sich in den letzten Jahrzehnten ernährt hatte, eigentlich war es eine Form von Nicht-Ernährung. Flugzeugessen, Take-away-Gerichte, hier ein Sandwich, dort ein Energieriegel, unzählige Geschäftsessen, in denen es immer um ausgeklügeltere Strategien, mehr Macht, mehr Geld ging. Der Genuss von Speisen blieb bei solchen Besprechungen völlig auf der Strecke. Dieser Mann war nie krank, funktionierte reibungslos, lebte auf der Überholspur und forderte damit unentwegt seinen Körper heraus.
Trotz des Endstadiums seiner Krebserkrankung wollte er, dass ich für ihn ein Entgiftungsprogramm zusammenstellte. Er arbeitete unglaublich diszipliniert mit, aber es reichte nicht. Mich berührte es sehr, wie bei ihm nach und nach die Erkenntnis über sein vorangegangenes Leben kam. In meinen Beratungen achte ich auch darauf, dass irgendwann das Aha-Erlebnis eintritt, aber die Selbsterfahrung darf keine Ängste auslösen. Es ist immer eine Gratwanderung, einem anderen Menschen begreiflich zu machen, dass das, was der Körper viele Jahre lang kompensieren konnte, auf einmal nicht mehr funktioniert.
Ein anderer Mann, 35 Jahre alt, selbstständig, gut aussehend, groß, ständig gestresst, kam zu mir, weil er 130 Kilo wog und fand, das sei höchste Alarmstufe. Im Restaurant aß er drei Brotkörbe leer, beim Metzger kaufte er Aufschnitt nicht in Portionen à 100 oder 200 Gramm, nein, es waren Fleischtürme, nebenbei verschlang er

die eine oder andere Leberkässemmel, natürlich gleich aus der Hand. Sehr schnell hat dieser Klient verstanden, dass es bei ihm nicht allein ums Abnehmen gehen müsste, sondern um eine bessere Ernährung, um dadurch den beruflichen Stress auf Dauer ohne spätere gesundheitliche Schwierigkeiten überstehen zu können. Noch sei er jung und sein Körper könne einiges verkraften, aber in zehn Jahren würde es möglicherweise anders aussehen – das sagte ich aber nicht mit drohender Gebärde, sondern in einem Ton, der ihm die Chance zum Umdenken ließ. Er hat seitdem nicht nur viele Kilos verloren, er vermeidet mehr und mehr Wurstsemmeln und sucht jetzt viel häufiger ein Restaurant auf, wenn er Hunger hat.

Rezepte für die Gestresste

Wenn die Gestresste kocht, dann mit dem Ziel, von den Alltagsproblemen abgelenkt zu werden – das funktioniert aber nur, wenn sie durch die Rezepte inspiriert wird. Aufgrund häufig bei ihr zu beobachtender Verdauungsprobleme, müssen die Zutaten leicht sein, gleichzeitig sollen sie erden, was insbesondere bei der Kartoffel der Fall ist.

rezept

Zucchini-Kartoffel-Curry

Im Mittelpunkt dieses Rezeptes steht Kurkuma: Die leuchtenden Farbpigmente aus der Wurzelknolle des bei uns auch als Gelbwurz bekannten Gewürzes werden in Asien auch heute noch zum Färben von Kleidern verwendet. Kurkuma ist aber darüber hinaus ein Heilmittel mit energiespendender und regenerierender Wirkung. Es regt den Gallenfluss an und fördert die Leberfunktion. Gelbwurz neutralisiert nach der ayurvedischen Heilslehre verschiedene Körpergifte. Im Winter regen Rezepte mit Kurkuma besonders den Stoffwechsel an.

Zutaten für 2 Personen:
4 große Kartoffeln
3 mittelgroße Zucchini
1 EL Ghee (ersatzweise Olivenöl)
1 TL Kurkuma
1 Tl Kreuzkümmel
1 TL schwarze Senfkörner
1 TL gemahlener Kreuzkümmel
1 TL gemahlener Ingwer
1 TL gemahlener Koriander
1–2 TL Salz

Zubereitung:

1. Die Kartoffeln schälen und in kleine Stücke würfeln, ebenso die Zucchini in Würfel schneiden.
2. Das Ghee (oder Olivenöl) erhitzen, darin die Gewürze anrösten.
3. Gemüse hinzugeben und mit Salz abschmecken (gegebenenfalls etwas Wasser zugeben, damit es nicht anbrennt).

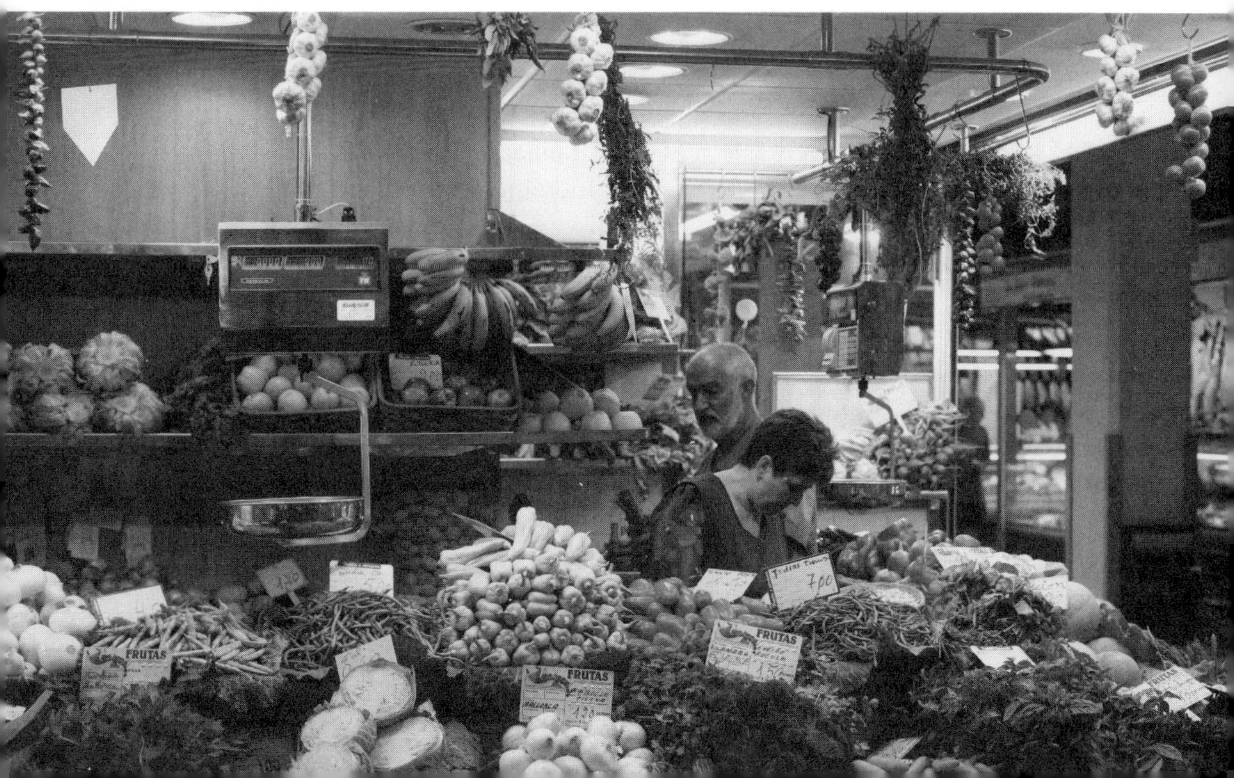

rezept

Gegrillte Putenstreifen

Dieses Gericht wird aromatischer, wenn Sie das Putenfleisch ein bis zwei Stunden marinieren. Das gegrillte Fleisch kann bis zu 24 Stunden im Kühlschrank aufbewahrt werden, sollte jedoch bei der nächsten Mahlzeit nicht aufgewärmt, sondern kalt verzehrt werden. Putenfleisch enthält viele essenzielle Aminosäuren, ein wichtiger Baustein von Eiweiß, wodurch viele Stoffwechselprozesse in Gang gesetzt werden. Da sie nicht vom Körper selber hergestellt werden können, müssen sie mit der Nahrung aufgenommen werden.

Zutaten für zwei Personen:
200 g Putenschnitzel oder Putenbrust
1 EL Senf
1 EL Worcestersauce
einige Tropfen Tabasco (nach Wunsch mehr)

Zubereitung:
1. Putenfleisch in lange Streifen schneiden.
2. Die restlichen Zutaten in einer flachen Schüssel verrühren.
3. Putenstreifen hineingeben und mindestens 15 Min. marinieren lassen.
4. Das Fleisch aus der Marinade nehmen und bei mittelstarker Hitze auf dem Backofengrill ca. 15 Min. unter gelegentlichem Wenden grillen.
5. Zum Mittagessen mit einer halben kleinen Ofenkartoffel (Schale mitessen!) und einem gemischten Salat servieren. Wenn Sie das Grillfleisch spät am Abend essen, dann die Ofenkartoffel weglassen und stattdessen mit drei Sorten gedämpftem Gemüse (zum Beispiel Zucchini, Auberginen und Tomaten) servieren.

Der richtige Sport

Jogging oder Power Walking. Da Gestresste aber immer auch ungeduldig sind, könnten sie Freude am Reiten haben, vielleicht sind Lateinamerikanische Tänze auch genau das Richtige.

Die Trendsetterin

Die Trendsetterin ist stets en vogue, nicht nur bei ihren Outfits. Ihre Vorliebe für Zeitgeisterscheinungen betrifft alle Lebensbereiche, die bestimmten Moden unterworfen sind. Natürlich muss der Job stimmen, und wenn man gerade nicht die hippe Anwältin oder Art-Direktorin ist, dann sucht man sich die richtigen Freunde mit dem richtigen Beruf. Mit ihnen schmückt sie sich sowieso besonders gerne. Ihr Sinn für bestimmte Trends kann sich aber auch auf den Wellness- und Gesundheitsbereich beziehen, warum sie gerade auf diesen oder jenen Therapeuten schwört. Im Grunde ist sie sehr offen für alles Neue und möchte bei jeder Szenegeschichte dabei sein. Unter den Freundinnen werden die neuesten Adressen und heißesten Tipps ausgetauscht: Jede muss einmal dort gewesen sein oder es ausprobiert haben, ganz gleich ob es sich um die Lounge auf dem alten Industriegelände oder die coole Wellnessoase in der Nachbarstadt handelt.
Schwierig wird es, wenn ich neben der Trendsetterin noch die Mutter, Schwester oder Freundinnen begleite – was ich durch die Lust auf Empfehlungen mehrmals erlebt habe. Bei einem gemeinsamen Essen besteht die Gefahr, dass sie sich hinsichtlich ihres Coachings outen und dabei feststellen, dass die eine oder andere Person ein ganz anderes Programm bekommen hat als sie selbst. Durch den gnadenlosen Austausch könnte die Trendsetterin misstrauisch werden und sich fragen, warum sie diesen Plan nicht erhalten hat, möglicherweise könnte er ja hipper sein. Sie darf bei meinen individuellen Programmen eigentlich nie erfahren, was die eine oder der andere macht.
Trendsetterinnen beschäftigen sich aber nicht nur oberflächlich mit Modeerscheinungen, sie sind sehr interessiert und lesen Bücher zu den einzelnen Phänomenen oder fragen bei Experten genauer nach. Viele von ihnen wünschen sich von mir ein Programm, nicht weil sie ein bestimmtes Problem oder körperliche Beschwerden haben, sondern begeistert von dem Gedanken der Prävention sind. Da sie als Kosmopolitin durch die Gegend jettet, bekommt sie mit, wie bewusst sich Menschen in anderen Ländern ernähren und dass sie auch ein anderes Verständnis von Gesundheit haben.

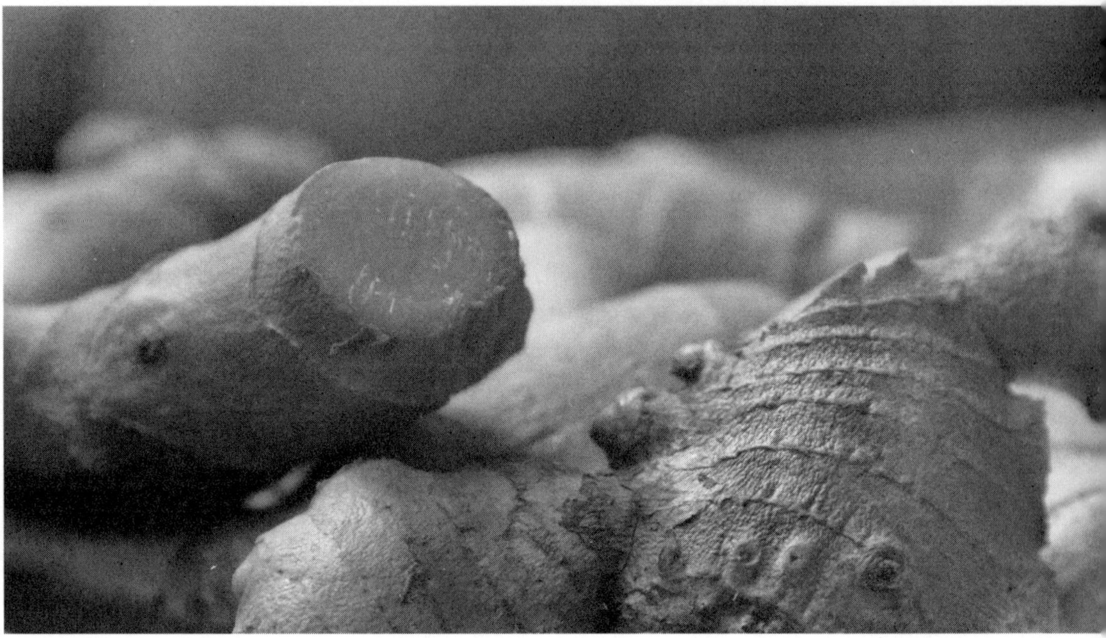

Energie ist für sie das große Thema, es bedeutet permanente Leistungsbereitschaft und hohe Konzentrationsfähigkeit. Da sie besonders beruflich auf Leistung getrimmt ist, fällt es ihr schwer, einmal aus der Jobmühle auszubrechen – aber nicht nur aus dieser. Vorwiegend bevorzugt sie kleine Auszeiten, nimmt sich ein verlängertes Wochenende frei, aber drei Wochen hintereinander Urlaub zu nehmen, das traut sie sich nur in den seltensten Fällen. Und wenn sie doch mal eine längere Ferienzeit einplant, dann reist der Laptop mit und sie ruft jeden Tag ihre E-Mails ab. Natürlich hat sie ihrem Chef im Büro gesagt, dass sie jederzeit auf dem Handy erreichbar sei.

Trendsetterinnen geraten schnell in einen Teufelskreislauf, dann, wenn sie sich in ihrer Freizeit auch noch Stress machen und ihren Körper überstrapazieren, wenn sie noch eine halbe Stunde früher aufstehen, um immer top auszusehen.

Über ihr Engagement beim Coaching kann ich nur Positives sagen: Sie arbeiten gut mit, weil sie neugierig sind auf das, was mit ihnen passiert.

Rezepte für die Trendsetterin

Wenn Trendsetterinnen einen Kochtopf aus ihrer Küchenzeile hervorkramen, was selten genug geschieht, dann möchten sie Mahlzeiten zubereiten, die außergewöhnlich sind und mit denen sie Partner, Freunde und sich selbst beeindrucken können. Linsen, Kardamom sind gerade angesagt, Fisch sowieso – also kann ihr bei den folgenden zwei Gerichten nicht nachgesagt werden, dass sie out sei, wenn sie diese ihren Freunden servieren würde.

Linsen mit frischem Ingwer

rezept

Linsen gehören zu den Hülsenfrüchten, sind aber leichter verdaulich als Erbsen und Bohnen. Sie sind eine Vitaminbombe und zeichnen sich durch einen hohen Gehalt an Zink aus. Zink wiederum ist ein lebenswichtiges Spurenelement, das nicht vom Körper produziert werden kann, deshalb ist seine Aufnahme über die Nahrung so wichtig. Es spielt eine zentrale Rolle beim Stoffwechsel. Ähnlich wie Soja enthalten Linsen Phytoöstrogene, die sich positiv auf den gesamten Organismus auswirken (s. S. 100).
Ingwer stärkt das Immunsystem und wirkt verdauungsfördernd, ebenso wie Kardamom, das ein Ingwergewächs ist. Kardamom ist übrigens Hauptbestandteil bei vielen Currymischungen und wirkt stoffwechselanregend, besonders wenn er frisch zerstoßen wird. Dazu mehrere Kapseln mit einem kleinen, scharfen Messer aufbrechen, die Samen in einen Mörser geben und mit dem Stößel vermahlen.

Zutaten für 2 Personen:
150 g getrocknete Linsen (rote, gelbe oder braune Linsen)
250 ml Gemüsebrühe
1 kleine Zwiebel, gehackt
1 Knoblauchzehe, zerdrückt,
1 EL Olivenöl
1 Stück (2 cm) frischer Ingwer, gerieben
1 TL Kardamomsamen, frisch zerstoßen

3 große, reife Tomaten, gehäutet und klein geschnitten
schwarzer Pfeffer, frisch gemahlen
Salz
1 EL Sonnenblumenkerne
2 EL frische Korianderblätter, gehackt

Zubereitung:

1. Linsen und Brühe in einem mittelgroßen Topf zum Kochen bringen, bei schwacher Hitze ca. 30 Min. weich köcheln. Linsen abgießen und beiseite stellen.
2. In demselben Topf Zwiebel und Knoblauch im Olivenöl bei schwacher Hitze glasig dünsten. Ingwer, Kardamom und fast alle Tomatenstücke unterrühren (einige zum Garnieren zurückbehalten). Einige Minuten köcheln lassen.
3. Die Linsen zurück in den Topf geben und mit frisch gemahlenem schwarzen Pfeffer und etwas Salz würzen; gut erhitzen.
4. Auf zwei Teller verteilen, mit Sonnenblumenkernen und gehacktem Koriander bestreuen und mit einem gemischten Blattsalat servieren.

rezept

Fisch mit geröstetem Gemüse

Für dieses Rezept sind Steaks und Filets aller festfleischigen Magerfischarten geeignet. Achten Sie darauf, den Fisch nicht zu lange zu garen, da der Geschmack sonst leidet.

Zutaten für zwei Personen:
400 g Magerfischsteaks oder -filets (z. B. Schellfisch oder Kabeljau, ohne Haut)
schwarzer Pfeffer, frisch gemahlen
Salz
1 Spritzer Zitronensaft
200 g Zucchini, in dicke Scheiben geschnitten
1 Knoblauchzehe, gehackt

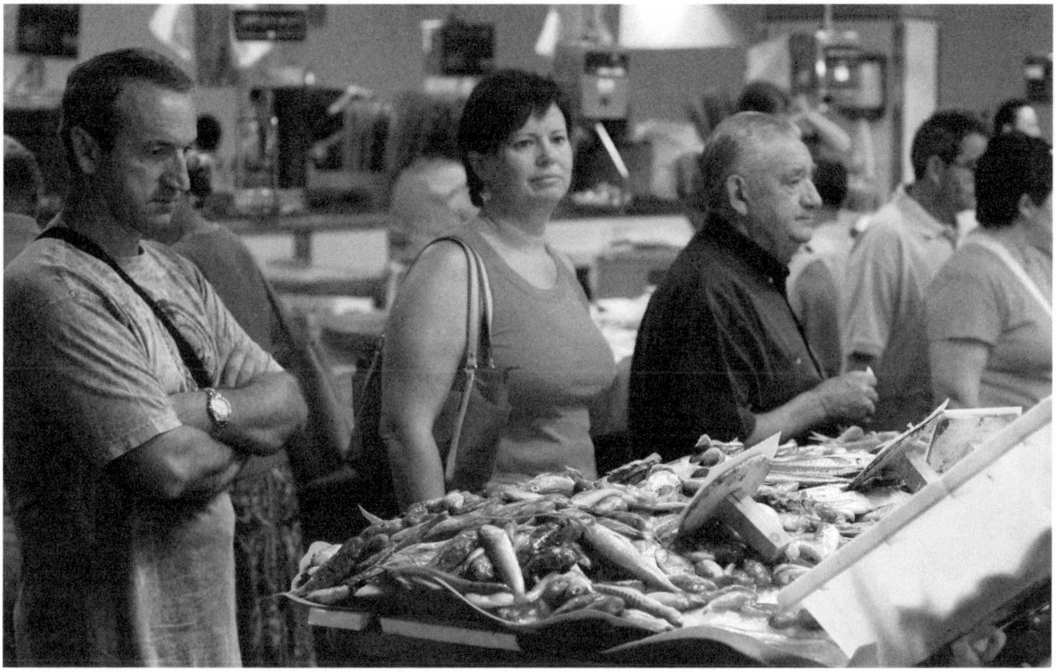

4 Tomaten (ca. 300 g), halbiert
1 Zweig frischer Rosmarin
2 EL Olivenöl
2 TL Apfelessig

Zubereitung:

1. Backofen auf 200 °C vorheizen.
2. Fisch mit frisch gemahlenem schwarzen Pfeffer, Salz und Zitronensaft würzen, dann abgedeckt beiseite stellen.
3. Gemüse und Kräuter in eine Auflaufform geben, Olivenöl, Essig und etwas schwarzen Pfeffer darüber geben und alles gut mischen. Unabgedeckt unter gelegentlichem Rühren 30 Min. im Ofen rösten.
4. Fisch mit Olivenöl bestreichen und auf das Gemüse legen. 5 bis 10 Min. im Ofen backen, bis der Fisch gerade gar ist.
5. Mit einem grünen Blattsalat servieren.

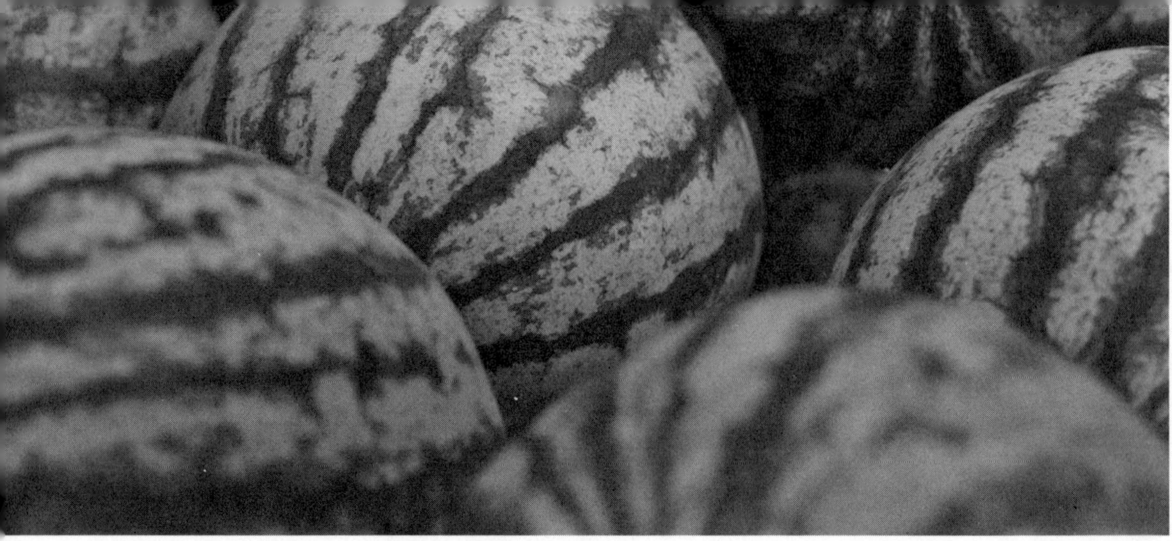

Der richtige Sport

Da überall Pilates-Center aufgemacht werden wie einst Yoga-Center, hat die Trendsetterin erst einmal ein grundsätzlich gutes Gefühl, wenn sie sich für diesen Sport entscheidet. Darüber hinaus hat Pilates den Vorteil, ein Gesamtkörpertraining zu sein.
Diese Technik hat eine längere Tradition. Schon in den zwanziger Jahren entwickelte der deutsch-griechische Bodybuilder Joseph Pilates in New York ein Fitness-Programm, das zum ersten Mal asiatischen Kampfsport mit Yoga-Elementen und westlicher Gymnastik in Einklang brachte. Er konstruierte dafür spezielle Geräte aus Holz, Leder und Stahlfedern an Seilzügen. In sein Studio kamen Tänzer und Schauspieler, die durch ihren Beruf Probleme mit den Gelenken und Bandscheiben bekommen hatten. Noch heute ist die Pilates-Methode ideal, um „die eigene Mitte" zu finden – auch ohne Geräte.
Es werden dabei nie einzelne Muskeln, sondern immer mehrere Muskelgruppen gleichzeitig gekräftigt und gedehnt, vielfach die kleineren und tief im Gewebe liegenden. Das ist nicht ganz unanstrengend, aber anschließend fühlt man sich rundum wohl, fit und energiegeladen – was sich auch wiederum auf die Haltung auswirkt. Es geht bei diesem Sport nicht um hektische, schnelle Bewegungen, sondern Pilates kombiniert Atemtechnik, Kraftübungen, Koordination und Stretching in harmonischen, fließenden Übungen bei gleichzeitig hoher Konzentrationsfähigkeit.
Trendsetterinnen sollten aber auch über Badminton, Beach-Volleyball, Golf oder Inline-Skating nachdenken.

Die Skeptikerin

Männliche Skeptiker, die zu mir kommen, um beispielsweise ihren Cholesterinspiegel zu senken, schauen mich häufig leicht misstrauisch an, fragen sich, ob mir dies denn überhaupt gelingen könnte. Die meisten von ihnen sind dann aber nach kurzer Zeit überzeugt und gehen schließlich ganz pragmatisch an das von mir erstellte Programm heran. Skeptikerinnen sagen dagegen zu mir, ohne dass ich überhaupt die Chance bekomme, etwas zu erklären: „Sie können mir nicht helfen. Auch mein Arzt hat schon gesagt, da sei nichts mehr zu machen." Sie sind so kritisch, dass sie erst einmal gar nichts glauben. Jetzt beginnt das Spiel, ein schwieriges Spiel. Ich muss ihnen verständlich machen, dass man aus meiner Perspektive gesehen doch etwas unternehmen könnte. Entscheiden sie sich, nach meist langen und intensiven Gesprächen, ein Coaching zu starten, dann höre ich aus der Zusage gleich die halbe Absage mit. Das sind nicht unbedingt die besten Startbedingungen, eigentlich die ungünstigsten Voraussetzungen. Wie motiviere ich einen Menschen, der sagt, mich haben Sie nicht überzeugt, ich will aber trotzdem an Ihrem Programm teilnehmen? Wenn ich dann zu bedenken gebe, dass sie das ja nicht machen müssen – ein Coach möchte am liebsten nur mit Menschen zusammenarbeiten, die auch wirklich ein Programm durchziehen wollen –, erhalte ich meist die Antwort: „Ich kann's ja mal versuchen, dann wird man weitersehen."

Eine gewisse Skepsis kann ich gut akzeptieren, denn sie ist ja Voraussetzung für einen Dialog, der letztlich zum Aufbau von Vertrauen führen soll. Nur wenn dann noch gleichzeitig zehn verschiedene Ärzte zum selben Leiden konsultiert wurden, mit zehn verschiedenen Meinungen, dann kann mich das bei aller Geduld und Liebe, die ich habe, auch mal an den Rand des Wahnsinns treiben.

Bis es zur praktischen Umsetzung des erstellten Programms kommt, vergeht viel Zeit. Keiner anderen Person muss ich so viel und so detailliert etwas über den Stoffwechsel und den menschlichen Organismus erzählen wie der Skeptikerin. Bei den anderen, ob Chaotin oder Perfektionistin, zielt das Interesse auf die Praxis ab, weniger auf die theoretischen Grundlagen, bei der Skeptikerin ist es genau umgekehrt. Wenn ich nachfrage, warum sie nicht einfach beginnen möchte, höre ich häufig den Satz: „Ich warte noch.“ Frage ich dann nach, worauf sie denn wartet, habe ich schon die seltsamsten Argumente gehört. Einmal sagte eine Klientin zu mir: „Ich konnte meinen Kasten Wasser noch nicht in der Küche unterstellen.“ Bei den absoluten Skeptikerinnen dauert es bis zu vier, sogar fünf Wochen, bis sie sich durchgerungen haben, die drei Liter Wasser am Tag zu trinken.

Häufig muss ich sie wiederholt bitten, mir unbedingt mitzuteilen, wann sie mit dem Programm angefangen hätte, eine E-Mail oder ein kurzer Anruf würde genügen. Für alle anderen Frauen ist das kein Problem, nicht so für die Skeptikerin. Dabei möchte ich gerade bei diesem Typus wissen, wie die ersten Tage und Wochen verlaufen. Oft überlege ich, hält sie es durch oder bricht sie das Programm vielleicht ab? Hat sie Kopfschmerzen, möglicherweise sogar einen Migräneanfall, Durchfall oder Verstopfung? Bei einer Entgiftung sind diese Symptome ja völlig normal, aber wer dabei nicht ausreichend begleitet wird, kann einen Schrecken bekommen oder sehr schnell die Flinte ins Korn werfen. Habe ich aber schließlich das Startsignal erhalten, und höre ich in den nächsten drei Tagen nichts von dieser Person, dann denke ich, es ist etwas passiert, bestimmt eine Katastrophe. Frage ich nach: „Wie geht es Ihnen“, erwidert daraufhin die Skeptikerin: „Alles in Ordnung.“ – „Und Sie haben keine Umstellungsschwierigkeiten?“ – „Nein, keine. Wieso, müsste ich die haben?“ – „Sie haben auch keine Blähungen und Schwierigkeiten beim Stuhlgang?“ – „Es ist alles ganz normal.“

Seltsamerweise verläuft die Basisentgiftung gerade bei Skeptikerinnen vielfach sehr unkompliziert. Das wiederum ist ein Glücksfall, denn auf diese Weise ziehen sie von Woche zu Woche immer besser mit.

Nach meiner Beobachtung haben Skeptikerinnen eine leichte Tendenz zur Hypochondrie. Erst wollen sie ganz viel wissen, wenigstens auf der theoretischen Ebene. Bei der persönlichen Umsetzung wird es dann schwierig. Bedeutet es doch, dass sie mit dem konfrontiert werden, was speziell den eigenen Körper betrifft.

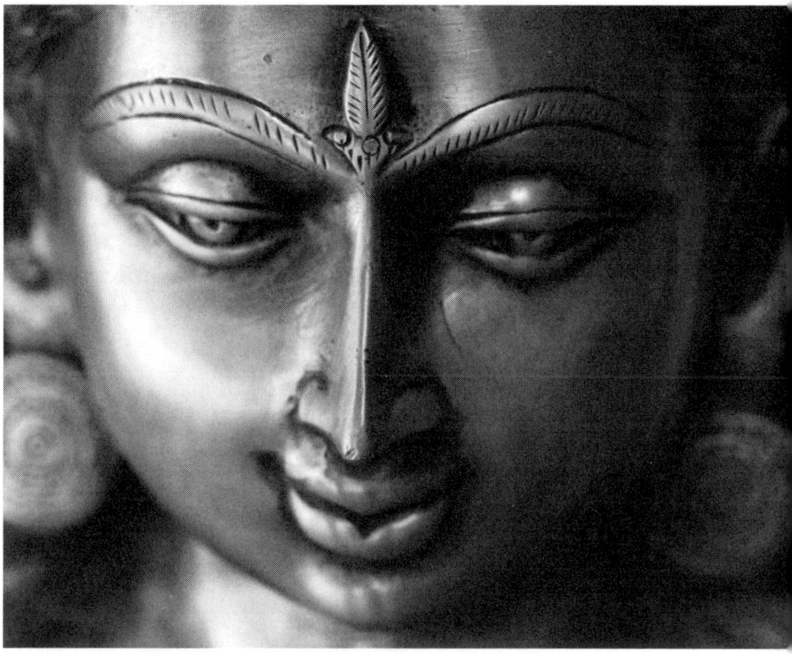

Sie haben Angst davor, dass etwas mit ihm nicht stimmen könnte, dass durch mein Programm Krankheiten ans Tageslicht kommen, die ihnen bislang verborgen geblieben waren. Wenn sie aber merken, dass alles gut läuft, nichts Dramatisches passiert, dann stellen sie zwar immer noch grundsätzlich alles in Frage, aber in diesen Fällen habe ich inzwischen gelernt, dass das auch eine Form ist, einen sichtbaren Erfolg anzuerkennen.

Viele Skeptikerinnen bitten um einen Termin, nicht weil sie eigene Probleme haben – wie gesagt, sie gehen ja davon aus, dass man ihnen nicht helfen kann –, sondern sie schieben die Schwierigkeiten vor, die angeblich die Schwester oder die Mutter haben. Aufgrund meiner Erfahrung versuche ich dann, das Gespräch immer mehr auf die eigene Person zu lenken, nicht offensichtlich, aber irgendwann ist man bei dem eigentlichen Anliegen angelangt – den persönlichen Belangen. Manchmal hilft es, Alltagsbanalitäten heranzuziehen, um das Empfinden der Skeptikerin, dass etwas mit ihrem Körper nicht stimmt, zu bestärken. Wenn sie beispielsweise Hautprobleme hat und dann sage ich ihr, ihr Organismus sei wie Wäsche, die man jeden Tag mit Persil waschen würde, äußerlich sauber, aber durch all die Ablagerungen der in den Waschmitteln vorhandenen Chemie doch nur begrenzt rein. Wenn Skeptikerinnen sich vorstellen können und verinnerlicht haben, dass ihr Körper übersäuert ist, dann sind sie überzeugt und sind dabei. Trotzdem: Ihr Argwohn bleibt bis zum Ende des Coachings bestehen, selbst wenn sie längst ihr Ziel erreicht hat, ist er nicht verschwunden.

Rezepte für die Skeptikerin

Frauen, die überkritisch sind, brauchen traditionelle Gerichte, die aber neu zubereitet werden müssen. Skeptikerinnen sind Gewohnheitsmenschen, sie können zehn Jahre lang in einem Restaurant ein und dieselbe Speise essen, weil ihnen diese einmal geschmeckt hat. Später haben sie diese Entscheidung nie in Frage gestellt, auch nicht, ob ihnen das Mahl überhaupt gutgetan hat. Damit sie nicht auf bestimmte Speisen fokussiert bleiben, sollen sie durch neue Varianten ihrer üblichen Rezepte zu mehr Inspiration hingeführt werden.

rezept

Schweinebraten in Weißwein mit Knoblauch und Fenchelgemüse

Fenchelknollen und Fleisch haben eine erdende Wirkung. Für Skeptikerinnen, die ständig darüber nachdenken, ob etwas gut ist oder schlecht, bedeutet das eine Wohltat.

Zutaten für 2 Personen:
500 g Schweinelende
Salz
schwarzer Pfeffer, frisch gemahlen
2 EL Olivenöl
1–2 Knoblauchzehen
frischer Rosmarin
4 Kartoffeln
1 Lorbeerblatt
1–2 Fenchelknollen
100 ml Weißwein

Zubereitung:

1. Die Schweinelende mit Schnüren umwickeln, auf diese Weise bleibt sie beim Anbraten „in Form". Dann salzen und pfeffern und in einem Topf mit Olivenöl kurz von allen Seiten goldbraun anbraten.

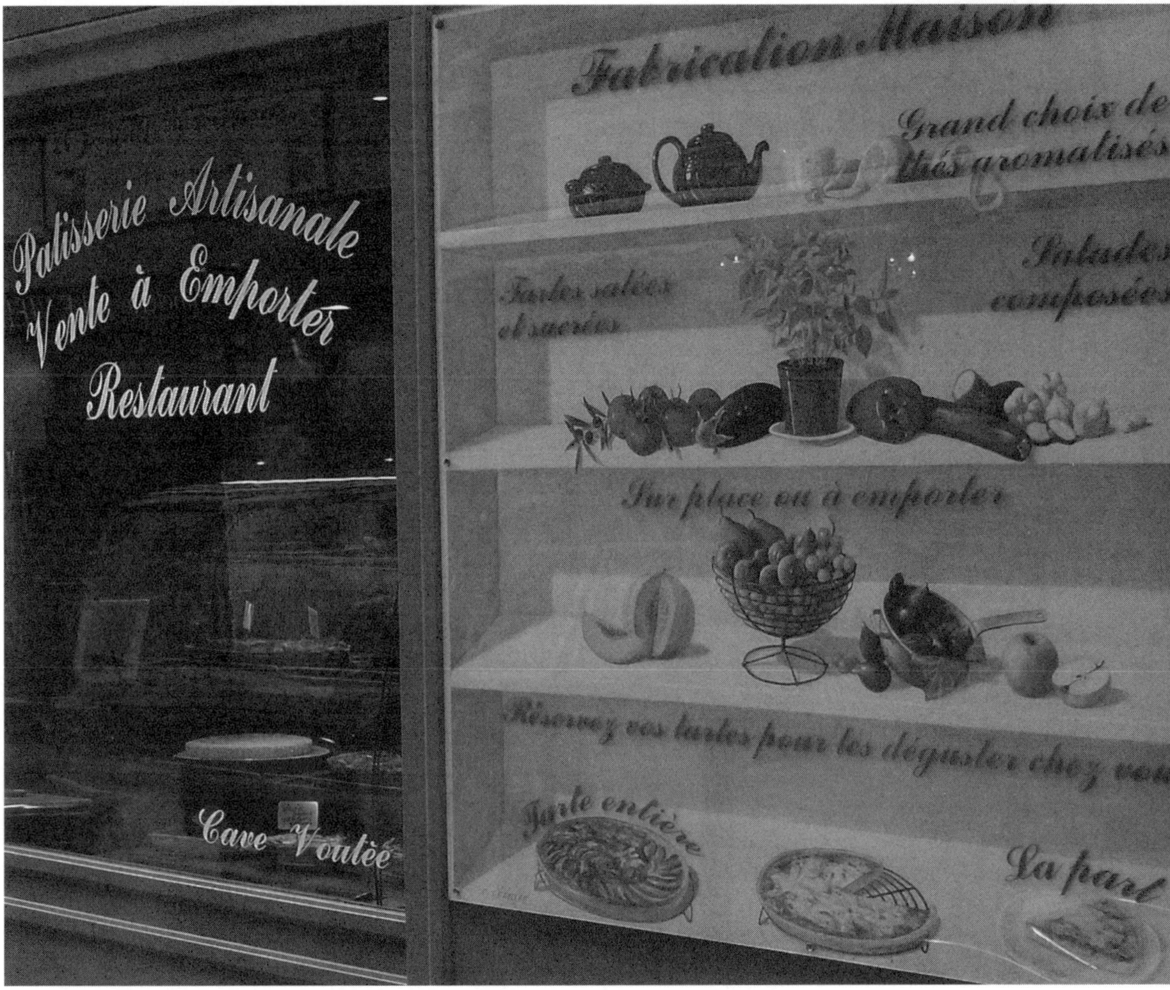

2. Ein Backblech mit Olivenöl auspinseln, den Braten sowie gehackten Knoblauch darauf geben. Kartoffeln waschen, schälen und in dickere Scheiben schneiden. Diese auf das Backblech setzen und mit dem frischen Rosmarin bestreuen. Den Fenchel säubern, in Scheiben schneiden und ebenfalls auf dem Backblech verteilen.
3. Weißwein und das Lorbeerblatt zugeben und bei 200 Grad mittlerer Stufe etwa 75 Min. schmoren lassen.

rezept

Gemüsepolenta

Zutaten für zwei Personen:
1 Staudensellerie
2 Möhren
150 g tiefgekühlten oder 250 g frischen Spinat
2 Knoblauchzehen
2 Zwiebeln
1 Bund Petersilie
Kastenform, mit etwas Öl ausgepinselt
1 l Wasser
1 Zweig frischer Rosmarin oder 1 TL getrockneter Rosmarin
3–4 EL Olivenöl
Salz
schwarzer Pfeffffer, frisch gemahlen
250 g Polenta (feiner Maisgrieß)
1 Bund Basilikum

Zubereitung:

1. Die Möhren putzen und schneiden. Den Staudensellerie ebenfalls putzen und in Scheiben schneiden (holzige Fasern entfernen).
2. Den frischen Spinat gründlich waschen und zerteilen, den tiefgekühlten auftauen.
3. Zwiebeln und Knoblauch schälen und zerteilen. Petersilie und Basilikum waschen, trocknen und Blätter hacken. Rosmarin waschen und die Nadeln hacken.
4. In einem großen Topf das Olivenöl erhitzen. Darin zuerst die Zwiebeln, dann den Knoblauch andünsten. Die Möhren und den Sellerie zugeben, ca. 10 Min. unter Rühren andünsten.
5. Rosmarin, Basilikum und Petersilie zugeben, dann den Spinat; nochmals ca. 5 Min. dünsten.
6. Das Wasser zugeben und langsam unterrühren. Mit Salz und Pfeffer abschmecken und zugedeckt auf kleiner Flamme 5 bis 10 Min. garen, dabei ab und zu umrühren. Es soll ein steifer Brei entstehen.

7. Die Polentamasse in die geölte Form füllen, glatt streichen und nach ca. 20 Min. auf eine Platte stürzen. Zum Servieren in Scheiben von 2 cm Dicke schneiden und in Olivenöl kurz anbraten, damit sie warm werden.

Der richtige Sport

Die Skeptikerin braucht traditionelle Sportarten wie Radfahren, Schwimmen oder Skifahren. Sie traut sich an neue Bewegungsmöglichkeiten nicht heran – Spinning oder Snowboarding lehnt sie ab, weil sie es nicht kennt. Und was man nicht kennt, damit möchte man sich auch gar nicht erst beschäftigen.

Die Chaotin

Weil ich selber ein wenig „verwurstelt“ bin, kann ich mich ganz gut in die Chaotin hineinversetzen. Sie meistert ihr Leben eigentlich perfekt, aber immer und überall gibt es kleinste und auch mal größere Katastrophen. Sie möchte gerne alles ausprobieren und mitmachen, bekommt aber nicht immer auf die Reihe, was sie sich gerne wünscht. Sie sagt zu mir: „Ich möchte so gerne mein Programm machen, schaffe es aber nicht. Bitte helfen Sie mir, geben Sie mir einen Tipp, damit es so klappt, wie ich es mir vorstelle.“ Wenn sie von mir erfahren hat, dass sie sich dieses oder jenes besorgen sollte, geht sie sofort einkaufen und schiebt es nicht auf die lange Bank. Eine bessere Mitarbeit kann man sich gar nicht vorstellen.
Chaotinnen sind offen und ungemein kreativ. Wenn ich ihnen Vorschläge mache und sie diese nicht umsetzen können, dann überlegen sie so lange, bis sie Alternativlösungen gefunden haben. Diese sind nicht immer so wirkungsvoll wie das Ursprungskonzept, aber doch sind sie meist instinktiv auf dem richtigen Weg, weil sie genau mitdenken. Eine Chaotin schlemmt gern. So richtig disziplinieren will sie sich ja gar nicht, weil es ja so herrlich schön ist, einfach genussvoll zu leben, aber ein gewisses Maß an Kontrolle wäre ihrer Meinung nach doch hin und wieder ganz

nützlich. Mit anderen Worten: Sie möchte meistens abnehmen. Radikale Diäten sind für eine Chaotin aber nichts, sie halten diese nicht durch. Dennoch versucht sie es immer wieder mit diesen Gewaltkuren. Sie schafft es zwar, dass sie zwei Tage fast gar nichts zu sich nimmt, dann ist sie aber derart unterzuckert, dass sie nichts mehr aufhält, den Kühlschrank zu plündern. Chaotinnen haben in jungen Jahren oft Power-Diäten gemacht und auf diese Weise vielfach ihren Stoffwechsel heruntergefahren.

Frauen und Männer dieses Typus wollen Unterstützung. Sie fordern mich, sagen ganz klar: „Sie sind hier der Coach, ich brauche Sie. Ich verheddere mich viel zu leicht, alleine kriege ich das nicht geregelt. Ich suche aber nach einem System, bei dem mein Durcheinander noch ein wenig berücksichtig wird." Chaotinnen schätzen ein Coaching sehr – und profitieren davon ungemein.

Ihnen biete ich meist mehrere Programmvarianten an. Frauen, die extrem feste Strukturen brauchen, wie etwa Perfektionistinnen, würden damit nicht zurechtkommen. Bei einer Vielfalt hätten sie Angst, gerade das Falsche zu wählen. Oder sie glauben, dass das Coaching nicht funktionieren könne, wenn es so viele Wege gäbe. Chaotinnen kann ich dagegen nur unterstützen, den eigenen Stil und ein eigenes Tempo zu finden. Und ich weise Chaotinnen immer darauf hin, dass es generell nicht schlimm ist, wenn etwas nicht eingehalten wird. Es gibt noch den nächsten Tag, jeder soll sein eigenes Tempo und seinen Stil finden. Durch diese Freiheit lässt sich die Chaotin auch inspirieren, selbst etwas auszuprobieren, was bei den anderen Typen nur sehr selten anzutreffen ist. Wenn eine Chaotin sich zu einseitig ernährt oder auch schon mal vergisst, die eine oder andere Mahlzeit zu sich zu nehmen, dann gebe ich ihr zwei, drei Rezepte zum Ausprobieren. Prompt macht sie das und hält anschließend auch nicht mit ihrer Meinung hinter dem Berg.

Chaotinnen entwickeln sehr schnell eine Sensibilität für ihren Körper. Ich bestärke sie auch darin, Speisen abzulehnen, die ihnen nicht guttun könnten. Sollen andere sie für eine Prinzessin auf der Erbse oder für kapriziös halten – sie wissen, dass sie sich gesundheitlich einfach für den besseren Weg entschieden haben.

Rezepte für die Chaotin

Chaotinnen sind von Rezepten begeistert, die sich spannend anhören – und natürlich muss am Ende was Tolles und Ungewöhnliches dabei herauskommen. Sie dürfen aber nicht zu kompliziert sein und in Arbeit ausarten, sonst brechen sie mit dem Kochen ab wie kleine Kinder, die mitten in einem schwierigeren Spiel alles stehen und liegen lassen.

Kürbis mit Kokosmilch

rezept

Kürbis ist vitamin- und mineralreich, dazu faszinierend vielseitig verwendbar (man kann Kürbis grillen, eine Suppe daraus machen, ein Dessert), zudem erdet dieses Gemüse. Kokosmilch ist ein leicht verdauliches Fett, das aus dem weichen, zerkleinerten Fleisch der jungen Nuss gewonnen wird. Zusammen mit heißem Wasser oder heißer Milch eingeweicht, ergibt es bei der ersten Pressung die „erste Milch“, bei der nächsten die zweite. Die Kokosmilch in Dosen, die es im Asialaden, aber auch schon im Supermarkt gibt, enthält in der Regel eine Mischung aus beiden. Meist separiert sich die Milch so, dass die obere aus recht festem Fett besteht, die so genannte Kokossahne. Ich empfehle, bei diesem Gericht zu zwei Dritteln die eher wässrige Lösung zu nehmen, und zu einem Drittel die Kokossahne. Chili ist besonders stoffwechselanregend.

Zutaten für 2 Personen:
350 g Kürbis, geschält (geht etwas schwer), ohne Stielansatz und Kerne in mundgerechte Stücke geschnitten
100 g Kokosmilch, aus der Dose
1 Chili, in 4–6 Ringe schneiden, ohne Samenkerne
1/2 EL Koriander, gewaschen, von den Stielen befreit und gehackt
Salz
schwarzer Pfeffer, frisch gemahlen

Zubereitung:

1. Kürbisstücke über Wasserdampf weich garen.
2. Kokosmilch in einem Topf erhitzen, Chili und Koriander dazugeben und verrühren, anschließend Milch und Kürbis miteinander vermengen.
3. Mit Salz und Pfeffer abschmecken.

rezept

Mariniertes Hähnchen

Chaotinnen sind Fans von mariniertem Fleisch, weil sie auf diese Weise beweisen können, dass Unordnung auch kreative Seiten haben kann. Vor dem Grillen sollte das Hähnchenfleisch möglichst zwei Stunden in der Marinade liegen. Eventuelle Reste können Sie im Kühlschrank aufbewahren und am nächsten Tag kalt servieren.
Mariniertes Hühnchen ist durch die Kräuter leichter verdaulich als üblich zubereitetes Fleisch. Ölmarinaden sind auch ein natürliches Konservierungsmittel: Sie können das Fleisch einen Tag länger aufbewahren, ohne dass Sie es einfrieren müssen.

Zutaten für zwei Personen:
2 EL Sojasauce
1 große Knoblauchzehe, zerdrückt
1 TL Zitronensaft
200 g Hähnchenbrustfilet
1 EL frische Petersilie, gehackt

Zubereitung:

1. Sojasauce, Knoblauch und Zitronensaft in einer flachen Schüssel verrühren.
2. Hähnchenfilets hineingeben, in der Mischung wenden und mindestens 15 Min. (besser zwei Stunden) marinieren.
3. Filets aus der Marinade nehmen und bei mittelstarker Hitze auf dem Backofengrill ca. 15 Min. unter gelegentlichem Wenden grillen.

4. In dünne Streifen schneiden, mit Petersilie bestreuen und heiß oder kalt servieren. Zum Mittagessen mit ein paar neuen Kartoffeln und gedämpftem, mit etwas Walnussöl beträufeltem Gemüse servieren, als Abendmahlzeit die Fleisch- und Gemüseportionen etwas vergrößern und die Kartoffeln weglassen.

Der perfekte Sport

Die Chaotin trägt zwei Seiten in sich. Zum einen ruht sie in sich selbst, zum anderen herrscht in ihr ein unglaublicher Wirrwarr. Entsprechend sollte sie etwas Meditatives machen, wie autogenes Training, sich dann aber auch eine Sportart suchen, bei der sie sich richtig auspowern kann, etwa Windsurfen, Fallschirmspringen oder Callanetics.

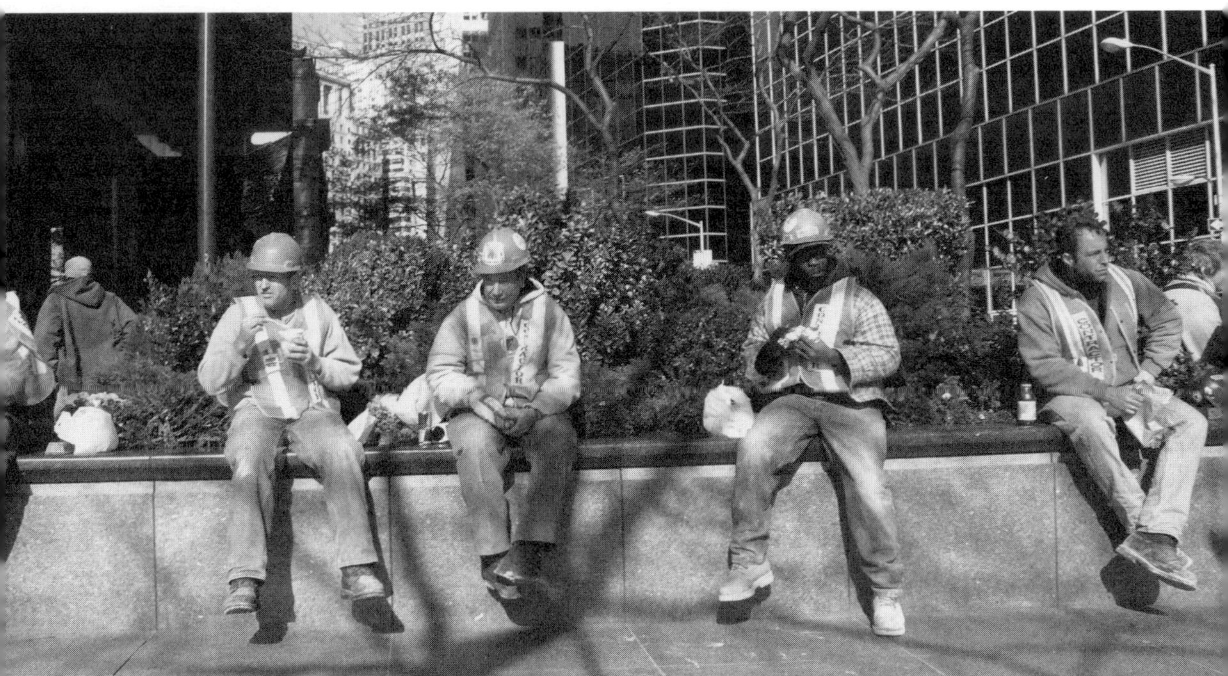

Die Dramatikerin

Sie macht aus der Mücke einen Elefanten. Was heißt: Taucht ein Pickel auf ihrer Stirn auf, dann wird schon nach dem Schönheitschirurgen gerufen. Die Dramatikerin neigt zur Hypochondrie und in einem unterschiedlichen Ausmaß zur Übertreibung. Beim Coaching ist es wichtig, sie wieder auf den Boden der Tatsachen zu bringen. Hinter dem aufbauschenden Verhalten verbergen sich oftmals große Ängste. Sie spürt, dass etwas mit ihrem Körper nicht richtig ist, aber sie fürchtet sich wie die Skeptikerin davor, zum Arzt zu gehen. Alles bereitet ihr Angst, jeder Schnupfen, jede Falte, jede Krise. Nichts läuft bei ihr normal wie bei anderen Menschen. Was bei den Freundinnen ein kleines Unwohlsein ist, wird bei ihr zum Weltuntergang stilisiert. Folglich geschehen immer und überall die schlimmsten Dinge. Damit überfordert sie nicht nur ihre Mitmenschen, sondern vor allem sich selber.
Die Dramatikerin erscheint offen, ist es in Wirklichkeit aber nur in einem begrenzten Maße. Sie weiß sehr wohl, dass sie mal mehr, mal weniger übertreibt, was aber auch eine Schutzfunktion ist. Denn fällt die Diagnose beispielsweise beim Arzt weniger schlimm aus als befürchtet, hat sie das Gefühl, besser damit umgehen zu können.
Bei der Arbeit mit einer Dramatikerin ist es wichtig, ihr von Anfang an eine klare Struktur mit einem klaren Ziel zu geben. Zwar kann es sein, dass immer wieder etwas geändert werden muss – bis ein individuelles Programm wirklich maßgeschneidert ist, braucht es einige Zeit –, wichtig ist nur, dass die Direktiven eindeutig sind. Wichtig ist auch, ihr zu erklären, dass es bei ihrem persönlichen Konzept nur in kleinen Schritten vorangehen kann, wobei sie sich erst einmal auf eine Sache konzentrieren solle. Durch die permanente innere Alarmbereitschaft hat die Dramatikerin nämlich oft große Mühe, den Durchblick zu finden und sich auf bestimmte Dinge zu fokussieren. Sieht sie aber die ersten Erfolge, entspannt sie sich und merkt, dass sie ihrem Körper etwas Gutes tut. Ich habe auch festgestellt, dass Dramatikerinnen große Schwierigkeiten damit haben, wenn ich einen von mir festgelegten Termin ändern muss, dann habe ich schon mehrfach gehört:

„Schieben Sie jetzt einen Promi rein?“ Ich würde nie auf diese Idee kommen, aber Dramatikerinnen sind sehr sensibel.

Rezepte für die Dramatikerin

Sie bevorzugt das große Spektakel, die aufwändige Inszenierung beim Kochen. Der Wok ist dafür ein wunderbar auffälliges Bühnenelement.

Orientalische Gemüsepfanne

rezept

Die Zubereitung im Wok ist eine gesunde Alternative zum traditionellen Braten, da hierfür nur wenig Öl benötigt wird.

Zutaten für 2 Personen:
1 EL Sojasauce
1 TL Fischsauce
1 TL Fünf-Gewürze-Pulver
1 TL Tomatenmark
1 EL Olivenöl
1 kleine Knoblauchzehe, zerdrückt
250 g Chinakohl
50 g braune Champignons, in Scheiben geschnitten
50 g Shiitake-Pilze (wenn Sie keine bekommen, können Sie weitere 50 g braune Champignons nehmen)
1 EL Kürbiskerne
1 TL Sesamkörner

Zubereitung:

1. Sojasauce, Fischsauce, Fünf-Gewürze-Pulver und Tomatenmark miteinander verrühren und beiseite stellen.
2. Den Wok auf unterster Stufe erhitzen. Olivenöl hineingeben und Knoblauch darin glasig dünsten.
3. Temperatur erhöhen, Chinakohl hinzufügen und unter Rühren 1 Min. braten, bis die Blätter zerfallen.

4. Champignons und Shiitake-Pilze hinzugeben und unter Rühren braten, bis sie weich zu werden beginnen.
5. Die vorbereitete Saucenmischung, Kürbiskerne und Sesamkörner zufügen und gut untermischen. Sofort servieren.

Zum Mittag mit ein paar Reisnudeln und einigen gedämpften Bohnensprossen, nach 19 Uhr mit mehr ballaststoffreichem Gemüse zubereiten; die Reisnudeln dann weglassen.

Wenn das Gericht etwas gehaltvoller sein soll, 100 g Hähnchen-, Puten- oder Fischfilet in Streifen schneiden und vor Zugabe des Chinakohls einige Minuten unter Rühren anbraten. Bei einer vegetarischen Variante können Sie 100 g Tofu in Würfel schneiden und mit den Pilzen in den Wok geben.

rezept

Seeteufel mit Karottensalat

Der Seeteufel kann durch andere festfleischige Magerfischarten (z. B. Kabeljau oder Schellfisch), aber auch durch Hähnchenbruststreifen ersetzt werden. Seeteufel ist leicht bekömmlich, und bei passionierten Fleischessern fange ich häufig mit diesem Fisch an, weil er unter allen Fischsorten das fleischigste Fleisch hat (und Fischfreaks führe ich über den Seeteufel zum Fleisch). Wichtig ist ja, bei der Ernährung zwischen Fisch und Fleisch einen Ausgleich herzustellen.

Zutaten für den Salat (2 Personen):
1 EL Olivenöl
1 gehäufter TL Senfkörner
120 g Karotten, gerieben
1 TL Zitronensaft

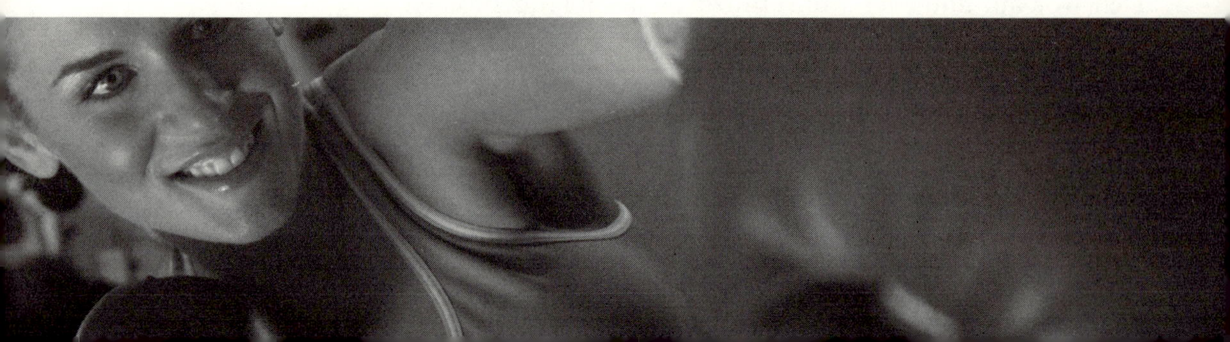

Zubereitung:

1. Olivenöl in einer kleinen gusseisernen Pfanne erhitzen, Senfkörner in das heiße Öl geben.
2. Wenn die Körner aufzuplatzen beginnen (innerhalb weniger Sekunden!), die Pfanne vom Herd nehmen und das Öl und die Körner über die rohen Karotten geben.
3. Zitronensaft zufügen und umrühren.
4. Abkühlen und ziehen lassen, während Sie das Curry zubereiten.

Zutaten für das Curry (2 Personen):
1 EL Olivenöl
2 EL grüne Currypaste
250 g Seeteufel, in mundgerechte Stücke geschnitten
2 oder 3 Kaffir-Limettenblätter, zerrissen
1 Stiel Zitronengras, platt gedrückt und in Ringe geschnitten
120 ml Kokosmilch, aus der Dose
1 EL Fischsauce
1/2 kleine Gurke, entkernt und in Stifte geschnitten
ca. 12 Basilikumblätter, grob gezupft

Zubereitung:

1. Olivenöl in einem mittelgroßen Topf auf unterer Stufe erhitzen, Currypaste darin ca. 1 Min. anschwitzen.
2. Seeteufel, Limettenblätter und Zitronengras hinzufügen, unter gelegentlichem Rühren 2 Min. andünsten.
3. Kokosmilch untermischen und ca. 5 Min. köcheln lassen, bis der Fisch gar ist. Fischsauce, Gurkenstifte und Basilikum unterrühren. Mit dem Karottensalat servieren.

Der richtige Sport

Die Dramatikerin braucht Grenzerfahrungen auf allen Ebenen, nicht nur beim Kochen: Freeclimbing, Boxen, Boccia, Segelfliegen, Tauchen, Jazzdance – Hauptsache, es ist nichts Banales.

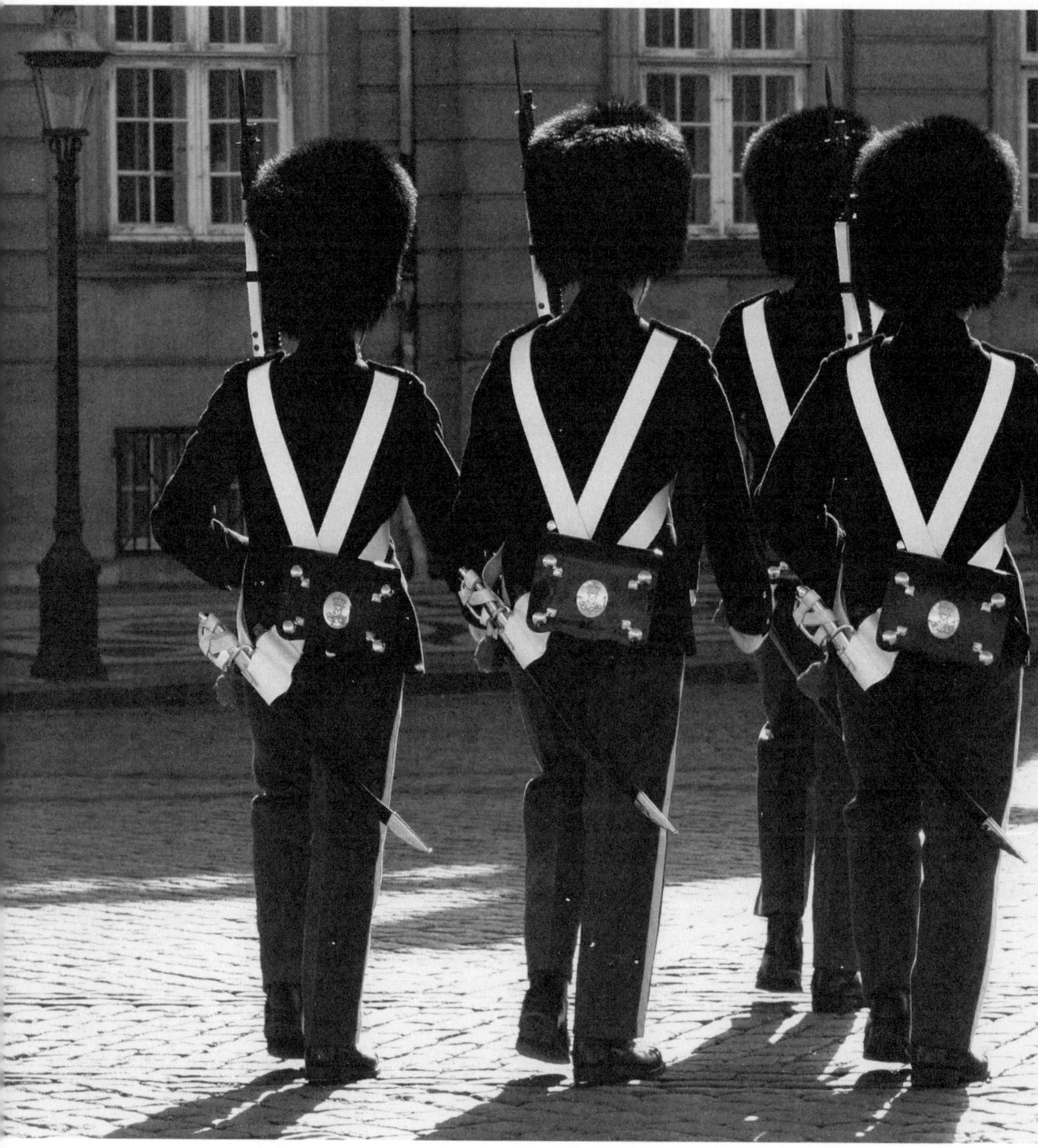

8 bodyguards

wir beschützen uns

Statt jünger lieber gesünder

Der menschliche Organismus altert ab Mitte 20, das ist bekannt. Die Zellteilung verläuft immer langsamer, es dauert immer länger, bis sich etwa die oberste Hautschicht erneuert. Wie schnell der Alterungsprozess tatsächlich vonstatten geht, hängt von vielen Faktoren ab, von den Hormonen, der Umwelt, den Genen. Freie Sauerstoffradikale und der von ihnen verursachte oxidative Stress lassen unseren Organismus altern, wie rasch, hängt vom Ausmaß der radikalen Schäden ab. Eine weitere Rolle im Alterungsprozess spielt auch die nachlassende Hormonproduktion.

Früher versuchte man, unsterblich wie die Götter zu werden, heute ist es nicht anders, aber die Terminologie hat sich verändert. Experten dieser oder jener Couleur behaupten, den Alterungsprozess rückgängig machen zu können, versprechen einen alterslosen Körper. Fast täglich werden in den Medien neue Kräuterkombinationen, Haferkleie, Quellwasser, Melatonin, Phytoöstrogene oder Wachstumshormone als ultimative Formel gegen das Älterwerden angepriesen.

Klar, wer will nicht länger jung und schön aussehen? Diese Sehnsucht danach, die Zeit anzuhalten oder gar zurückdrehen zu können, treibt die Menschen fast jeden Alters um, weltweit. Der viel beschworene Jungbrunnen ist bis jetzt aber noch nicht gefunden worden, genauso wenig die Pille, die den Alterungsprozess unseres Körpers stoppen könnte. Unsere Lebensuhr tickt weiter.

Unabhängig davon konnte die Altersforschung in den letzten Jahrzehnten erstaunliche Ergebnisse aufweisen, erklären wie und warum wir altern, wie wir die Hautelastizität länger erhalten, wie wir länger fit bleiben können. Neben den oben genannten Faktoren ist Alterung, dieser biochemische Prozess, auch abhängig davon, ob wir uns sportlich betätigen, welchen Belastungen und Anforderungen wir uns im täglichen Leben stellen müssen, ob wir eine positive Einstellung zu unserem Leben haben, wie wir uns ernähren. Diese Aspekte fallen in der Wissenschaft unter die Rubrik „Lifestyle“, alle Faktoren zusammen sind der Schlüssel dafür, um länger vital zu sein. Dass unser genetisches Programm beispielsweise nicht allein für das Altern zuständig ist, zeigt die Tatsache, dass es durchaus manipulierbar ist. Denn keine Generation zuvor hatte eine so hohe Lebenserwartung wie wir zu Beginn des 21. Jahrhunderts.

Vergessen Sie aber die Überlegung, was man tun kann, um ewig jung zu erscheinen. Da besteht nur die Gefahr, dass Sie einem Jugendwahn verfallen. Beim Älterwerden sollte es allein um mehr Lebensqualität gehen. Dass Sie dann auch strahlen und schön aussehen und weniger Altersflecken aufweisen, kann ein wunderbares Nebenprodukt sein. Vorrangig geht es in meinen Food-Coach-Programmen um die Frage, was man tun kann, um morgen gesünder zu sein als heute. Entgiftung, wie Sie sicher schon festgestellt haben, ist mein Zauberwort, und gesunde Ernährung. Auf diese Weise können Sie Ihr biologisches Alter um rund zehn Jahre „verjüngen“, ebenso Ihre Haut. Ebenso wichtig ist aber auch, dass Sie einen Beruf haben, der Sie erfüllt, einen Partner, der Sie glücklich macht, und dass Sie sich selbst glücklich machen können.

Wer begreift, dass es keine Anti-Aging-Strategien auf die Schnelle gibt, keine tägliche Hormonspritze, die ein Jüngerwerden garantiert, muss auch akzeptieren, dass jeder Einzelne für sein Alter zuständig ist. Nur so kann die Lebensqualität proportional zur Lebenserwartung erhöht werden.

Entgiftung ist deshalb für mich entscheidend, weil der Abbauprozess unseres Organismus letztlich dort beginnt, wo alles anfängt: nämlich auf der Ebene der Zellen. Veränderungen der DNS nehmen im Laufe des Lebens durch äußere Einflüsse, wie etwa freie Radikale, und innere Komponenten, zum Beispiel die Ernährung, zu. Diese werden bei jeder Zellteilung weitergereicht. Aber jede kopierte Zelle ist nur so gut wie ihre Vorlage. Konkret heißt das: Wir altern schneller, wenn wir nicht sorgsam mit unseren Zellen umgehen – also auf die bestmögliche Vorlage achten. Unser Körper kann zwar einige Schäden reparieren, jedoch nur bis zu einem gewissen Grad. Ist dieser überschritten, läuft unsere Uhr ab. Altern ist also eine Anhäufung fehlerhafter Zellen oder unsauberer Kopien. Deshalb hängt vom Gesundheitszustand unserer Zellen entscheidend ab, wie alt wir werden, wie lange wir gesund und fit bleiben.

Und hier komme ich auf meinen individuellen Ansatz zurück: Wir können selbst etwas dafür tun, die Gesundheit unserer Zellen zu schützen und das, was ihnen am meisten schadet, auszuschalten: die freien Radikalen, die durch eine gute Ernährung wirkungslos gemacht werden können.

Der lebensnotwendige Sauerstoff hat einen entscheidenden Haken: Im Zuge der „Verbrennung" der Nährstoffe mit Sauerstoff entstehen die so genannten Oxidationsstoffe. Die gefährlichsten unter ihnen sind jene freien Radikale. Diese haben die fatale Eigenschaft, laufend neue zerstörerische Kollegen zu produzieren, die gemeinschaftlich unserem Körper den Kampf angesagt haben. Sie schädigen die Zellen, greifen unsere DNS an, das genetische Material des Körpers.

Neben der Tatsache, dass sich freie Radikale, die im Zuge des Stoffwechsels entstehen, kaskadenartig selbst vermehren, fördern auch äußere Einflüsse ihre Bildung. Dadurch erhöht sich permanent ihre Zahl, je älter wir werden, ebenso der oxidative Stress, unter dem unser Körper steht.

Im Laufe der Evolution hat sich ein Schutzschild gegen den oxidativen Stress entwickelt: die Antioxidantien (Vitamine, Mineralien). Das sind leicht oxidierbare Stoffe, die den freien Sauerstoff sehr schnell an sich binden und auf diese Weise eine Oxidation mit anderen Molekülen verhindern. Aus diesem Grund werden Vitamine auch Radikalfänger genannt. Je mehr Antioxidantien dem Körper helfen, gegen die freien Radikale vorzugehen, desto

besser sind die Aussichten, länger gesund und vor allen Dingen auch leistungsfähig zu bleiben.
Die powervollen Protagonisten gegen freie Radikale, die die Natur uns zur Verfügung gestellt hat, sind unten aufgelistet. Sie sind die beste Investition in Ihr Leben:

Anti-Aging-Food

Substanz	Enthalten in
Vitamin A/ Beta-Carotin	rote und gelbe Früchte, rote und gelbe Gemüsesorten, alle Kohlsorten, grüne Blattgemüse wie Spinat, Brokkoli, grüne Salate, Süßkartoffeln, Chili, Rosinen, Olivenöl
Vitamin B_6	Weizenkeimöl, Avocado, Sojabohnen, Süßkartoffeln, fettreicher Seefisch, Meeresfrüchte
Vitamin C	Zitrusfrüchte, Kiwis, Beeren, Papayas, Guaven, Hagebutten, Sanddorn, Rosinen, Paprika, Chili, sämtliche grünen Gemüse und Salate, alle Kohlsorten, Sauerkraut, Tomaten, Möhren, Kartoffeln, Süßkartoffeln, Zwiebeln, Petersilie
Vitamin E	Leinsamen, Fischöle, Pflanzenöle, Weizenkeimöl, Nüsse und Mandeln, Pinien- und Sonnenblumenkerne, Sojabohnen und -produkte, Brokkoli, grünes Blattgemüse, Tomaten, Schwarzwurzeln, Süßkartoffeln, Avocados, Rosinen, Eier, Meeresfrüchte, fettreicher Seefisch, Innereien

Folsäure	grüne Blattgemüse und Salate, Brokkoli, Zitrusfrüchte, Rote Beete, Tomaten, Sojabohnen, Hülsenfrüchte, Nüsse und Mandeln, Weizenkeimöl, Vollkornprodukte, Bierhefe, Leber, Milch
Kalzium	Milch, Milchprodukte, Sojabohnen, Vollkornbrot, Nüsse, Mandeln, grüne Blattgemüse, Brokkoli, Orangen, Bananen, getrocknete Aprikosen, Feigen, Weißfisch, fettreicher Seefisch, Bierhefe, Olivenöl
Magnesium	Sojabohnen, Hülsenfrüchte, grüne Salate und Gemüse, Bananen, Trockenobst, Nüsse und Samen, Vollkornprodukte, Milch und Milchprodukte, Meeresfrüchte
Selen	Paranüsse, Sonnenblumenkerne und -öl, fettreicher Seefisch, Meeresfrüchte, Fleisch, Eier, Bierhefe, Knoblauch, Hülsenfrüchte, Vollkorngetreide
Zink	Artischocken, Brokkoli, fettreicher Seefisch, Meeresfrüchte, Joghurt, Mandeln, Weizenkeimöl
Omega-3-Fettsäuren	Meeresfrüchte, fettreicher Seefisch, Sojabohnen, Weizenkeimöl

Wechselgeschichten: Phytohormone Hormone im Naturzustand

Der Alterungsprozess ist unter anderem die Folge eines Mangels an Hormonen. Der absinkende Hormonspiegel kann durch sportliche Aktivitäten, aber auch durch Phytoöstrogene gehoben werden. Dies sind hormonähnliche Stoffe, die in vielen Pflanzen enthalten sind. Dass es Pflanzen mit hormonartiger Wirkung gibt, die körpereigenen Hormonen gleichen, weiß man seit vielen Jahren, aber erst in jüngerer Zeit hat sich gezeigt, dass sie erklärte Feinde des Alterns sind. Hauptverantwortlich für den Alterungsprozess beim Hormonabbau sind die nachlassende Produktion von DHEA (Dehydroepiandrosteron), Melatonin, Wachstumshormonen (Somatotropin), Östrogenen, Progesteron und Androgenen. Folglich wirken Pflanzen mit östrogenähnlichen Hormonen auch mildernd bei Beschwerden der Wechseljahre wie Hitzewallungen, Kopfschmerzen, Schlafstörungen und Depressionen, sie stimulieren ebenso die Bildung von Kollagenen, verbessern die Durchblutung und machen die Haut schön prall – und alles ohne Nebenwirkungen. Geniale Phyto-Bodyguards sind: Kichererbsen, Hopfen, Shiitake-Pilze, Rotklee, Möhren, Knoblauch, Hafer, Soja, Blau- und Stachelbeeren, Orangen, Sternenfrucht und Datteln. Um das Bindegewebe und Cellulite äußerlich zu behandeln, haben sich Pinienextrakte als geeignet erwiesen.

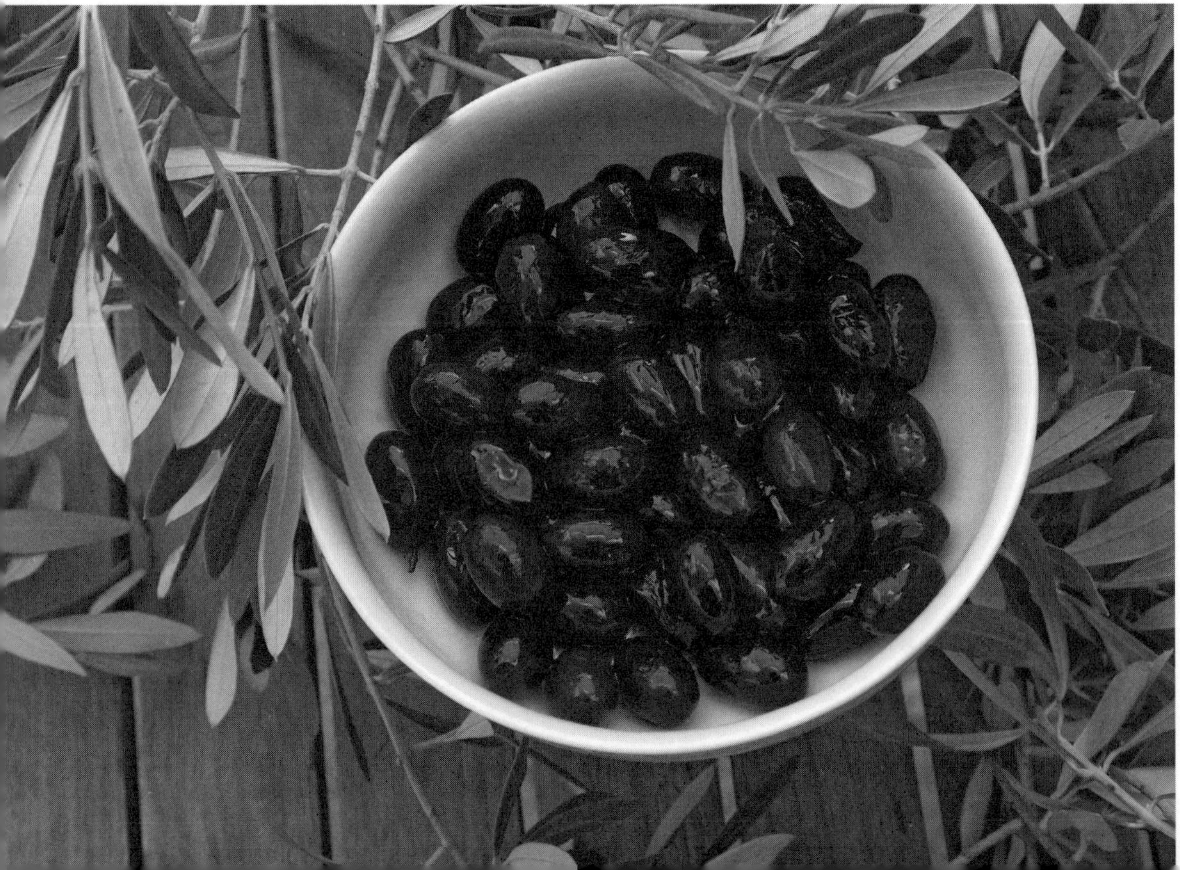

Bewegung, der natürliche Altersstopp

Ausreichend Bewegung führt dazu, dass unsere Lebensuhr langsamer tickt. Der erhöhte Sauerstoffverbrauch lässt Zellen und Gewebe besser durchbluten und so mit mehr Nährstoffen versorgen. Davon profitieren nicht nur Knochen, Gelenke und Muskeln, sondern und vor allen Dingen unsere Haut. Gut durchblutet hat sie einen rosig-gesunden Teint und ist glatter. Außerdem halten trainierte Muskeln die Haut länger straff und unsere Konturen in Form.

Regelmäßiges Training trägt dazu bei, dass

- im Körper die Bildung von Antioxidantien in die Höhe schnellt
- schädliche freie Radikale abgebaut werden
- das Immunsystem aktiviert wird

Zudem ist Sport nicht nur für den Körper, sondern auch ganz besonders für die Seele gut. Was den Körper lockert, entspannt auch unseren Geist, ebenso wie sich mit der körperlichen auch die geistige Beweglichkeit erhöht. Durch die gesteigerte Muskeltätigkeit wird mehr Blut durch die Adern gepumpt, was eine intensive Durchblutung und Sauerstoffversorgung des Gehirns bedeutet. Unsere Hirnleistung steigert sich in der Folge um durchschnittlich 13 bis 20 Prozent. Sport hilft somit auch den grauen Zellen auf die Sprünge.

Anti Aging Strategien

Es ist nicht leicht, etwas gegen den biochemischen Prozess des Alterns zu tun – doch es gibt neben der Entgiftung noch ein paar kleine Tipps:

Schlafen Sie nicht zu viel und auch nicht zu wenig. Ein gesunder Schlaf von sieben bis acht Stunden ist für die Regeneration des Körpers ideal.

Laufen, Rad fahren, Joggen – die Ausdauer- und Konditionssportarten sind für die Vitalität unschlagbar.
Monopräparate wie Melatonin oder einzelne Mineralientabletten können im ersten Moment helfen, bringen angesichts der Einseitigkeit aber Ihren Körper auf Dauer durcheinander.

Eros statt Lifting

„Ältliche Jungfern“ sind einem schnelleren Alterungsprozess ausgesetzt. Das jedenfalls belegt eine britische Studie. Sie hat nachgewiesen, dass häufige Orgasmen mit einem jugendlichen Aussehen Hand in Hand gehen. Dreimal wöchentlich Sex machen Sie optisch um fünf Jahre jünger. Verantwortlich sind dafür jene glücklich machenden Luststoffe, die Endorphine, die beim Sex vermehrt ausgeschüttet werden und wie ein Opiat wirken. Sie mindern zudem unsere Schmerzempfindungen und reduzieren die schädlichen Wirkungen von Stress. Aber erfüllter Sex wirkt sich nicht nur auf das Äußere aus, durch die Hormonstimulation verlängert er auch das Leben. Vorzeitiger Ruhestand? Das sollten Sie vergessen!

Fit im Gehirn mit Aminosäuren

Wenn von Nervennahrung die Rede ist, denkt man meist an Traubenzucker (Glucose). Doch gibt es darüber hinaus eine Reihe weiterer Nährstoffe, die der Körper für den Aufbau neuronaler Strukturen und für eine normale Nerventätigkeit benötigt. Hierzu gehören neben Vitaminen, Mineralstoffen und Lecithin insbesondere die Aminosäuren. Aminosäuren fungieren im Nervensystem zum Teil als Vorstufen von Neurotransmittern. Ferner wirken einige von ihnen als Nervenschutzfaktoren.
Die Zahl der im menschlichen Organismus vorkommenden Neurotransmitter, die mithin die chemische Brücke zwischen den einzelnen Nervenzellen darstellen, ist außerordentlich groß. Acetylcholin, Serotonin und Katecholamine gehören hierzu.

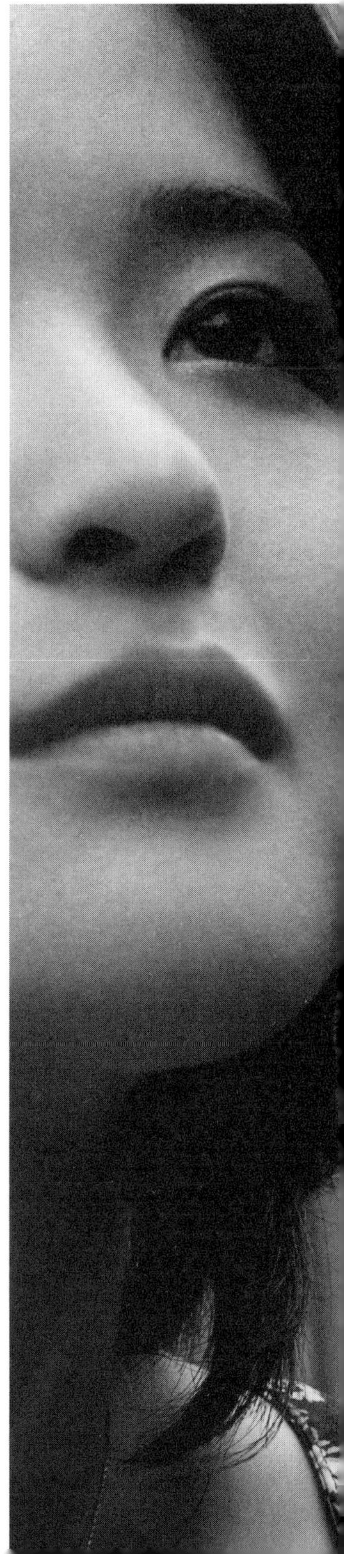

Acetylcholin ist der am längsten bekannte und am besten untersuchte Neurotransmitter. Zu seiner Synthese sind die Aminosäuren Glycin (es ist in den Proteinen von Eiern, Fleisch, Milch, Reis, Kartoffeln, Hülsenfrüchten und Kohl enthalten) und Methionin (findet man vor allem in Fisch wie Lachs und Garnelen, Fleisch und Gemüse, etwa Brokkoli, grüne Erbsen, Rosenkohl, Spinat, Ei, Vollkornbrot und Reis) nötig. Eine Erkrankung dieses Prozesses ist der Morbus Alzheimer.
In der Gruppe der Katecholamine werden die Neurotransmitter Dopamin, Adrenalin und Noradrenalin zusammengefasst. Alle drei stammen von der Aminosäure Phenylalanin ab. Phenylalanin wird im Organismus zuerst in eine andere Aminosäure, das Tyrosin umgewandelt (kommt in Soja, aber auch in Gemüse, Nüssen, Samen, Weizenkeimen, Milchprodukten, Fleisch und Fisch vor). Verschiedene Studien der letzten Jahre haben ergeben, dass Tyrosin den Abfall der körperlichen und geistigen Leistungsfähigkeit unter Stressbedingungen zu verringern vermag. Eine Erkrankung, die mit einem Katecholaminmangel einhergeht, ist der Morbus Parkinson. Daneben gibt es Untersuchungen, in denen die Krankheitssymptome mit Hilfe von Aminosäuren positiv beeinflusst werden konnten.
Aminosäuren sind jedoch nicht nur als Vorstufen von Nervenüberträgerstoffen aktiv, einige von ihnen weisen auch selber Neurotransmitter-Eigenschaften auf. Den größten Stellenwert hiervon hat die Glutaminsäure, die den dominierenden Neurotransmitter im Gehirn darstellt und unter den freien Aminosäuren des Gehirns die bei weitem vorherrschende ist. Glutaminsäure hat unter anderem einen positiven Einfluss auf Lern- und Gedächtnisvorgänge. Zudem zeigt sie eine Reihe weiterer Wirkungen, die sie für die normale Gehirnfunktion unentbehrlich machen. Eine andere Aminosäure, die direkt als Neurotransmitter aktiv ist, ist auch das schon erwähnte Glycin (beide Aminosäuren sind besonders in Fleischsorten enthalten).
Verschiedene Aminosäuren wirken schließlich aufgrund ihrer antioxidativen Eigenschaften. Oxidativer Stress, das heißt ein Ungleichgewicht zwischen zelltoxischen freien Radikalen und Antioxidantien, ist an der Genese zahlreicher neuronaler Störungen beteiligt.

Um zu verhindern, dass die überschüssigen freien Radikale das Nervengewebe schädigen oder gar zerstören, bedarf es einer erhöhten Zufuhr antioxidativ wirksamer Nährstoffe. Neben einer zusätzlichen Aufnahme von Vitamin C und E ist dabei auf eine ausreichende Versorgung mit Cystein, Glutathion und Carnitin (als Nahrungsergänzungsmittel zu haben) zu achten.
Um die Versorgung mit allen für das Nervensystem essenziellen Aminosäuren zu gewährleisten, ist eine regelmäßige Zufuhr hochwertiger Eiweißträger eine Grundvoraussetzung.

Das Geheimnis von Lebenslust: Kräuter

Kräuter sind für mich die Grundlage meines Ernährungsprogramms. Zum einen enthalten sie so tolle Essenzen, dass sie jedes Gericht schmackhafter und aromatischer machen. Jede Woche Hähnchenbrust oder Rotbarschfilet kann schnell langweilig werden, wenn die Grundzutaten nicht durch die Verwendung verschiedenster Gewürze einen Kick bekommen und damit das Essen zu einem wirklich sinnlichen Erlebnis machen. Gleichzeitig sorgen sie für eine gesunde Biochemie im Körper und wirken heilend. Schon die alten Chinesen und arabischen Ärzte waren davon überzeugt, dass gegen alles ein Kraut gewachsen ist. Kräuter, insbesondere in frischem Zustand, stimulieren die Leber, überhaupt den gesamten Stoffwechsel, und sorgen dafür, dass die Speisen besser verdaut werden.
„Damit es interessant bleibt, braucht das Leben ein bisschen Würze" – so heißt es auch in der griechischen Filmkomödie *Zimt und Koriander*, in der es darum geht, wie das Kochen wertvolle Lektionen über das Leben lehren kann. Pfeffer ist warm und brennt wie die Sonne, heißt es da, Zimt ist süß und bitter wie die Venus und damit wie die Frauen. Und manchmal ist es notwendig, einem Gericht ein falsches Gewürz unterzumengen, um ein in der Luft hängendes Geheimnis innerhalb der Familie ins Rollen zu bringen. Gewürze haben nebst heilenden magische Fähigkeiten. Fragen Sie sich selbst, ob Sie dem eigenen Leben genug Würze gegeben haben.

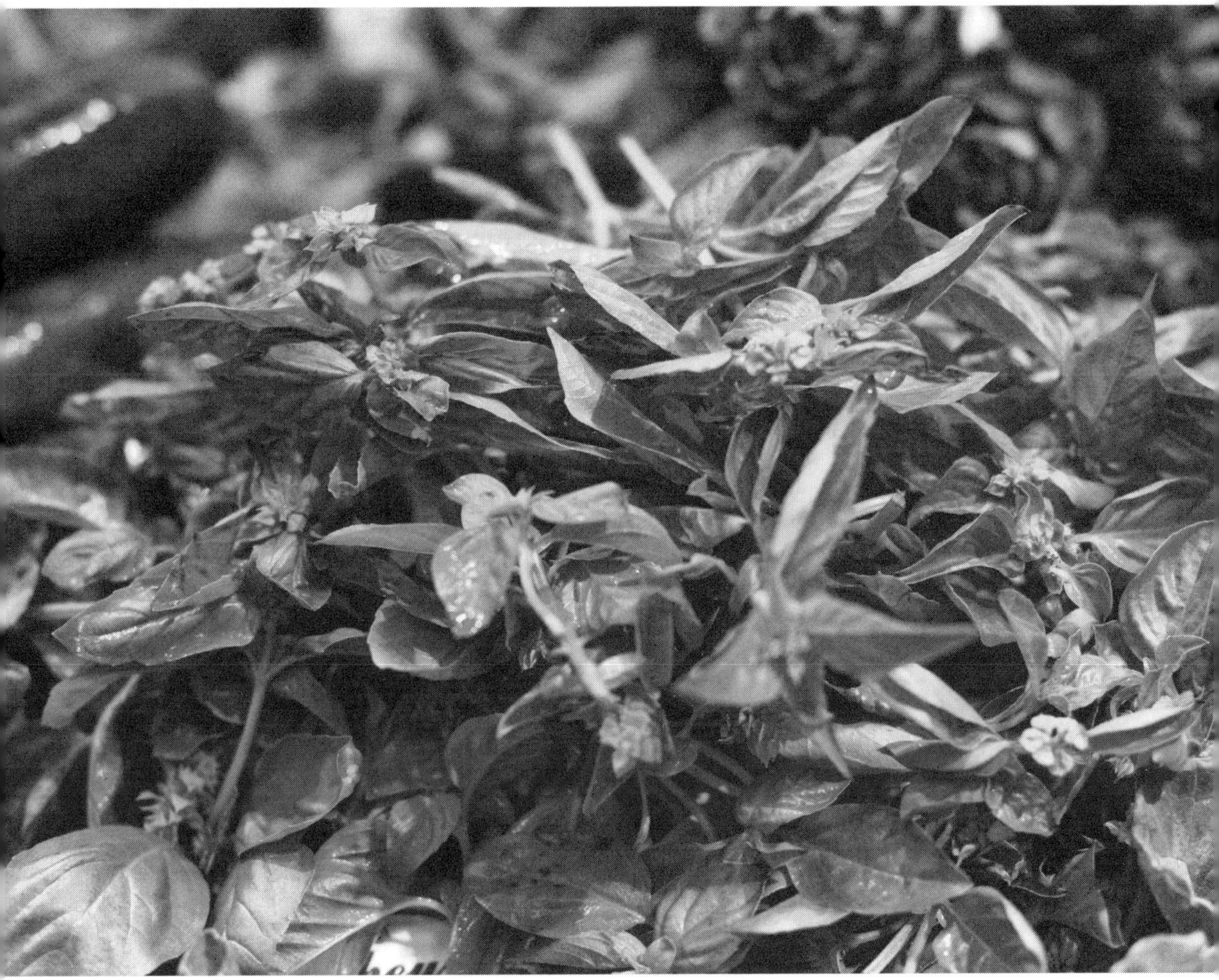

Die hohe Kunst bei Kräutern ist ihre Dosierung. Selbst die größten Sterne-Köche tun sich schwer, genaue Angaben zu machen, wissen aber genau, dass ein plumpes Hineinstreuen oder Hinzufügen alles zerstören kann. Es gehört Fingerspitzengefühl dazu, die richtige Menge zu bestimmen, ein Zuviel oder Zuwenig zu vermeiden. Das bekommt man nur, indem man immer wieder mit einzelnen Gewürzen und Kräuterkombinationen experimentiert.

Bärlauch

Bärlauch wächst fast überall in Europa wild. Die Blätter ähneln denen von Maiglöckchen, riechen wie wilder Knoblauch, schmecken aber milder. Er gedeiht gut in Kultur, aber er wuchert stark. Die Blätter werden zu Frühlingsbeginn geerntet, danach erscheinen die stärker duftenden, weißen und sternförmigen Blüten. Die Knollen haben übrigens das kräftigste Aroma. Am besten schmecken die frischen Blätter im Salat, gestreut über Kartoffelgerichte mit Eiern, in Suppen, Sahne- oder Joghurtsoßen, in einem Risotto mit Spargel oder Morcheln, kurz angebraten zu Spinat oder um ein Fischfilet gewickelt.
Verwendung: Käseaufstrich, Suppen, Salate, Pesto, Saucen.

Fitnessvorteile:
- regt die Verdauung an
- senkt den Blutdruck
- hemmt Bakterien
- wirkt blutreinigend
- hemmt Entzündungen
- stärkt das Herz
- unterstützt das Immunsystem

Basilikum

Das Basilienkraut hat große, kräftige, grüne Blätter und kleine weiße Blüten in den Blattachseln. Es gibt mittlerweile viele Varianten dieser Art: unterschiedliche Blatt- und Wuchsformen, rotblättrige Sorten, Sorten mit zitronigen oder anisähnlichen Aromen. In der westlichen Küche ist Basilikum der natürliche Begleiter von Tomaten. Das Kraut passt aber auch zu Fisch und Meeresfrüchten, besonders zu Hummer und Jakobsmuscheln sowie zu gebratenem Kalb und Lamm.
Verwendung: Saucen, Pesto, Fleisch, Omelett, Salate, Reisgerichte, Fischspeisen, Pasta und Pizza, Kräuteröle.

Fitnessvorteile:
- regt den Appetit an
- beruhigt den Magen

- unterstützt die Entwässerung und Entschlackung
- wirkt viren- und bakterienhemmend
- fördert die Verdauung
- wirkt beruhigend und schlaffördernd

Chili

Die in Mittel- und Südamerika sowie in der Karibik beheimatete Paprikaform wird dort seit Jahrtausenden kultiviert. Kolumbus brachte Chili-Pflanzen nach Spanien, wo sie wegen ihrer Schärfe den Namen „Pimiento“ (Pfeffer) bekamen. Und obwohl die Capsicum-Früchte nicht mit der Pfefferpflanze verwandt sind, sprechen wir bei Chili auch von Peperoni oder Cayennepfeffer.
Paprikasorten sind ausgezeichnete Spender von Vitamin A und C und peppen jedes Gericht auf. Die feurige Schärfe stammt vom Capsaicin in den Samen, den Innenwänden und der Haut der Chilis, sie harmoniert mit den meisten Gewürzen, insbesondere Koriander und Lorbeer, aber auch mit Kokosmilch und Limettensaft.
In Mexiko werden frische Chilis manchmal anders genannt als getrocknete. Jedes Gericht verlangt einen speziellen Typ, wählt man den falschen, verändert sich die Harmonie der Aromen. Die großen, fleischigen Poblanos verwendet man, oft gefüllt, als Gemüse, Jalapenos und Serranos in Salsas, Füllungen und Pickles, getrocknete Anchos und Pasillas werden zum Andicken einer Soße oft gemahlen. Bei frischen Chilis bevorzugen die Mexikaner die grünen Früchte, die vor der Zubereitung meist entkernt und geschält werden.
In der Karibik liebt man scharfe Chilis in Marinaden, Würzsoßen und Eintöpfen. Früher wurden Chilis, um eine feurige Soße zu erhalten, mit Cassava-Saft gemischt, heute runden Knoblauch, Zwiebeln und andere Gewürze karibische Chilisoßen ab.
Asiatische Sorten der Gewürzpaprika lassen sich noch schwerer bestimmen als die lateinamerikanischen. Es gibt die großen, roten und grünen Paprika, die man grillt und in Südostasien in Dips und Soßen verwendet; dann die mittelgroßen, glänzenden und mittelscharfen Peperoni der indonesischen und malaysischen Küche sowie die schärferen Chilis für thailändische und indische Currys. Die japanischen Santakas und Hontakas ähneln wiederum dem Cayennepfeffer.

Einige Gewürzpaprikasorten sind typisch europäisch, obwohl für exotische Gerichte die anderen Typen viel häufiger verwendet werden. Hauptsächlich in Ungarn, Spanien und Portugal kocht man mit eher milden Früchten aus eigenem Anbau.

Fitnessvorteil:
- stimuliert die Verdauung
- keimtötend
- heilungsfördernd
- stärkt den Kreislauf

Curryblätter
Der Currybaum, auch Orangenraute genannt, ist ein kleiner, Laub abwerfender Baum, heimisch an den Ausläufern des Himalayas, in Indien, Thailand und auf Sri Lanka.
Leicht zerdrückt, verströmen frische Blätter einen kräftigen, moschusartigen und würzigen Duft mit einer Zitrusnote. Der Geschmack ist angenehm, zitronenartig und leicht bitter. Getrocknete Blätter haben keinerlei Aroma, selbst wenn man die im Rezept angegebene Menge verdoppelt. Frische Blätter werden erst kurz vor dem Mitkochen von den Stielen gezupft. Man gibt sie in lang köchelnde Fleischeintöpfe und in Fischcurrys.
Im Westen lernen wir gerade erst das feine, würzige Aroma zu schätzen, das die Blätter in Currys verströmen, ohne die Schärfe, die man oft mit diesen Gerichten verbindet. Einsteiger können ganze Zweige verwenden und sie vor dem Servieren entfernen. Gekochte Blätter sind recht weich und ihr Geschmack kann nahezu süchtig machen.
Verwendung: Passt zu den meisten Gemüse-Arten, Fisch, Lamm, Linsen, Meeresfrüchten, Reis.

Fitnessvorteil:
- appetitanregend
- regen die Verdauung an
- senken den Cholesterinspiegel
- fiebersenkend

Estragon
Estragon ist eine Staudenpflanze, die in Europa, Vorderasien und Indien heimisch ist. Die kleinen, krautigen Blätter haben einen leicht bitteren Geschmack und einen etwas wermutartigen Geruch.
Verwendung: Estragon dient zum Würzen von Kräuteressig, Öl, Senf, Gurken, Fisch-, Fleisch- und Geflügelgerichten, aber auch von Soßen wie Sauce Béarnaise; es intensiviert Gemüse- und Tomatengerichte.

Fitnessvorteil:
- wirkt appetitfördernd
- stärkt die Nerven
- fördert die Verdauung
- wirkt entwässernd und entschlackend
- beruhigt und fördert den Schlaf
- stärkt das Immunsystem

Fenchel
Fenchel sind die Früchte einer im Mittelmeer heimischen und auch in Deutschland angebauten Staudenpflanze. Sie haben einen charakteristischen, dem Anis verwandten Geruch und einen leicht bitteren Geschmack. Es gibt eher süß und eher bitter schmeckende Varianten.
Verwendung: Fenchel dient zum Würzen von Backwaren, Bonbons, Gurken und Likör.

Fitnessvorteil:
- fördert die Verdauung
- beruhigt den Magen
- lindert Blähungen
- wirkt gegen Regelschmerzen
- wirkt entspannend
- fördert den Schlaf und beruhigt
- unterstützt das Immunsystem
- schützt die Zellen

Ingwer

Ingwer ist das Rhizom (Wurzelstock) einer in Süd- und Mittelasien heimischen Staude, die vor allem in Indien, Westafrika, Australien und Jamaika angebaut wird. Die Wurzelstöcke werden teilweise nach der Ernte mit heißem Wasser überbrüht, danach frisch gehandelt, an der Luft getrocknet oder kandiert.

Ingwer hat einen fruchtig-würzigen, aromatischen Geruch mit einer zitronenähnlichen Note und einen leicht scharfen Geschmack. Dieser ist umso ausgeprägter, je dicker die Rhizome sind.

Verwendung: Wird hauptsächlich in der arabischen, indischen und ostasiatischen Küche zum Würzen von Fleisch- und Fischgerichten, Backwaren, Desserts, Obstprodukten und Getränken benutzt. Ingwer ist Bestandteil von Tee, Gewürzmischungen wie Curry, Marmelade, Ingwerstäbchen, Ingwerbonbons, Einmachgewürz, Likören, Ginger Ale.

Fitnessvorteil:

- wirkt gegen Übelkeit
- fördert die Verdauung
- wirkt entspannend und krampflösend
- stillt Schmerzen
- appetitanregend
- wirkt antibakteriell
- stärkt das Immunsystem
- hilft bei Reisekrankheit
- senkt den Cholesterinspiegel
- vorbeugende Wirkung gegen Herzinfarkt und Schlaganfall, da leicht blutverdünnend

Kapern

Kapern sind die Knospen des im Mittelmeerraum heimischen Kapernstrauchs. Sie werden frisch gepflückt in Salzlake oder einen salzhaltigen Essigaufguss eingelegt, weil sie beim Trocknen ihr Aroma verlieren würden.

Am meisten geschätzt werden die kleinen, pfefferkorngroßen Knospen. Kapern schmecken leicht bitter, würzig scharf und von der Aufgusslake her etwas salzig oder sauer. Zur Erhaltung des

Aromas sollten sie erst nach dem Kochen beigegeben werden. Sie können durch andere, weniger aromatische Blütenknospen, wie z.B. der Brunnenkresse, verfälscht werden. Kapern vertragen sich gut mit mediterranen Gewürzen wie Basilikum, Oregano oder Knoblauch.
Auf einigen Mittelmeerinseln erntet man nicht die Kapernknospen, sondern lässt die Früchte ausreifen und erhält dann die einige Zentimeter langen schotenförmigen und fleischigen Kapernäpfel. Sie werden in Salzlake oder Olivenöl eingelegt und dienen als Zusatz zu Fleisch- und Fischgerichten sowie Soßen, oder man isst sie wie Oliven als Vorspeise.
Verwendung: Kapern verfeinern Soßen, Salate und Fleischspeisen wie Königsberger Klopse oder das italienische Vitello tonnato, in Thunfischsoße mariniertes Kalbfleisch.

Fitnessvorteil:
- regen den Appetit an
- beruhigen den Magen
- unterstützen die Entwässerung und Entschlackung
- fördern die Verdauung

Kardamom
Kardamom ist die Frucht einer hoch wachsenden Staude, die wild in den hügeligen Regenwäldern Südindiens vorkommt. Das Aroma von Kardamom ist kräftig, doch zugleich weich und fruchtig. Der zitronenartige und blumige Geschmack enthält eine Note von Kampfer oder Eukalyptus, die er dem Cineolanteil im ätherischen Öl verdankt.
Verwendung: Kardamom intensiviert Süßes wie Pikantes. In Indien ist es Hauptzutat vieler Gewürzmischungen. Ganze Kapseln eignen sich, etwas zerstoßen, zum Würzen von Reis und Schmorgerichten. Kardamom schmeckt gut zu Bratäpfeln, pochierten Birnen und Obstsalat. Er lässt sich mit Orangen und Kaffee in Desserts kombinieren, aber er passt ebenso zu Entenbraten oder gekochtem Huhn, in Marinaden oder Glühwein. Man verwendet ihn auch für Pickles (z. B. eingelegter Hering) oder in Wurzelgemüse.

Fitnessvorteil:
- tut gut bei Blähungen und Sodbrennen
- stärkt Herz und Lunge
- regt die Verdauung an
- appetitanregend
- heilt Nieren- und Blasensteine
- schlaffördernd

Kerbel
Kerbel hat einen süßen, milden Duft und ein feines anisartiges Aroma. Das Doldengewächs ist beliebt als erster Vitamin- und Mineralienlieferant im Frühjahr (Vitamin A und C, Magnesium und Eisen).
Verwendung: Kerbel eignet sich besonders gut zur Zubereitung von Suppen, Kräuterbutter, Mayonnaisen, Dips, Kräuteressig, als würzige Ergänzung frischer Salate und in Dressings, in Quark und Frischkäse.

Fitnessvorteil:
- regt den Appetit an
- beruhigt den Magen
- unterstützt die Entwässerung und Entschlackung
- fördert die Verdauung

Knoblauch
Knoblauch stammt aus den Steppen Zentralasiens und verbreitete sich zunächst im Vorderen Orient. Er war eine der ersten Kulturpflanzen. Ganze mitgekochte Zehen schmecken süß und nussartig; wird Knoblauch hingegen in Scheiben geschnitten und mitgekocht, schmeckt er schärfer. Ebenso hinterlässt eine in Öl gedünstete komplette Zehe, die anschließend entfernt wird, ein zarteres Aroma als eine zerstoßene Zehe. Knoblauch darf nie anbrennen, sonst schmeckt er bitter und scharf.
Verwendung: Im Ganzen gebratener Knoblauch passt als Beilage zu neuen Kartoffeln oder Wurzelgemüse. Die europäische Küche gibt Knoblauch an gebratenes Huhn oder Lamm, schmort ihn in Wein, püriert, blanchiert oder dünstet ihn. In Spanien ist er

vielfach in Tapasgerichten zu finden. Roher Knoblauch würzt Salate und wird mit Tomate und Öl auf Brot gerieben. Zerstoßen ergibt er mit Eigelb und Öl eine Aioli oder mit Nüssen und Basilikum ein Pesto. Er harmoniert mit Zitronengras, frischem Ingwer, Koriander, Chilis und Sojasoße. Verwendung findet er in Asien insbesondere in Wokgerichten, Currypasten, Sambals (Chilipasten) und Nam Prik (thailändische Gewürzmischung). Für Knoblauchöl muss die Knolle für einige Tage in das Öl eingelegt werden, Knoblauchessig muss mindestens zwei Wochen ziehen.

Fitnessvorteil:
- aktiviert das Immunsystem
- cholesterinsenkend
- blutdrucksenkend
- Blutverdünnungsmittel (deshalb Schutzwirkung gegen Herzinfarkt und Schlaganfall)
- wirkt blutreinigend

Koriander
Der aus dem Mittelmeerraum und Vorderasien stammende Koriander wird heute weltweit angepflanzt. Er ist Küchenkraut und Gewürz in einem. Geschätzt wird er besonders wegen seiner frischen Blätter. Die Thai-Küche verwendet zudem auch die dünne, spindelförmige Wurzel. In der westlichen Küche werden Frucht oder Samen als Gewürz benutzt.
Blätter, Wurzeln und unreife Samen haben alle das gleiche Aroma. Manche Menschen sind ganz süchtig nach seinem erfrischenden zitronigen Ingweraroma mit Salbei-Noten. Der Geschmack ist zart, aber komplex, mit Anklängen von Pfeffer, Minze und Zitrone.
Verwendung: In fast ganz Asien werden Korianderblätter in großen Mengen in fein abgestimmten Suppen, Wok-Gerichten mit Ingwer und Frühlingszwiebeln, Currys und Schmorgerichten verwendet. Die Wurzeln werden für Currypasten in Kombination mit Blättern von Basilikum, Minze und Chilis gebraucht.
Passt gut zu Avocados, Fisch und Meeresfrüchten, Gurke, Hülsenfrüchten, Kokosmilch, Mais, Reis, Wurzelgemüse, Zitronen und Limetten.

Fitnessvorteil:

- stimulierend und krampflösend
- Entwässerung des Körpers
- verdauungsfördernd
- Allergien
- bei rheumatischen Erkrankungen

Kurkuma

Diese robuste Staude aus der Ingwerfamilie stammt aus Südostasien, wo sie seit dem Altertum als Gewürz, Farbstoff und Heilmittel geschätzt wird. Frische Kurkuma ist knackig, hat ein ingwer- und zitrusähnliches Aroma und duftet angenehm erdig. Getrocknete Kurkuma besitzt ein volles, reiches, holziges Aroma mit blumigen Anklängen und Zitrus- bzw. Ingwertönen. Der Geschmack ist etwas bitter und sauer, mäßig scharf.

Verwendung: Kurkuma verbindet und harmonisiert die anderen Gewürze, mit denen sie kombiniert wird. Frische Kurkuma wird, sparsam eingesetzt, in ganz Südostasien in Gewürzpasten mit Chili, Zitronengras, frischem Galgant (Thai-Ingwer), Knoblauch, Schalotten, Tamarinde (auch Indische Dattel genannt) und manchmal Krabbenpaste verwendet. Gehackt oder gerieben gibt man sie in Eintöpfe und Gemüsegerichte.

Im Westen dient Kurkuma als Farbstoff für Käse, Margarine und Senfmischungen. Sowohl östliche wie westliche Hersteller verwenden sie in Pickles und Relishes (Beilagen aus Früchten und Gemüse mit Säuren und Zucker vermischt). Unentbehrlich ist sie in Masalas (Ayurveda-Gewürzmischungen), Currypulvern und Pasten. Passt zu Auberginen, Bohnen, Eiern, Fleisch, Geflügel, Linsen, Reis, Spinat, Chili, Curryblättern, Fenchel, Galgant, Ingwer, Knoblauch, Kokosmilch, Koriander, Kreuzkümmel, Nelken, Paprika, Pfeffer, Senfsamen, Zitronengras.

Fitnessvorteil:

- blutreinigend
- wirkt positiv bei Asthma
- natürliches Antibiotikum
- stärkt die Verdauung

- regt Leberfunktion und Gallenfluss an

Lavendel
Die Pflanze mit den graugrünen, lanzettförmigen Blättern ist sehr kräftig und muss sparsam eingesetzt werden.
Verwendung: Frische Blüten kann man hacken und in Kuchen- und Gebäckteig mischen, auf Kuchen oder Süßspeisen streuen oder man gibt sie für die letzten Kochminuten in Marmelade, Gelee oder Fruchtkompott. Man kann sie in Sahne, Milch, Sirup oder Wein zum Aromatisieren von Sorbets und anderen Desserts ziehen lassen. Sehr gut schmeckt Lavendel-Eis. Probieren Sie auch Lavendel in Schokoladeneis oder Mousse.

In salzigen Gerichten kann Lavendel ebenfalls eingesetzt werden. Würzen Sie einen Salat mit gehackten Blättern oder bestreuen Sie ihn mit Blüten. Mischen Sie gehackte Blüten unter Reis oder würzen Sie eine Lammhaxe, gebratenes Kaninchen, Huhn oder Fasan mit gehackten Blüten und Blättern.

Fitnessvorteil:
- ist nervenberuhigend und entspannend
- wirkt schlaffördernd
- lindert Blähungen
- beruhigt bei nervösen Magen-Darm-Störungen
- stabilisiert den Kreislauf

Lorbeer
Der Lorbeerbaum stammt aus Kleinasien, wird aber schon seit langem im ganzen Mittelmeerraum kultiviert. Griechen und Römer machten ihn zu einem Symbol für Weisheit und Ruhm und flochten Herrschern, Dichtern, siegreichen Feldherren und Olympioniken Kränze aus den glänzenden, ledrigen Blättern.
Lorbeerblätter verströmen ihr Aroma langsam, was Brühen, Suppen, Eintöpfen, Soßen, Marinaden und Pickles zugute kommt.
Verwendung: Die Türken geben Lorbeer zu gedünsteten Lamm-, die Marokkaner zu Huhngerichten, bei den Franzosen kommt er in den provenzalischen Rinderschmorbraten. Passt zu Bohnen,

Linsen, Fisch, Maronen, Reis, Rind, Wild, Zitrusfrüchten und Tomaten, besonders eignet er sich zum Würzen einer Tomatensoße.

Fitnessvorteil:
- aktiviert das Immunsystem
- verdauungsfördernd
- lindert Magen- und Nierenschmerzen
- appetitanregend

Minze
Die Minze gehört mit ihrem süßen Duft und dem gleichzeitig kühlenden und scharfen Aroma zu den weltweit beliebtesten Kräutern. Sie stammt aus Südeuropa und aus der Mittelmeerregion, hat sich jedoch schon seit langem an das mitteleuropäische Klima angepasst. Da sich die Arten und Sorten gerne kreuzen, gibt es eine verwirrende Namensfülle, doch kann man grob zwischen Grüner Minze und Pfefferminze unterscheiden.
Die am weitesten verbreitete Minze, die Grüne Minze, hat spitz zulaufende Blätter. Diese kann man das ganze Jahr über ernten, kurz vor der Blüte ist der Gehalt an ätherischen Ölen jedoch am höchsten. Ihr Aroma verdankt die Minze dem Menthol, das im Gaumen eine kühlende und betäubende Wirkung erzeugt.
Verwendung: In der westlichen Küche gibt man Minze zu Auberginen, Erbsen, Karotten, Kartoffeln, Tomaten und Zucchini. Sie passt ausgezeichnet zu Huhn, Kalb, Schwein oder Lamm, sei es als Marinade, Minzgelee, Mint Sauce oder als Salsa. Ideal ist Minze auch mit Joghurt. Harmoniert gut mit Basilikum, Bockshornklee, Dill, Ingwer, Kardamom, Kreuzkümmel, Majoran, Oregano, Nelken, Paprika, Petersilie, Pfeffer und Thymian.

Fitnessvorteil:
- Inhalationsmittel gegen Erkältungen
- krampflösend und anregend
- kopfschmerzlindernd

Nelke
Der tropische immergrüne Gewürznelkenbaum trägt duftende Blätter. Seine Blüten mit rotem Blütenboden und weißen Blütenblattkappen entwickeln sich selten, da die Knospen als Gewürz dienen. Nelken riechen intensiv, im Zentrum stehen Pfeffer- und Kampfernoten. Der Geschmack ist fruchtig, jedoch auch scharf, pfeffrig und bitter; im Gaumen hinterlassen sie ein betäubendes Gefühl.
Verwendung: Nelken sind sparsam einzusetzen, denn sie übertönen leicht andere Gewürze. Sie passen ebenso zu süßen wie zu pikanten Gerichten. Fast überall in der Welt werden Backwaren, Desserts, Sirup und Eingemachtes damit gewürzt. In Europa verwendet man Nelken zum Einlegen oder für Glühwein, für Eintöpfe, Brühen und Soßen. Sie passen zu Äpfeln, Karotten, Kürbis, Orangen, Rote Beete, Rotkohl, Schinken, Schokolade, Schwein, Süßkartoffel, Zwiebeln.

Fitnessvorteil:
- helfen bei Erkrankungen im Mundbereich
- befreien von Zahnschmerzen
- appetitanregend
- blutreinigend
- stimulieren das Nervensystem

Paprika
Paprika stammt aus Amerika und wurde nach Kolumbus' Rückkehr aus der Neuen Welt erstmals in Spanien angebaut. Die Spanier trockneten die Schoten und mahlten sie zu Pimentón. Später gelangten Samen in die Türkei und von dort aus später nach Ungarn.
Das Aroma von Paprika ist meist unaufdringlich und zart. Einige Sorten haben eine Karamell-, Frucht- oder Rauchnote, andere eine feurige, in die Nase steigende Schärfe. Der Geschmack variiert von süßlich-rauchig bis rund oder leicht stechend mit etwas bitterer Note.
Verwendung: In der ungarischen Küche ist Paprika das wichtigste Gewürz. Mit Zwiebeln in ausgelassenem Speck leicht geröstet,

bildet er die Grundlage für Gulasch, Kalbs- oder Hühnerpaprikas und Enten- oder Gänse-Pörkölt (Gulasch). Kartoffeln, Reis, Nudelgerichten und vielen Gemüsesorten verleiht er Farbe und Aroma. Überall ist er ein Gewürz für Wurst und andere Fleischprodukte. Paprika liebt keine starke Hitze, sonst wird er bitter. Passt zu Ente, Frischkäse, den meisten Hülsenfrüchten und Gemüse, Huhn, Rind und Kalbfleisch, Reis und Schwein.

Fitnessvorteil:

- regt die Verdauung an
- appetitanregend
- keimtötend
- heilungsfördernd

Petersilie

Petersilie ist vermutlich das einzige Küchenkraut, das in der westlichen Küche fast durchweg als unverzichtbar gilt. Sie wird wegen ihres Gehalts an Eisen und Vitamin A und C geschätzt. Jedes Gericht schmeckt frisch, wenn am Ende der Garzeit gehackte Petersilie darüber gestreut wird.

Verwendung: Unentbehrlich ist sie in traditionellen Würzmischungen, italienischer Gremolata (italienische Gewürzmischung) und Salsa verde (grüne Sauce aus Norditalien). Passt zu Eiern, Fisch Linsen, den meisten Gemüsesorten, Reis, Tomaten, Zitrone. Die Petersilienwurzel schmeckt süßlich und etwas scharf, eignet sich als Suppengrün, Gemüsebeilage (z. B. Püree).

Fitnessvorteil:

- unterstützt das Abwehrsystem
- regt den Appetit an
- regt das Verdauungssystem an
- wirkt entwässernd und entschlackend
- erhöht die Genussfähigkeit
- lindert Blähungen
- hemmt Bakterien und Viren
- stabilisiert den Menstruationszyklus

Achtung: wegen ihrer uteruserregenden Wirkung wurde die Petersilie in früheren Zeiten als Abtreibungsmittel verwendet, schwangere Frauen sollten also den Genuss großer Mengen vermeiden.

Rosmarin

Rosmarin ist ein dichter immergrüner, aber nicht immer winterharter Strauch aus der Mittelmeerregion, der seit langem in den gemäßigten Zonen Europas und Amerikas angebaut wird. Er wird traditionell in Kräutersträußen, als Einstreu und als Räucherkraut verwendet. Rosmarin ist stark aromatisch, wärmend und pfeffrig, harzig und etwas bitter. Im Geschmack erinnert er an Muskat und Kampfer, der Nachgeschmack ist holzig, balsamartig und herb. Da sich dies auch durch Kochen nicht abschwächt, sollte man ihn sparsam verwenden. Sobald die Blätter geschnitten sind, verflüchtigt sich übrigens das Aroma.

Verwendung: In der mediterranen Küche gibt man ihn gern zu Gemüse, das in Olivenöl eingelegt wird; in Italien ist er zu Kalbfleisch beliebt. Ganze Zweige gibt man in Marinaden zu, besonders bei Lamm. Legt man beim Grillen Zweige unter Fleisch oder Geflügel, verströmen sie ein delikates Räucheraroma.

Rosmarin schmeckt sehr gut in salzigem wie süßem Gebäck, ebenso in Brot. Die jungen Zweige würzen Olivenöl; auch als Desserts in Milch, Sahne oder Sirup geeignet. Passt zu Aprikosen, Auberginen, Eiern, Fisch, Frischkäse, Geflügel, Kalb, Kaninchen, Kartoffeln, Kohl, Kürbis, Lamm, Linsen, Orangen, Pilzen, Schwein, Tomaten, Zwiebeln.

Fitnessvorteil:

- oxidations- und entzündungshemmend
- Entgiftung der Leber von krebserregenden Stoffen
- Erleichterung bei Blähungen und Koliken
- Gallensaft anregend

Rosa Pfeffer

Rosa Pfeffer sind die getrockneten Früchte des brasilianischen Pfefferbaums, der allerdings in Argentinien und Paraguay beheimatet ist. Das Aroma zerstoßener Beeren ist angenehm fruchtig

mit einem deutlichen Anklang an Kiefernnadeln. Ihr Geschmack ist ebenfalls fruchtig, harzig und süß-aromatisch, ähnlich wie Wacholder, nur weniger stark. Mit echtem Pfeffer haben sie zwar das Piperin-Öl, doch nicht die Schärfe gemeinsam. Eingelegte Beeren werden weicher und lassen sich leichter zerstoßen.
Verwendung: Besonders empfiehlt sich Rosa Pfeffer zu Fisch oder Geflügel, und wie Wacholder passt er gut zu Wild und fettreichem Fleisch. Er ist ein ausgezeichnetes Soßengewürz zu Hummer, Kalbsschnitzel und Schwein.

Fitnessvorteil:
- regt die Verdauung an
- wirkt entblähend
- entwässernd
- entzündungshemmend
- leicht fiebersenkend

Salbei
Diese aromatischen Sträucher stammen vorwiegend aus der nördlichen Mittelmeerregion. Salbei kann mild, moschusartig und balsamartig oder stark kampferähnlich sein, mit herben Noten. Generell sind Sorten mit mehrfarbigen Blättern milder als der Echte Salbei. Getrockneter Salbei ist kräftiger als frischer und kann bitter und seifig schmecken.
Verwendung: In England würzt man Schweinefleisch, Gans und Ente sowie Füllungen mit Salbei, in Deutschland Schweinswürste und Aal. In Italien gibt man Salbei an Leber und Kalb und würzt damit Focaccia und Polenta; für eine köstliche Pastasoße werden einige Blätter kurz in Butter erhitzt. Wegen des kräftigen Aromas ist Salbei sparsam zu verwenden. Passt zu Äpfeln, Käse, Tomaten, Zwiebeln, Gerichten aus Trockenbohnen.

Fitnessvorteil:
- wirkt antibakteriell
- beruhigend
- desinfizierend
- entzündungshemmend

- hustenmindernd, krampflösend
- schweißhemmend
- verdauungsfördernd
- senkt den Blutzuckerspiegel
- wirkt menstruationsregulierend

Safran
sind die getrockneten, orangeroten Narbenschenkel der Blüten einer in Vorderasien heimischen, heute aber im gesamten Mittelmeerraum, vor allem in Spanien angebauten Krokusart. Sie müssen sehr sorgfältig getrocknet werden, denn erst beim Trocknen bildet sich das Aroma. Es hat einen kräftigen an Iodoform erinnernden Geruch und eine enorme Färbekraft. Es ist sehr lichtempfindlich.
Verwendung: In der mediterranen Küche gibt man Safran zu Risotto, Bouillabaisse, Paella; in der orientalische Küche zu Reisgerichten, Suppen, Saucen; in der zentralasiatischen und nordindischen Küche ist das Gewürz Teil von Curry-Mischungen.

Fitnessvorteil:
- wirkt appetitanregend
- unterstützt die Verdauung
- ist beruhigend
- fördert die Genussfähigkeit
- senkt den Cholesterinspiegel
- ist desinfizierend

Sellerie
Knollensellerie besitzt eine fleischige, rundlich-rübenförmige Wurzel, Staudensellerie hat verdickte Blattstile, Schnittsellerie seine ursprüngliche Wildform. Wilder Sellerie enthält übrigens eine dem Insulin ähnliche Substanz, daher gilt er als geeignete Würze für Zuckerkranke.
Verwendung: in Suppen (Blätter und Wurzel), als Gemüse (Wurzel), in Salaten, Soßen und zum Pochieren von Fisch (Blätter), als Rohkost (Stile) und Gewürz (Samen).

Fitnessvorteil:
- regt den Stoffwechsel an
- wirkt appetitanregend
- ist entwässernd und entschlackend
- wirkt abführend
- wirkt stimmungsaufhellend
- kräftigt die Muskeln
- beugt Entzündungen und Husten vor

Senf
Schwarzer und weißer Senf stammen aus Südeuropa und Westasien. Ganze Senfkörner haben fast kein Aroma, gemahlen schmecken sie scharf, beim Erhitzen entfalten sie ein beißendes, erdiges Aroma. Schwarze Körner entwickeln beim Kauen ein kräftiges Aroma; braune sind zunächst leicht bitter, dann beißend und aromatisch. Weiße Senfkörner sind anfangs unangenehm süßlich.
Verwendung: In der westlichen Küche verwendet man die Samen des Weißen Senfs hauptsächlich als Gewürz zum Einlegen, Konservieren und Beizen. In der Küche Südostasiens gibt man verschiedene gemahlene Körner in Pasten für Currys, bei Fisch vor allem in die Senfsoße.
In Deutschland kennt man unterschiedliche Senfmischungen: Der bayerische Senf entspricht dem Bordeaux-Typ während der Düsseldorfer Senf eine scharfe Variante des Dijonsenfs darstellt.
Verwendung: Fertigsenf verwendet man hauptsächlich zum Würzen von Ochsenschwanzsuppe oder anderen Fleischeintöpfen. Die verschiedenen Sorten eignen sich für alle Arten von Soßen, Dressings für Salate und Gemüseplatten, gedünsteten oder geräucherten Fisch. Passt zu Currys, Fisch und Meeresfrüchten, Grillfleisch, Huhn, kaltem Braten, Kaninchen, würzigem Käse, Kohl, Roastbeef, Wurst.

Fitnessvorteil:
- fördert die Durchblutung
- wirkt schmerzstillend
- entzündungshemmend
- reguliert Verdauungsbeschwerden

Thymian

Thymian ist ein ausdauernder immergrüner Halbstrauch mit kleinen aromatischen Blättern. Er stammt aus dem Mittelmeerraum und wächst wild; dort ist er weitaus aromatischer als die wild wachsenden Formen kühlerer Regionen. Die ganze Pflanze verströmt beim Reiben einen angenehm erdigen, pfeffrigen Duft. Der Geschmack ist würzig mit Noten von Nelke und Minze, einem Hauch Kampfer und einem erfrischenden Nachgeschmack.

Verwendung: Thymian zählt in vielen Küchen Europas zu den wichtigsten Gewürzen. Im Gegensatz zu vielen Kräutern verträgt er ein langes und langsames Kochen. Zurückhaltend eingesetzt verstärkt er die Aromen anderer Kräuter, ohne sie zu übertönen; in Eintöpfen und Kasserollen harmoniert er gut mit Gemüse, besonders Zwiebeln. Weithin verwendet man Thymian als Gewürz in Pasteten und Terrinen, kräftigen Gemüsesuppen, Soßen auf Tomaten- und Weinbasis und in Marinaden für Schweinefleisch und Wild. In England würzt er Füllungen, Pasteten und Hasenpfeffer. Passt zu Auberginen, Hülsenfrüchten, Kaninchen, Karotten, Kartoffeln, Kohl, Lamm, Lauch, Mais, Tomaten, Waldpilzen, Zwiebeln.

Fitnessvorteil:
- antiseptisch
- deodorierend
- Kompresse für Wundverband
- wirkt gegen Durchfall
- lindert Magenkrämpfe
- hilft bei Bronchitis und Kehlkopfentzündungen

Vanille

ist die Frucht einer kletternden Orchidee aus Mittelamerika. Es ist nicht bekannt, wann Vanille erstmals als Gewürz verwendet wurde, doch gab es schon unter den Azteken Stämme mit ausgefeilten Methoden, um die Früchte zur Gewinnung der Vanillinkristalle zu fermentieren.

Frische Vanilleschoten besitzen weder Geruch noch Geschmack. Nach dem Fermentieren entwickeln sie ein kräftiges Aroma mit

Anklängen an Süßholz oder Tabak, gepaart mit einem zarten fruchtigen oder sahnig-süßen Duft. Auch ein Hauch Rosine oder Pflaume können hineinspielen.
Verwendung: Im Ganzen oder gespalten werden die Stangen meist für Cremes, Puddings und Eis verwendet. Mit Vanille werden Kuchen, Torten und Kompotte parfümiert. Aufgeschlitzte Schoten kann man über Früchte legen, die im Ofen gebacken werden. Bis zum heutigen Tag wird Schokolade mit Vanille aromatisiert, auch Tee und Kaffee.
Selbst wenn man sich Vanille als Gewürz für herzhafte Gerichte schwer vorstellen kann, so passt sie doch gut zu Meeresfrüchten, vor allem Hummer, Jakobsmuscheln, ebenso zu Huhn. Sie betont die Süße von Wurzelgemüse.

Fitnessvorteil:
- x stärkt Muskulatur
- x wirkt potenzsteigernd
- x hilft bei Rheuma
- x anregend
- x stärkt die Abwehr gegen Pilzinfektionen

Wacholder
Wacholder ist ein immergrünes, stacheliges Nadelgehölz. Er gehört zu den Zypressengewächsen, hat aber als einzige Art der Pflanzenfamilie essbare Früchte. Das Aroma der Wacholderbeeren ist angenehm holzig, bittersüß und erinnert unverwechselbar an Gin. Ihr Geschmack ist erfrischend, süßlich, etwas scharf, mit einem Hauch von Kiefernnadeln und Kampfer.
Verwendung: Wacholderbeeren sollten erst kurz vor Gebrauch zerdrückt werden, sonst verflüchtigt sich das Aroma.
Im Mörser zerstoßen, verströmen die Beeren ein mildes und doch sehr kräftiges Aroma, das sowohl herzhaften wie süßen Gerichten Charakter geben kann. Mit Salz und Knoblauch eignen sie sich zum Einreiben von Lamm, Schwein und allen Arten von Wild vor dem Braten. Ein paar wenige grob zerstoßene Beeren genügen, um Füllungen und Pasteten sowie aromatische Soßen zu fettreichem Fleisch zu würzen. Passt zu Äpfeln, Ente, Gans, Kohl, Rind, Schwein.

Fitnessvorteil:
- appetit- und verdauungsanregend
- harntreibend
- antibakteriell
- blutreinigend
- schleimlösend
- schmerzlindernd
- schweißtreibend

Zimt
Echter Zimt stammt ursprünglich aus Sri Lanka. Es handelt sich dabei um die Zweigrinde eines immergrünen Baumes aus der Familie der Lorbeergewächse. Zimt besitzt ein angenehm süßes, holziges Aroma, das zart und doch intensiv ist; im Geschmack ist er wohlduftend würzig, mit Anklängen an Nelke und Zitrusfrucht. *Verwendung:* Das feine Zimtaroma passt hervorragend zu allen Arten von Süßspeisen, Gewürzbroten und Kuchen; besonders gut schmeckt die Kombination von Zimt mit Äpfeln, Bananen, Birnen und Schokolade. Würzen lassen sich damit Apfelmus oder Bratäpfel, in Butter gebratene und mit Rum aromatisierte Bananen und in Rotwein pochierte Birnen. In der Küche des Orients gilt Zimt als ausgezeichnetes Gewürz für viele Fleisch- und Gemüsegerichte. In Indien ist Zimt in vielen Masalas, Chutneys und Würzsoßen vorhanden. Passt zu Äpfeln, Birnen, Aprikosen, Auberginen, Bananen, Geflügel, Lamm, Reis, Mandeln, Kaffee, Schokolade.

Fitnessvorteil:
- wirkt schweiß- und harntreibend
- senkt den Blutzuckerspiegel
- nervenstärkend
- erfrischt und wärmt
- strafft das Gewebe

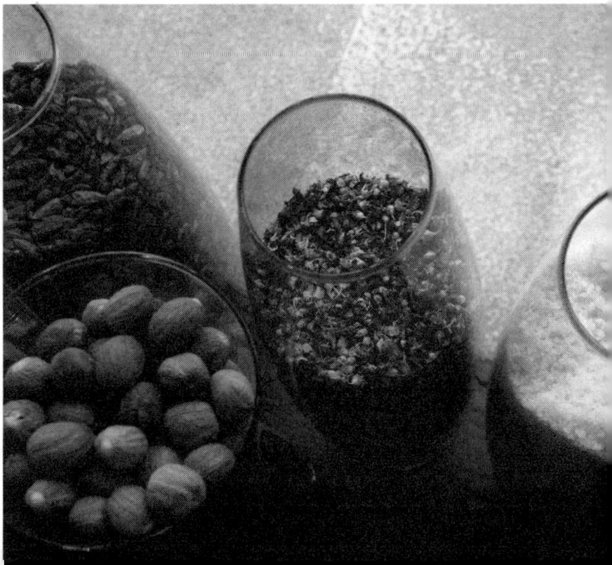

Zitronengras

Das tropische Zitrusgras – reich an Vitamin C – ist auch als Melissengras, Fiebergras, Citronellagras oder Geraniengras bekannt. *Verwendung:* In frischer Form werden die schilfartigen Blätter zusammen mit den Stängelansätzen wegen ihres angenehmen zitronenartigen Geruches und Geschmackes in Indien zum Würzen von Suppen, Fleisch- und Fischgerichten benutzt. Getrocknet sind sie Bestandteil asiatischer Würzsoßen. Zitronengras eignet sich für Currys, Marinaden, Fischsuppen, Gebratenes, Salate und Eingelegtes. Passt hervorragend zu Kokosmilch, Fisch und Meeresfrüchten.

Fitnessvorteil:

- regt den Appetit an
- unterstützt die Entwässerung und Entschlackung
- fördert die Verdauung
- wirkt beruhigend
- fördert die Konzentrationsfähigkeit
- antioxidante Wirkung

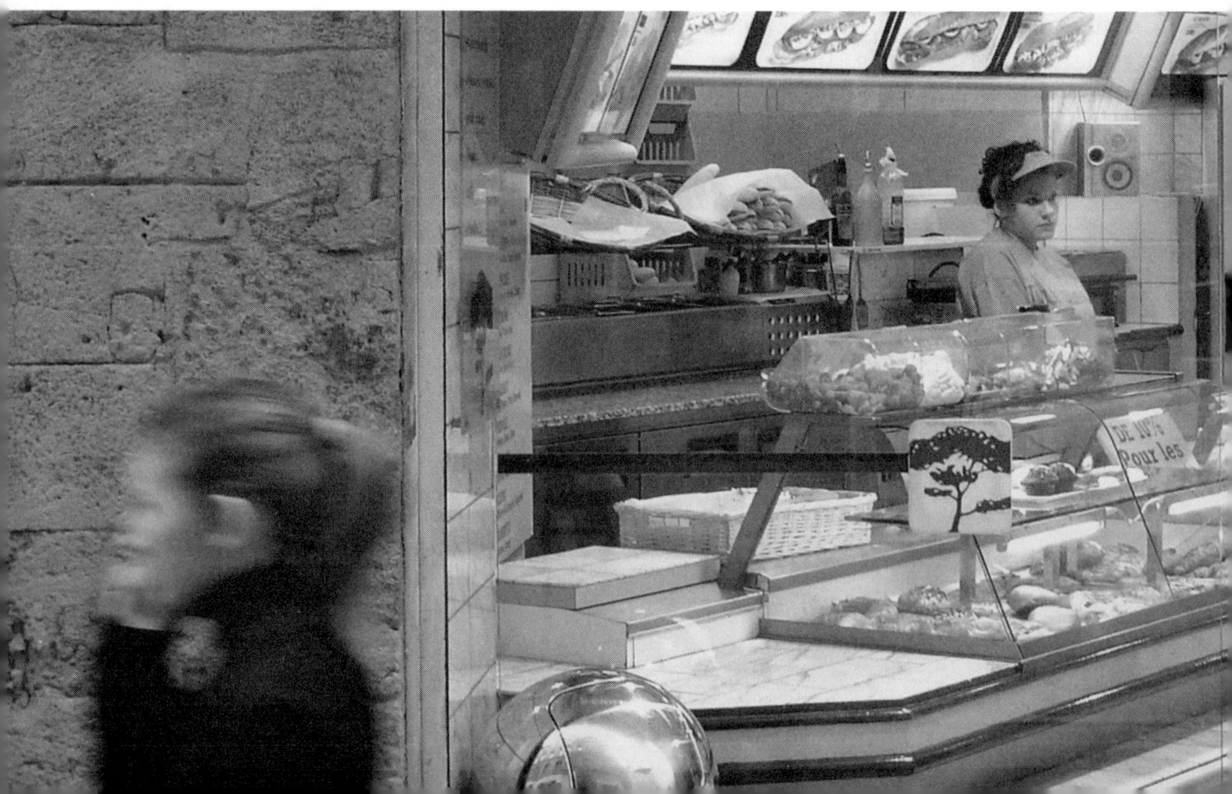

es passiert noch viel ...

Ein gutes Essen ist für mich ein wohlschmeckendes Essen, bei dem ich ein Genusserlebnis habe. Viele Menschen haben dieses nicht, weshalb sie oft dieses oder jenes zu sich nehmen, immer in der Hoffnung, dass ihr Genusstrieb befriedigt wird. Was aber nicht geschehen wird, wenn sie sich ständig an Fast Food oder an Süßes halten. Wer gerade zu Mittag regelmäßig und abwechslungsreich isst, das ist meine Erfahrung, mit Fleisch, Gemüse, Kartoffeln oder Pasta, der hat kaum das Bedürfnis, zwischendurch etwas in den Mund zu schieben. Die Qualen des ewigen Hungergefühls sind dann vorbei. Gedanken an Diäten können Sie dann vergessen, weil Gewichtsprobleme Sie nicht mehr belasten werden.

Dass Hamburger, Limonade und Chips nicht gerade gesundheits- und schönheitsfördernd sind, ist den meisten Menschen klar. Allein klafft es zwischen Wissen und Verhalten in der Realität oftmals auseinander. Dennoch gibt es auf der anderen Seite keine Garantie dafür, dass das zwanghafte Essen von grünen Blattsalaten oder roten Äpfeln, frisch gemahlenen Getreideflocken oder Kleie den Körper mit ausreichend Vitalstoffen versorgt. Es gibt kein fertiges Produkt, in riesigen Mengen konsumiert, dass ewig schlank und ewig gesund macht.

Mein Weg ist etwas komplizierter, weil er auf der Vielfalt des Menschen basiert. Erst ein individuelles Programm ermöglicht es, dass auf die richtige Art und Weise bestimmte Lebensprozesse, die durch eine falsche Ernährung geblockt wurden, stimuliert werden. Dazu muss man lernen, auf seinen Körper zu hören, genau hinzuschauen. Keine leichte Sache, aber wer es einmal versucht hat, wird begeistert feststellen, wie viel wohler er sich fühlt – und wie viel Lust gutes Essen macht. Schließlich gehört das zu dem Sinnlichsten, was man sich vorstellen kann. Finden Sie heraus, was Ihnen wirklich guttut. Es ist ähnlich wie bei der Liebe: Versuch, Irrtum, das Glück der Entdeckung.

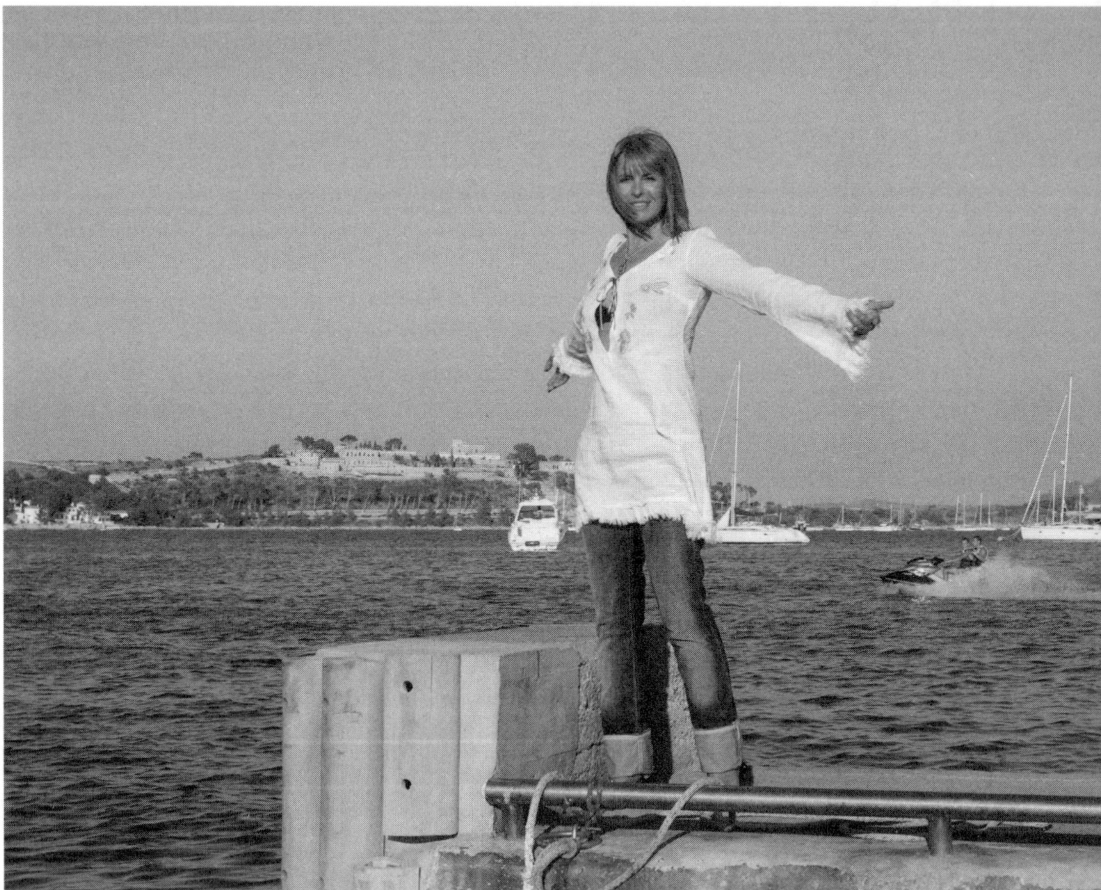

literatur

Blaurock-Busch, Eleonore: Orthomolekulartherapie in der Praxis. Mit Nährstoffen heilen. Neckarsulm 1995

Fuchs, Norbert: Mit Nährstoffen heilen. Eine Einführung in die komplexe Orthomolekulare Nährstoff-Therapie. Köln 2001

Lee, Helen: Das Tao von Körper und Seele. Reinbek 2001

Lück, Erich: Von Abalone bis Zuckerwurz. Berlin 2004

Reglin, Felicitas: Bausteine des Lebens. Aminosäuren als Nährstoffe und Heilmittel. Köln 1999

Norman, Jill: Kräuter und Gewürze. Herkunft, Geschmack, Verwendung. Starnberg 2003

Mayer, Johannes Gottfried/Bernhard Uehleke/Pater Kilian Saum: Handbuch der Kloster-Heilkunde: Neues Wissen über die Wirkung jeder Heilpflanze. Vorbeugen, behandeln und heilen. München 2002

dank

Ich danke Ruth Bienert, meiner Mutter, die mich gelehrt hat, richtig und genussvoll zu essen; Marco Sarzi Amadé, du bekochst deinen Sohn Tom und mich immer so liebevoll; Regina Carstensen, die mich unterstützt und alle meine Gedanken in eine gut lesbare Form gebracht hat; Margit Ketterle, Sie haben mich davon überzeugt, das Buch zu machen. Weiterhin danke ich Markus Härle, der für das Outfit von the bodycoach zuständig ist, Manuela Laxganger sorgte für Gelassenheit im Büro, Estella Mergen ist für mich wie ein Fels in der Brandung, Franz Zauner hat mich beim Kochen inspiriert. Und Juliana von Gatterburg: Was wäre das Leben ohne eine Freundin, die immer an einen glaubt!
Mein Dank geht auch an Flavio Disorbo, Michel Hutter, Max Ohagen, Christian Hoppe und Sonja Kattwinkel. Claudius Holzmann fotografierte die schönen Abbildungen in diesem Buch, Iris Jupé, der Kräuterhexe vom Tegernsee, danke ich für ihre vielen Tipps. Nikki Thabe, Paris Ahmad Raschti, Swetlana Gasetski, Alexandra Pfeil-Schneider standen mir bei meiner Arbeit immer zur Seite.